Anti-diabetes and Anti-obesity Medicinal Plants and Phytochemicals
Safety, Efficacy, and Action Mechanisms

降糖与减肥

安全有效的药用植物及药物化学作用机制

编　著　〔德〕

巴沙尔·萨德
希拉尔·扎伊德
斯巴·沙纳克
斯莱曼·卡丹

主　译　陈莉明　赵振宇

天　津　出　版　传　媒　集　团
天津科技翻译出版有限公司

著作权合同登记号:图字:02-2019-353

图书在版编目(CIP)数据

降糖与减肥:安全有效的药用植物及药物化学作用
机制 /(德)巴沙尔·萨德(Bashar Saad)等编著;陈
莉明,赵振宇主译. 一天津:天津科技翻译出版有限公
司,2021.10
    书名原文:Anti-diabetes and Anti-obesity
Medicinal Plants and Phytochemicals:Safety,
Efficacy, and Action Mechanisms
    ISBN 978-7-5433-4098-5

    Ⅰ.①降… Ⅱ.①巴… ②陈… ③赵… Ⅲ.①糖尿病
-药物疗法 ②肥胖病-药物疗法 Ⅳ.①R587.105
②R589.205

    中国版本图书馆 CIP 数据核字(2021)第 018398 号

First published in English under the title
Anti-diabetes and Anti-obesity Medicinal Plants and Phytochemicals:Safety, Efficacy,
and Action Mechanisms
By Bashar Saad, Hilal Zaid, Siba Shanak and Sleman Kadan
Copyright©Springer International Publishing AG, 2017
This edition has been translated and published under licence from
Springer Nature Switzerland AG.
All rights reserved.

授权单位:Springer Nature Switzerland AG
出　　版:天津科技翻译出版有限公司
出 版 人:刘子媛
地　　址:天津市南开区白堤路 244 号
邮政编码:300192
电　　话:(022)87894896
传　　真:(022)87895650
网　　址:www.tsttpc.com
印　　刷:高教社(天津)印务有限公司
发　　行:全国新华书店
版本记录:787mm×1092mm　16 开本　14 印张　260 千字
　　　　　2021 年 10 月第 1 版　2021 年 10 月第 1 次印刷
　　　　　定价:98.00 元

(如发现印装问题,可与出版社调换)

译者名单

主　译

陈莉明　赵振宇

副主译

何　奕　芦志伟

译　者 (按姓氏笔画排序)

王建博　王敬祎　周　瑾

郑国斌　常子钊　董　艳

译者单位:天津医科大学朱宪彝纪念医院(代谢病医院)

编者名单

Prof. Bashar Saad, PhD

AlQasemi Academic College

Baqa Algharbiya, Israel

Arab American University- Jenin, Palestine

Hilal Zaid, PhD

AlQasemi Academic College

Baqa Algharbiya, Israel

Arab American University-Jenin, Palestine

Siba Shanak, PhD

Arab American University-Jenin, Palestine

Sleman Kadan

AlQasemi Academic College

Baqa Algharbiya, Israel

中文版前言

随着对糖尿病和肥胖症的深入研究，大家发现这两种疾病因为发病率高、易导致其他更加严重的疾病、患病后生活质量下降，以及因长期服药导致经济支出较高等，目前已成为全球主要的公共卫生问题。大家还意识到，糖尿病和肥胖症与包括心血管疾病和几种恶性肿瘤在内的严重并发症的发生密切相关，导致其发病率和死亡率也相应升高。因此，我们了解糖尿病和肥胖症的病因以及与这些疾病相关的并发症的发病机制，从而达到防治的目的已到了刻不容缓的地步。

众所周知，尽管在治疗糖尿病和肥胖症方面西药已经取得巨大进展，但大部分发展中国家和不发达国家的患者仍然使用植物药进行治疗。据不完全统计，世界上有大约80%的人口仍在使用基于植物药的疗法进行治疗。可以说，植物药的使用从未停止过，也不可能停止。还有，在目前从高等植物中分离出的120种活性化合物中，有超过80%在现代医学临床中得到广泛应用。这一切都说明植物药在临床医学中的重要作用。

《降糖与减肥：安全有效的药用植物及药物化学作用机制》一书提出了完整的糖尿病和肥胖症饮食方案和植物药治疗管理方法。这是作者对传统知识结合当下植物药的民族药理学、植物药理学以及临床应用植物药的安全性的有趣探索。在这方面不能不说本书是非常独特的，它涵盖了当前所有对植物药的研究，其中大部分都是作者在自己的实验室中完成的。本书为新药的发现和新植物药的研究开辟了新的研究方向。其内容包括对肥胖、糖尿病和药用植物可能的作用机制的综述；回顾了已知植物药的机制和相互作用；重点介绍了使用植物化学物质和多种草药制剂预防、治疗肥胖和糖尿病的先进方法。希望本书的出版能够给有志开展糖尿病和肥胖症研究工作和想进一步提高临床诊疗能力的读者提供学习和借鉴国外医学经验的有益参考。

承蒙天津科技翻译出版有限公司的委托，对于翻译本书我们深感荣幸。尽管本书译者均加倍努力，但由于时间紧迫，译者的水平有限，加之本书的专业性较强，在翻译过程中难免有欠妥之处，敬请广大读者和专家批评指正。在本书即将出版之际,特别感谢每一位译者的辛苦付出和大力支持,感谢陈莉明院长在本书翻译过程中一直给予的鼓励和指导,最后也感谢天津科技翻译出版有限公司的刘永生编辑团队在此书翻译出版过程中做出的诸多贡献!

2021 年 6 月 6 日

序 言

　　糖尿病和肥胖症这两种慢性疾病发病率高、易导致其他更加严重的疾病、患病后生活质量下降,以及因长期服药导致经济支出较高等原因,已成为世界范围内的重要公共卫生问题。我们的现代生活方式需要的体力劳动很少,同时容易摄取大量高热量的食物,这引发了负面的基因—环境相互作用,也带来有害的后果。糖尿病和肥胖症与严重并发症(包括心血管疾病和几种恶性肿瘤)的发生密切相关,从公共健康的角度来看,它们的影响是巨大的,并且还在不断增加。随着人口老龄化和需要久坐的工作日渐增多,糖尿病和肥胖症相关性疾病的发病率和死亡率将会继续升高。因此,当务之急是将我们的研究重点放在理解糖尿病和肥胖症的病因以及与这两种疾病相关的并发症发病机制上。更重要的是,我们要将公共卫生工作的重点放在预防和治疗这两种疾病上。糖尿病和肥胖症的治疗基础是通过药物治疗和减肥手术使身体消耗更少的能量,从而燃烧内源性甘油三酯以储存能量。尽管在治疗糖尿病和肥胖症方面西药已经取得巨大进展,但大部分发展中国家和不发达国家的患者仍然常使用草药进行治疗。此外,在过去的 30 年中,草药制剂的普及程度在全世界范围内均有所增加,这可能是因为多年来这种药物的可持续性。根据世界卫生组织(WHO)的数据,2010 年全球有超过 2.2 亿的糖尿病患者,预计到 2040 年,这一数字还将继续上升。中东地区的糖尿病患病率最高,2000 年有 1520 万糖尿病患者,预计在 30 年内患病人数将增加约两倍(从 2000 年的 1520 万增加到 2030 年的 4260 万)。

　　由 Bashar Saad、Hilal Zaid、Sleman Kadan 和 Siba Shanak 编写的《降糖与减肥:安全有效的药用植物及药物化学作用机制》提出了一种糖尿病和肥胖症饮食方案和药用植物治疗的综合管理方法。这是对传统知识与当今草药医学的民族药理学、植物的安全性和药理学及临床方面进行结合的有趣探索。本书涵盖了对药用植物的研究,其中大部分是作者在自己的实验室中完成的。本书为新药的发现和新药用植物的研究开辟了新的领域。

Badiaa Lyoussi

前　言

　　21 世纪,糖尿病、肥胖症及其相关并发症在全球范围内已达到流行的程度。糖尿病和肥胖症之间存在着密切的关系,脂肪组织在糖尿病中起着重要作用。目前我们观察到的糖尿病患病率的增加,特别是在工业化国家,多与肥胖人口的增加有关。例如,仅在美国,就有 1/3 的人口肥胖,另有 1/3 超重;超过 1000 万人被诊断为糖尿病,另有 500 万人仍待确诊。其他西方国家也报道了类似的流行情况,但在发展中国家却更为普遍。例如,在阿拉伯语国家,肥胖症已达到流行的程度,特别是在高收入的产油国。食品消费、社会经济和人口因素、体力活动和多次妊娠,可能是导致阿拉伯语国家肥胖症患病率上升的重要因素。

　　由于糖尿病和肥胖症与严重并发症(包括心血管疾病和多种恶性肿瘤)的发生密切相关,所以从公共卫生角度来看,其影响是巨大的。随着人口老龄化和人们习惯于久坐不动,肥胖症和糖尿病相关性疾病的发病率和死亡率将继续上升。因此,当务之急是将我们的研究工作集中在理解肥胖症和糖尿病的病因,以及潜在的与这些疾病有关的并发症的发病机制上,至关重要的是将我们的公共卫生工作的重点放在预防上,以及治疗这些疾病的临床努力上。

　　尽管我们在合成化学方面取得了很大进展,但草本衍生化合物仍然是新药的重要来源。基于草药的疗法仍然被世界上大约 80% 的人士用作药物治疗的主要形式,并且目前使用的现代药物中 1/4 来源于草药,它们至少包含一种药物活性物质,这种活性物质产于草药衍生的活性化合物或化学修饰的草药植物。

　　虽然制药业的迅速发展使合成药物占据主导,但对草药的探索从未停止。即使在今天,至少仍有 25% 的市售药物是植物衍生的。此外,约 75% 的提供处方药活性成分的植物因其在传统医学中的应用而引起了研究者的注意。目前从高等植物中分离出的 120 种活性化合物在现代医学中均得到了广泛应用,这些其中 80% 的现代治疗用途与提取出它们的植物的传统用途之间呈正相关。

　　《降糖与减肥:安全有效的药用植物及药物化学作用机制》一书对肥胖症和糖尿病的研究和临床资料进行了全面回顾,可供临床医生和相关研究人员参考。

第 1 篇(第 1 章和第 2 章)是对肥胖症、糖尿病和药用植物的综述,包括可能的作用机制。第 2 篇(第 3 章、第 4 章和第 5 章)侧重于药用植物及其在肥胖症和相关疾病管理中的潜在作用,回顾了已知的机制和相互作用。第 3 篇(第 6 章和第 7 章)侧重于药用植物和植物化学物质及其在糖尿病和相关并发症管理中的潜在作用。最后,第 4 篇(第 8 章)介绍了使用植物化学物质和多种草药制剂预防、治疗肥胖症和糖尿病的最新方法。

Bashar Saad

致　谢

在编写本书的过程中，我们充满了感激之情。首先要感谢 Zahya Ganayim 女士、Basheer Abo Farkh 先生和 Abdalsalam Kmail 博士，他们认真地阅读了全部书稿并提出了很多建议。我们还有幸地在本书中收录了许多阿拉伯学者非常吸引人的绘画作品。我们更要感谢 Jamell Anbtawi 允许本书呈现这些作品。

Bashar Saad

目　录

第 **1** 篇

糖尿病、肥胖症与药用植物简介

第 1 章
糖尿病和肥胖症简介

1.1 引言

21 世纪,糖尿病、肥胖症及其相关并发症已经在全球范围内流行。饮食消费结构的改变、社会经济和人口因素的变化以及现代生活体力活动的改变都是导致糖尿病和肥胖症流行率增加的原因。由于糖尿病和肥胖症与包括心血管疾病和多种恶性肿瘤在内的严重并发症的发病密切相关,因此从公共卫生的角度来看,它们的影响是巨大的,并且还在不断增加。并且随着人口老龄化和需要久坐不动的工作日渐增多,与糖尿病和肥胖症相关疾病的发病率和死亡率也将继续升高[1,2]。

历史背景:埃及人首先记载了糖尿病,并明确其特征为多尿和体重减轻,然而"糖尿病"一词是由希腊医生 Aretaeus 正式提出的。在希腊语中,糖尿病是"通过"的意思,而在拉丁语中糖尿病是指甜味。后来,糖尿病的概念被中世纪的阿拉伯医生认可,其主要症状就是我们现在所熟知的多饮、多尿与疲倦。阿拉伯医生及其团队尝试用一些药用植物治疗这一系列并发症,还提出了食用几种特定食物和适度锻炼的建议。例如,Avicenna(公元 980—1037 年),阿拉伯-伊斯兰文明黄金时代的著名医生,在他所编写的《医学经典》中记载了糖尿病,并指出坏疽和性功能损害是其并发症。

肥胖作为一种具有明确病理结果的慢性疾病还不到一个世纪。在历史上的大部分时间里,长期的粮食短缺和营养不良导致人们认为胖是好的,并且在特定历史时期的艺术、文化和医学观点中也认为胖是十分可取的。自古以来,人们认为虽然胖是有益的,但肥胖却是一种需要治疗的疾病。例如,阿拉伯医生及其团队使用一系列方法治疗肥胖,除了控制特定食物的摄入和适度运动外,他们还使用了药用植物。Rhazes(公元 841—926 年)在他的《医学百科全书》中批判性地评估了当时所有关于肥胖的知识并讨论了之前学者,如 Hippocrates、Galen、Oribasius 和 Aegina 关于肥胖的观点。他还强调了在过度肥胖管理方面的独到观点。例如,Galen 认为,长时间的思考和脑力劳动有助于肥胖者减肥,而 Rhazes 则指出,长时间思考导致减重是由于情绪低落,如果只有长时间思考就不会有减肥效果。Rhazes 使用成功治疗的肥胖症患者的临床报告证明了自己的观点,报告详细记录了他应用的治疗方法,包括饮食、药物、运动、按摩、水疗和生活方式的改变。后来,Avicenna 在其《医学经典》中用 1 章的篇幅专门讨论过度肥胖的弊端。Ibn el-Nefis(公元 1207—1288 年)在其《医学概论》中将过度肥胖和心血管意外及呼吸系统疾病和内分泌失调联系起来。他强调：过度肥胖是限制人类行动自由和呼吸的因素，可能因为空气无法到达而变得紊乱。过度肥胖的人有血管破裂的危险，甚至因出血流入体腔、大脑或心脏而导致猝死。平时还经常出现呼吸困难或心悸[3]。

目前，超重和肥胖症在全球范围内流行，成为一种公共健康危机仅有几十年。在 18 世纪科技进步以后，伴随粮食供应增加，人们才逐渐意识到其危害。科技进步对改善公共健康、增加食物种类和改善食物质量的最初影响是人们寿命的延长和体形的改变。尽管科技进步早期获得了有利的结果，但从第二次世界大战以后，易于获取的食物越来越多，加之体力劳动减少，从而导致肥胖症流行率的增加。

由于环境因素，如不良的饮食习惯、久坐不动的生活方式、社会经济的影响、少见的激素影响和代谢遗传病导致体重增加。世界卫生组织（WHO）曾预计，2015 年有 23 亿成年人体重超标，即 $BMI>25kg/m^2$，还有超过 7 亿人肥胖，即 $BMI>30kg/m^2$。因此，与肥胖相关的并发症包括 2 型糖尿病（T2D）、心血管疾病和非酒精性脂肪性肝病（NAFLD）的患病率将继续增加。还有大量证据表明，肥胖与慢性轻度炎症状态有关。最初证明，在肥胖小鼠脂肪组织中有促炎症细胞因子肿瘤坏死因子 α（TNF-α）表达，而且这种表达与胰岛素抵抗有关。从那时起，我们在理解免疫代谢在健康领域中的高度复杂作用方面有了巨大进展，并得知肥胖与促炎症细胞因子分泌、免疫细胞浸润和体内参与葡萄糖平衡组织的受损有关。肥胖伴随脂质代谢功能失常可以损害胰岛素信号传导。另外，体内游离脂肪酸通过细胞表面识别受体（PPR）激活炎症通路对胰岛素靶组织也有负面影响。此外，脂质衍生物（如甘油二酯和神经酰胺）的累积可以负反馈调节胰岛素作用[4-8]。我们要把当前和未来的研究重点放在努力理解肥胖和糖尿病的病因以及相关并发症的潜在机制上。更重要的是，我们要将公共卫生工作的重点放在预防和治疗这些疾病的临床工作上。在本章中，将重点介绍肥胖、糖尿病，以及两者之间的相互作用、涉及的细胞和组织以及信号转导途径。

1.2 糖尿病

糖尿病是一种影响碳水化合物、蛋白质和脂肪代谢的慢性疾病，它的发生与长时间高血糖状态有关。症状包括多饮、多食和多尿。未经治疗的糖尿病最终可引起几种急性并发症，如酮症酸中毒、脑卒中、心脏病、肾衰竭、眼底病变、足溃疡、阳痿和死亡。糖尿病的患病率在 18 岁以上的成年人中逐渐上升。1980 年，只有 4.7% 的成年人患有糖尿病，而 2014 年这一比例上升至 8.5%，而且女性和男性的比例相同。糖尿病会使患者早逝的风险至少增加 1 倍。从 2012—2015 年，每年有 150 万~500 万人死于糖尿病（WHO）。2014 年，全球糖尿病的经济支出预计为 6120 亿美元[9]。

糖尿病是由于胰岛细胞受损、胰岛素产生减少、胰岛素靶组织（肝、肌肉和脂肪）对胰岛素的利用障碍导致血糖升高的疾病。现已知 3 种主要类型的糖尿病：妊娠糖尿病、1 型糖尿病和 2 型糖尿病。

妊娠糖尿病：世界卫生组织（WHO）将妊娠期首次发现的高血糖分类为妊娠期糖尿病（GDM）。美国糖尿病协会将妊娠中期或晚期诊断为糖尿病的患者确诊为妊娠糖尿病。GDM

的患病率在世界范围内不断增加,并且成为妊娠期间最常见的代谢紊乱性疾病。妊娠糖尿病的发生率为 2%~10%,并可能在分娩后消失。GDM 在多个方面类似于 2 型糖尿病,涉及胰岛素作用和分泌障碍。分娩后,5%~10%的患有 GDM 的女性仍患有 2 型糖尿病。如果在怀孕期间及时进行干预,可以治愈妊娠糖尿病。GDM 管理涉及饮食调整和血糖监测,如果需要,可以注射胰岛素[11]。

虽然 GDM 可能是短暂的,但未经干预的 GDM 会损害母亲和胎儿的健康。GDM 增加了妇女和儿童患糖尿病和肥胖症的风险。此外,患有 GDM 的女性患 2 型糖尿病的风险很高。未经治疗的 GDM 会导致不良的子宫内环境,胎儿可能患有并发症,而且儿童患上代谢紊乱和肥胖症的风险增加[10]。此外,未经治疗的妊娠糖尿病可引起中枢神经系统异常和先天性心脏病,以及出生体重高和骨骼肌畸形。还有,胎儿血液中胰岛素水平升高可能会抑制胎儿肺泡表面活性物质的产生,从而导致呼吸窘迫综合征。严重病例甚至最终可导致围生期死亡[11]。

1 型糖尿病:这种类型的糖尿病通常在儿童和年轻人中被诊断出来,因此传统上被称为"青少年糖尿病"。它也被称为"胰岛素依赖性糖尿病"(IDDM),是胰腺不能产生足够的胰岛素所致。胰岛素是胰岛 β 细胞分泌的激素,当葡萄糖水平升高时(即在碳水化合物餐后),一些身体器官(肌肉、肝脏和脂肪)可以从血流中获得更多的葡萄糖。遗憾的是,1 型糖尿病患者的胰腺往往不能产生足够的胰岛素。在胰岛素和其他治疗的帮助下,即使是幼儿也可以学习管理自己的病情和生活。只有 5%~10%的患者患有 1 型糖尿病,然而,在世界上大多数地区,1 型糖尿病是 18 岁以下人群中最常见的慢性病[12]。

1 型糖尿病是部分遗传的,属多基因遗传病,包括但不限于 HLA 基因型。因此,该疾病的发病机制比较复杂。此外,1 型糖尿病发病率的持续增加反映了现代生活方式的变化[13]。例如,不平衡饮食或病毒感染可以引发 1 型糖尿病。在饮食因素中,维生素 D_3 缺乏和谷蛋白中的蛋白质(即麦醇溶蛋白)与 1 型糖尿病的发展有关[14]。有几种病毒与这种综合征有关,但到目前为止还没有严格的证据支持这一假设[15]。最有可能的是,不同的调节和起始免疫应答因子的存在导致疾病的发展。它与自身抗体破坏胰岛 β 细胞的自身免疫过程有关,导致胰岛素缺乏和器官损害[13]。本书不会深入讨论 1 型糖尿病。有兴趣了解这类糖尿病的读者,可以阅读参考文献中所提供的资源[16-18]。

2 型糖尿病:其是一种复杂的代谢性疾病,导致胰岛素信号传导受损、β 细胞功能障碍、胰岛素抵抗、葡萄糖和脂质代谢异常、亚临床炎症和氧化应激增加。这些代谢并发症会引起神经病变、视网膜病变、肾病、微血管和大血管并发症,并导致生活质量下降和死亡率增加。这种类型的糖尿病发生在细胞不能正确响应胰岛素时,即胰岛素抵抗。随着疾病的发展,血糖升高,胰岛 β 细胞分泌更多的胰岛素,导致高血糖和高胰岛素血症。最终,胰腺开始受损,胰岛素的缺乏状态也可能会发展。在这种情况下,糖尿病患者必须接受胰岛素治疗。因此,旧的术语"非胰岛素依赖型糖尿病"(NIDDM)不再适用。此外,"成人发病型糖尿病"一词现在并不准确,这种类型的糖尿病更多地发生在年轻人身上,因为现代生活方式的改变和不健康的饮食习惯,导致年轻人体重过重并且缺乏运动[18,19]。

糖尿病是一种慢性代谢性疾病,涉及身体的各种器官。在古代,医生们使用一系列药用植物来治疗糖尿病症状,此外,还有食用特定几种食物以及轻度运动的提示。2 型糖尿病的预防和治疗可以通过维持正常体重、健康饮食、避免吸烟及定期进行体育锻炼来实现。在某些情况下,肥胖者的减肥手术可能是有效的。如果上述方法无效,则必须使用药物治疗。近几十年来,一些流行病学研究表明,富含高植物化学物质和高抗氧化能力的食物可能与降低糖尿病风险和避免诱发因素有关[8,19]。

1.3　运动抵消胰岛素抵抗的机制

目前2型糖尿病的药理学治疗为促进胰腺胰岛素释放(磺酰脲类),降低肝葡萄糖输出(双胍类),并通过高胰岛素敏感性脂肪细胞防止脂肪酸释放。尽管这些机制中的每一种都间接改善了葡萄糖摄取到骨骼肌中的胰岛素的响应情况,但迄今为止还没有一种疗法能直接针对这种现象。显然,机体中存在促进葡萄糖摄入肌肉的生理机制,但与胰岛素需求无关,即肌肉收缩、运动。强化和持续的锻炼计划以及生活方式的改变,可以改善糖尿病患者的代谢情况[20]。遗憾的是,大多数糖尿病患者没有制订运动计划,所以降糖效果不明显。因此,尽管改变了生活方式,许多患者的血糖水平仍未改善。此外,胰岛素抵抗及其向2型糖尿病的发展具有遗传易感性,代谢途径参与肌肉葡萄糖摄取、肝葡萄糖输出、脂肪细胞脂肪酸释放和胰腺胰岛素分泌的调节。因此,单一习惯的改变不太可能显著降低该疾病的患病率。

1.4　血糖的分布控制

葡萄糖被身体中所有的细胞利用,它实际上是细胞的主要能量来源。几个器官直接或间接地参与平衡血糖,尤其是脑、胰腺、肝脏、脂肪组织、肌肉以及消化系统。胰腺分泌的适量的胰高血糖素和胰岛素可预防低血糖症。肝脏在平衡血糖方面起着双重作用:如果血糖水平高,则使用和储存葡萄糖;如果血糖水平低,则将血糖分泌到血液中[19,21]。

在用餐期间,葡萄糖存在于骨骼肌中,还有较小一部分储存在脂肪和肝脏组织中。葡萄糖摄入肌肉主要通过胰岛素敏感的葡萄糖转运蛋白——葡萄糖转运蛋白-4(GLUT4)实现。GLUT4大部分被隔离在远离质膜的细胞内。在用餐期间,胰腺释放的胰岛素与肌肉表面受体结合,发出最终增加膜上GLUT4丰度的信号[19]。如今,糖尿病可通过使用药用植物、合成药物或胰岛素治疗(图1.1)。研究表明,即使糖尿病患者每天只是快步走,健康风险也可以减少。运动可以激活肌肉中的蛋白激酶(AMPK),这是GLUT4易位至质膜的介质(如胰岛素,但在不同的信号通路中)[22]。这就是我们建议将运动作为2型糖尿病患者正常治疗计划的一部分的原因。骨骼肌是葡萄糖摄取最重要的部位,它是大部分胰岛素的敏感组织,是运动过程中葡萄糖摄取的主要部位。肌肉葡萄糖摄取的调节一直也是全世界杰出实验室深入研究的主题[19,23-26]。

1.5　调节葡萄糖摄取的信号机制

为响应循环中升高的葡萄糖水平,胰腺分泌胰岛素。它与肌肉、脂肪和肝脏组织中的胰岛素受体(IR)结合。通过增加质膜(PM)上的 GLUT4 水平影响 GLUT4 的再分布,从而加速血液中的葡萄糖处理。胰岛素与 IR 结合后,触发信号传导,导致其底物的酪氨酸磷酸化(IRS1-4)。IRS1 因为参与质膜 GLUT4 的募集而被熟知。活化的 IRS1 导致胰岛素受体底物(IRS)蛋白的酪氨酸磷酸化和 PI3 激酶的募集, 其催化磷脂酰肌醇 (4,5)P2 转化为磷脂酰肌醇(3,4,5)P3 (表示为 PIP3)。这导致 Akt 及其底物 AS160 的活化,并最终导致 GLUT4 易位至 PM。GLUT4 储存在囊泡中,但在胰岛素刺激后,它转移到质膜,诱导葡萄糖的摄取[19,23-26]。骨骼肌是哺乳动物体内最大的葡萄糖处理场所,GLUT4 是肌肉中调节大部分葡萄糖流入的主要载体[19]。

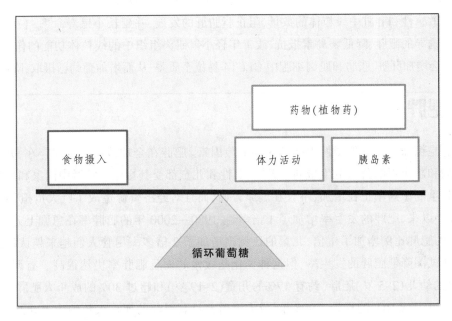

图 1.1　血糖平衡。食物摄入体内(通过食物和饮料)与体力消耗、胰岛素和药物平衡血糖之间的关系。

分布式控制血糖还延长了 GLUT4 的下游易位和胰岛素信号传导途径。Zaid 及其同事提出己糖激酶-Ⅱ和 GAPDH(糖酵解酶)直接与 GLUT4 相互作用并调节其活性。这提供了将能量代谢、储存与葡萄糖流动联系起来的手段[27]。这里陈述的范例只展示了平衡血糖的复杂性的一部分。其他几种方式采取的措施包括但不限于游离脂肪酸、胰岛素和相关激素、胰岛素受体和下游途径[19,28]。

1.6　抗糖尿病植物衍生药物

植物产生了数以千计的次级代谢产物。与初级代谢产物不同,次级代谢产物对植物的基础代谢通常是非必要的。这些分子大多在保护植物免受环境变化、压力条件或病理感染方面发挥作用。

许多科学报道已经确定了大多数抗糖尿病植物(包括希腊-阿拉伯草药)疗效的活性成

分[29],包括多糖、类黄酮[30]、萜类化合物、单宁和类固醇[31]。植物源的主要抗糖尿病药物是二甲双胍和白藜芦醇(更多细节请参阅第6章、第7章和第8章)。

二甲双胍是世界上最常用的抗糖尿病药物,可改善糖尿病患者的外周葡萄糖摄取并降低肝脏葡萄糖含量。二甲双胍来源于开花植物 Galega officinalis (山羊芸香或法国丁香),在中世纪用于治疗多尿症[32]。二甲双胍可以激活 AMP 活化的蛋白激酶(AMPK)。AMPK 是细胞和系统能量稳态的调节剂。该酶的活化抑制了肝细胞葡萄糖的输出并诱导肌细胞葡萄糖的摄取。运动时,AMPK 被激活,从而导致血糖降低[33]。

白藜芦醇(3,5,4′-三羟基均二苯乙烯)是在葡萄皮、花生和一些其他植物中产生的植物抗毒素。它是一种有抗真菌作用的植物。在高脂肪喂养的小鼠的饮食中,添加白藜芦醇以增加胰岛素的敏感性和肝脏中线粒体的数量,阻止脂肪肝的发展,并延长小鼠寿命[34]。白藜芦醇有预防饮食诱导的肥胖、降低胰岛素抵抗、改善年轻小鼠肌肉组织中的线粒体功能的作用[35]。白藜芦醇还会增加肝脏、脂肪和肌肉细胞中 GLUT4 易位至质膜,从而增加葡萄糖摄取,降低血糖。

1.7 肥胖

肥胖是糖尿病和其他慢性疾病的主要危险因素。肥胖在全球范围内普遍存在,并成为全球流行病和新出现的公共卫生威胁。男性、女性和儿童都受其影响。发展中国家和发达国家肥胖和超重的患病率正在增加,不仅在健康方面,而且对经济资源造成了巨大负担。事实上,自1980年以来,肥胖的发生率增加了1倍多[36]。1980—2000年的肥胖率在急剧上升;在此期间,成人的肥胖比例增加了1倍,儿童的比例则增加了2倍多。尽管人们越来越认识到肥胖的流行并试图降低肥胖的发生率,但这种变化是缓慢的而且肥胖率仍然很高。有调查显示,超过8%的幼儿(2~5岁)肥胖,约有17%的儿童(2~19岁)和超过30%的成年人肥胖[37]。根据世界卫生组织(WHO)的报告,1995年,成人因营养过剩引起的死亡人数约为100万人[38]。世界卫生组织估计,在2014年,有19亿成年人超重,其中6亿人患有肥胖症。

肥胖的定义和标准:肥胖为脂肪组织中脂肪堆积过多或异常,从而导致健康受损的疾病。由于直接测量体脂是具有局限性的,因此体重指数(BMI)通常用作成人肥胖和超重的指标。BMI 的计算方法是将体重(kg)除以身高的平方(m²)[BMI=体重(kg)/身高(m²)]。世界卫生组织开发了一种分级分类系统,以识别超重和肥胖。BMI 范围如表1.1所示。BMI 为 30kg/m² 或以上的人表示肥胖。BMI<30kg/m² 的人很可能体内脂肪过多。BMI>25kg/m² 时,与肥胖和超重相关的健康风险呈逐渐上升趋势[39]。

食物摄入和肥胖:膳食类型、含量、大小和频率决定了身体每日总能量摄入量。另一方面,体育锻炼和新陈代谢率决定了能量消耗。一旦食物摄入超过能量消耗,体重就会增加。遗传、体液因素、社会、学习、环境和昼夜节律因素的复杂相互作用,决定了饥饿感和进食时机,并最终导致肥胖(图1.2)[40]。

因此,饥饿和饮食过程是独立的,而且变化很大。尽管已经鉴定了几种内源性肽具有增进食欲的能力,但我们仍然在等待对饥饿感和决定开始进食的统一的生理学解释[41]。

其中,瘦素是体内能量稳态的关键参与激素。脂肪组织分泌的瘦素在血液中循环,向大

表 1.1　WHO 肥胖和超重分类

分类	BMI (kg/m²)	相关健康风险
体重过轻	<18.5	低（可能出现其他健康问题）
正常	18.5~24.9	适中
超重	>25	增加
准肥胖	25~29.9	适度增加
一度肥胖	30~34.9	严重增加
二度肥胖	35~39.9	非常严重增加
三度肥胖	>40	

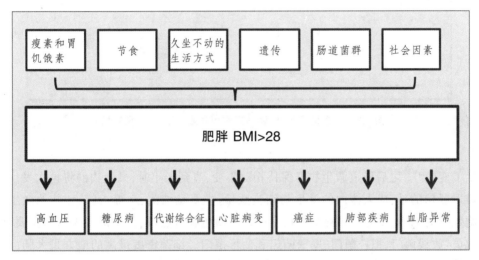

图 1.2　肥胖的原因和并发症。肥胖是影响所有年龄层的全球健康问题，导致许多并发症，如 2 型糖尿病、系统性高血压、心血管疾病、血脂异常、动脉粥样硬化和脑卒中。它来自细胞水平的代谢变化导致能量摄入和能量消耗之间的不平衡，这也反过来导致脂肪组织中脂肪积累增加。

脑发出能量平衡和脂肪储存量变化的信号。瘦素作为肥胖的负反馈调节剂(在大脑中)起作用。它通过促进能量消耗和限制能量摄入来限制脂肪量。因此，瘦素信号传导的减少导致食物摄入增加，能量平衡为正，从而造成脂肪堆积。虽然血浆瘦素水平可靠地反映体脂量，但其水平也会随着能量平衡的短期变化而变化[41]。

瘦素信号传导：如上所述，瘦素是脂肪细胞分泌的抗肥胖激素(图 1.3)，在血液中循环。目前存在几种瘦素蛋白受体，如 Ob-Ra、Ob-Rb、Ob-Rc、Ob-Rd、Ob-Re 和 Ob-Rf。这些受体主要激活 Janus 激酶 2(JAK2)和信号转导以及转录激活因子 3(STAT3)途径(JAK2/STAT3)。Ob-Rb 主要在下丘脑和脑干中表达。db/db 小鼠中 Ob-Rb 受体的突变导致严重肥胖，表明 Ob-Rb 受体被认为在瘦素的抗肥胖作用中起重要作用[41]。

肠道微生物和肥胖：成年人体内有数万亿微生物。我们第一次接触微生物是在出生时。进食和呼吸是微生物的主要来源。在从母乳喂养转向固体食物的同时，肠道微生物群的组成

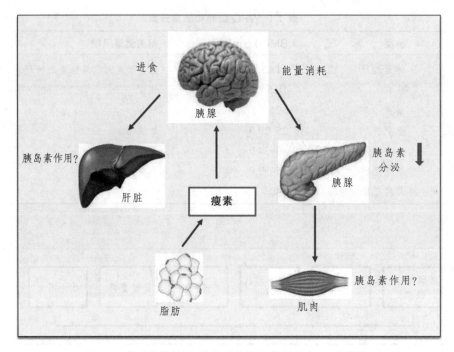

图 1.3　瘦素信号传导、胰岛素作用和能量稳态。（见彩插）

也发生了变化[42]。之后肠道微生物群保持相对不变，直到老年时，微生物群将再次发生变化。令人难以置信的是，成人体内的微生物细胞数量（主要是细菌、病毒、真菌和其他微生物）是体细胞数量的 10 倍以上。尽管个体具有独特的微生物群组成，但肠道微生物群主要有 4 种门的成员：放线菌门、拟杆菌门、厚壁菌门和变形菌门。细菌密度最高的地方是大肠（每克肠内容物约含 10^{11} 个细菌）[43]。

肠道微生物群在肥胖和糖尿病发展中的作用是过去 20 年研究的一个新领域，现在正在进行深入研究[44,45]。不同类型的肠道微生物群涉及不同的身体生理过程，如自身免疫、血液循环和能量稳态。与脂肪较少的个体相比，肥胖个体具有不同的肠道微生物群。据报道，在肥胖受试者中，拟杆菌门细菌的减少以及厚壁菌门细菌的增加与食物能量吸收的增加和轻度炎症的增加有关[46-48]。另外，肥胖患者在空肠吻合术后观察到的微生物群也很特殊。空肠吻合术后，患者的代谢显著改善，但这既不能通过体重减轻，也不能仅通过热量限制来解释。实际上，把细菌通过空肠吻合术移植到无菌小鼠体内，也会导致手术后的小鼠体重减轻和脂肪减少[19]。

肠道微生物群通过产生更多短链脂肪酸来影响能量代谢。这些脂肪酸是通过膳食结肠纤维的厌氧分解、发酵产生的。短链脂肪酸实际上是细菌产生的代谢废物，以平衡肠道中的氧化还原状态[43]。乙酸盐、丁酸盐和丙酸盐是其中最丰富的短链脂肪酸。丁酸盐主要由厚壁菌门产生。乙酸盐和丙酸盐主要由拟杆菌（拟杆菌门）产生。现已证实乙酸盐、丁酸盐和丙酸盐对减轻体重有益。据证明，它们可能通过增加能量消耗和线粒体功能来增强小鼠的葡萄糖稳态和胰岛素敏感性[50]。短链脂肪酸还会影响信号分子和转导途径，如肌肉和脂肪组织中的 AMP 活化蛋白激酶（AMPK）。AMPK 转导途径主要通过激活过氧化物酶体增殖物激活受体 γ

(PPARγ)、过氧化物酶体增殖物激活受体 γ 辅激活因子 1α(PGC–1α)和肝 X 受体(LXR)来增强葡萄糖、胆固醇和脂质的代谢[51]。此外,还显示短链脂肪酸通过 G 蛋白耦联受体 43[GPR43,也称为游离脂肪酸受体 2(FFAR2)]激活胰高血糖素样肽–1(GLP–1)。敲除 GPR43 受体的小鼠肥胖;另一方面,在正常条件下,GPR43 在脂肪组织中的过表达表现为瘦弱[52]。

这些表型可能是由产生短链脂肪酸的肠道微生物群介导的,因为当用抗生素处理或在无菌条件下生长时,这些小鼠在小鼠群体中没有显示相同的表型。因此,我们认为是由肠道微生物群通过短链脂肪酸受体 GPR43 抑制胰岛素介导的脂肪积累[53]。肠道微生物群在哺乳动物的胆汁酸和胆固醇代谢的调节中也起到重要作用。胆汁酸在肠道中起乳化剂的作用;因此,它们是甘油三酯和其他脂质降解和消化的重要参与者。肠道微生物群增强了转录因子,将其与营养诱导的炎症、脂质吸收和脂质生成联系起来[54]。

总之,肠道微生物群是影响能量稳态、新陈代谢和炎症等基本代谢途径的关键因素。高能量消耗以及不平衡的肠道微生物群对代谢疾病的影响更大。

饮食对肠道微生物组成的影响:饮食和生活方式(除遗传和生理状态等其他因素)决定体重和肥胖,如果管理不当,可能会促进其他几种代谢紊乱(图 1.4)。现在已有文献记载,肠道微生物是食物消化和代谢以及获取能量的重要参与者。肥胖患者的肠道微生物会使脂质和碳水化合物代谢出现异常[55]。碳水化合物是膳食能量的重要来源。尽管如此,人类不能消化我们饮食中所有的多糖分子(即植物来源的纤维,如纤维素、菊粉和木聚糖)。这些多糖可以通过肠道微生物降解并转化为其他代谢产物,如短链脂肪酸。这些脂肪酸进入血液循环,影响身体不同组织中的葡萄糖、脂质和胆固醇代谢[43]。

人类遗传、饮食和不同的环境因素对肠道微生物类型都有影响。因此,肠道微生物对于宿主代谢有非常重要的影响。高脂肪食物("垃圾食品"和快餐)导致厚壁菌门,特别是柔膜细菌的增加和拟杆菌的减少[56]。高脂肪饮食以增加与一般炎症相一致的循环脂多糖调节微生物的组成[57]。因此,已知肥胖个体具有富含厚壁菌门的肠道微生物群并且拟杆菌含量较少[58]。厚壁

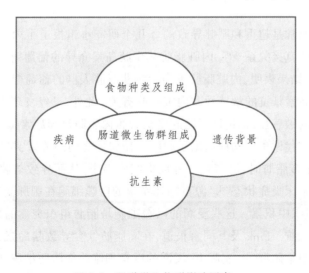

图 1.4 肠道微生物群影响因素。

菌门细菌专门分解代谢碳水化合物。因此,在纤瘦个体和肥胖个体的受试者中,循环中吸收的消化副产物的分子是不同的。此外,肥胖个体中富含产氢细菌普雷沃菌以及种类丰富的古细菌属。有趣的是,肠道微生物失衡与高水平的血浆炎症和内毒素有关,这些因素最终导致代谢紊乱。最有说服力的是,一种产生内毒素的细菌(即肠杆菌),当其接种到无菌小鼠体内时,会诱发肥胖和胰岛素抵抗[59]。此外,有研究表明,肠道细菌,尤其是脆弱杆菌、梭状芽孢杆菌和梭菌,在胆汁酸的生物转化中具有重要作用。因此,肠道微生物组成的异常可能会改变胆汁酸的水平,达到控制肥胖的目的[57]。健康专业人员的体重管理方法和超重咨询以及公众膳食指南都可以帮助人们保持健康和控制肥胖。

肠道微生物和糖尿病:除肥胖外,肠道微生物群还会导致其他几种疾病,包括 1 型糖尿病和 2 型糖尿病。如本章前面所述,1 型糖尿病是由胰岛 β 细胞的破坏引起的自身免疫性疾病。近年来报道的 1 型糖尿病发病率较高并未通过遗传因素解释,而是由于受试者生活方式的变化,如卫生、饮食和抗生素的使用,这些改变可直接影响肠道微生物群。此外,非肥胖患者的糖尿病发病率显著增加。这些结果与有严格卫生管理措施的国家对 1 型糖尿病发病率的观察结果一致。同样,1 型糖尿病遗传风险较高的儿童与和其年龄相当的健康对照组相比,也表现出较少的多样性和动态较少的微生物群。更有说服力的是,有观察发现,与对照组相比,1 型糖尿病受试者与新发病患者的肠道微生物群组成不同[43,60]。

2 型糖尿病和肠道微生物群之间的联系更加明显, 因为肥胖被认为是胰岛素信号传导和 2 型糖尿病以及炎症的直接原因,肥胖也导致 2 型糖尿病[61,62]。肠道微生物群分泌短链脂肪酸丁酸盐和肠促胰岛素也会导致 2 型糖尿病。肠道微生物副产物影响基本的 2 型糖尿病途径,如胰岛素信号传导、葡萄糖稳态和炎症。此外,肠道微生物群干扰关键胰岛素信号分子的产生,如 GLP-1 和 PYY(与降低的胰岛素抗性相关的分子)。其他证据也表明了肠道微生物群对 2 型糖尿病发展的潜在影响[43,43,64]。

1.8　肥胖与糖尿病的相关性

脂肪细胞聚集通常是超重和肥胖导致的。几个研究小组报道了内脏脂肪组织与胰岛素抵抗和糖尿病之间的直接关系[65,66]。内脏脂肪减少胰岛素介导的葡萄糖处理以及正常血糖胰岛素抵抗的敏感性。结果表明,内脏脂肪不会影响非肥胖人群的葡萄糖代谢。此外,腹部皮下脂肪与正常血糖胰岛素抵抗的敏感性和内脏脂肪有关。此外,已经发现去除人体内脏脂肪可以增强胰岛素抵抗的敏感性,也论证了肥胖受试者腹内脂肪对胰岛素抵抗的因果作用[65]。

几种生理过程和代谢条件同样指出了肥胖与糖尿病之间的关系,包括但不限于炎症。脂肪组织,特别是有很多脂肪时,会产生几种促炎细胞因子,从而导致与胰岛素抵抗和 2 型糖尿病相关的慢性亚临床炎症状态[66]。源自循环系统的巨噬细胞在肥胖受试者(特别是饮食诱导的肥胖)的脂肪组织中积累。这些浸润的巨噬细胞是脂肪组织炎症的重要来源,并介导脂肪细胞中的胰岛素抵抗。Fink 及其同事报道,在高脂肪饮食导致胰岛素抵抗时,骨骼肌中会出现明显的炎症巨噬细胞群[67]。实际上,浸润的巨噬细胞改变脂肪细胞和肌肉中几种代谢物和细胞因子的水平,如二酰基甘油、白细胞介素、单核细胞趋化蛋白-1、肿瘤坏死因子 α 和

Toll 样受体 4[65,66]。

　　超重和肥胖是胰岛素抵抗和 2 型糖尿病发展的主要危险因素。如上所述，一些研究表明，这两种现象之间在病理生理学上存在因果联系。在肥胖个体中，甘油、脂肪酸、激素、促炎细胞因子和参与胰岛素抵抗发展的其他物质的量增加，伴随 β 细胞功能障碍的胰岛素抵抗导致糖尿病的发展。在年轻时出现超重是非常危险的，因为肥胖与 1 型糖尿病和 2 型糖尿病以及其他一些慢性疾病的发展有关。

结论

　　食物消费、社会经济和人口因素以及身体活动的变化可能是导致肥胖、糖尿病及其相关并发症的流行率增加的重要因素，这些疾病在 21 世纪已成为世界范围内的流行病。将我们正在进行的和未来的研究工作集中在了解肥胖症和糖尿病的病因学以及与这些疾病相关的并发症的发展机制上非常有必要。更重要的是，今后我们要将公共卫生工作重点放在预防和治疗这些疾病上。

参考文献

1. Al-Razi MZ (1958) Kitab al-hawi fit-tibb. Osmania Oriental Publications, Hyderabad
2. Barnett R (2005) Obesity. Lancet 365:1843
3. Saad B, Azaizeh H, Said O (2008) Arab herbal medicine. Bot Med Clin Pract 4:31–39
4. Atkinson RL (2014) Current status of the field of obesity. Trends Endocrinol Metab 25:283–284
5. Nowicki EM, Billington CJ, Levine AS, Hoover H, Must A et al (2003) Overweight, obesity, and associated disease burden in the veterans affairs ambulatory care population. Mil Med 168:252–256
6. Padwal R, Li SK, Lau DC (2003) Long-term pharmacotherapy for overweight and obesity: a systematic review and meta-analysis of randomized controlled trials. Int J Obes Relat Metab Disord 27:1437–1446
7. Saad B, Zaid H, Said O (2013) Tradition and perspectives of diabetes treatment in Greco-Arab and Islamic medicine. In: Watson RR, Preedy VR (eds) Bioactive food as dietary interventions for diabetes. Academic Press, San Diego, pp 319–326
8. Zaid H, Saad B (2013) State of the art of diabetes treatment in Greco-Arab and Islamic medicine. In: Watson RR, Preedy VR (eds) Bioactive food as dietary interventions for diabetes. Academic Press, San Diego/London, pp 327–335
9. "Annual Report 2014" (PDF). IDF. International Diabetes Federation. Retrieved 13 July 2016
10. Yuen L, Wong VW (2015) Gestational diabetes mellitus: challenges for different ethnic groups. World J Diabetes 6:1024–1032
11. Santangelo C, Zicari A, Mandosi E, Scazzocchio B, Mari E et al (2016) Could gestational diabetes mellitus be managed through dietary bioactive compounds? Current knowledge and future perspectives. Br J Nutr 115:1129–1144
12. Soltesz G, Patterson CC, Dahlquist G (2007) Worldwide childhood type 1 diabetes incidence–what can we learn from epidemiology? Pediatr Diabetes 8 Suppl 6:6–14
13. Krzewska A, Ben-Skowronek I (2016) Effect of associated autoimmune diseases on type 1 diabetes mellitus incidence and metabolic control in children and adolescents. Biomed Res Int 2016:6219730
14. Serena G, Camhi S, Sturgeon C, Yan S, Fasano A (2015) The role of gluten in celiac disease and type 1 diabetes. Nutrients 7:7143–7162
15. Butalia S, Kaplan GG, Khokhar B, Rabi DM (2016) Environmental risk factors and type 1 diabetes: past, present, and future. Can J Diabetes 40(6):586–593
16. Bluestone JA, Herold K, Eisenbarth G (2010) Genetics, pathogenesis and clinical interventions

in type 1 diabetes. Nature 464:1293–1300

17. de Beeck AO, Eizirik DL (2016) Viral infections in type 1 diabetes mellitus–why the beta cells? Nat Rev Endocrinol 12:263–273

18. Unger RH (1991) Diabetic hyperglycemia: link to impaired glucose transport in pancreatic beta cells. Science 251:1200–1205

19. Zaid H, Antonescu CN, Randhawa VK, Klip A (2008) Insulin action on glucose transporters through molecular switches, tracks and tethers. Biochem J 413:201–215

20. Hawley JA (2004) Exercise as a therapeutic intervention for the prevention and treatment of insulin resistance. Diabetes Metab Res Rev 20:383–393

21. Kaneto H, Obata A, Kimura T, Shimoda M, Okauchi S et al (2016) Beneficial effects of SGLT2 inhibitors for preservation of pancreatic beta-cell function and reduction of insulin resistance. J Diabetes 9(3):219–225

22. Lee JO, Lee SK, Jung JH, Kim JH, You GY et al (2011) Metformin induces Rab4 through AMPK and modulates GLUT4 translocation in skeletal muscle cells. J Cell Physiol 226:974–981

23. Huang S, Czech MP (2007) The GLUT4 glucose transporter. Cell Metab 5:237–252

24. Holman GD, Cushman SW (1994) Subcellular localization and trafficking of the GLUT4 glucose transporter isoform in insulin-responsive cells. BioEssays 16:753–759

25. Hou JC, Pessin JE (2007) Ins (endocytosis) and outs (exocytosis) of GLUT4 trafficking. Curr Opin Cell Biol 19:466–473

26. Bryant NJ, Govers R, James DE (2002) Regulated transport of the glucose transporter GLUT4. Nat Rev Mol Cell Biol 3:267–277

27. Zaid H, Talior-Volodarsky I, Antonescu C, Liu Z, Klip A (2009) GAPDH binds GLUT4 reciprocally to hexokinase-II and regulates glucose transport activity. Biochem J 419:475–484

28. Kahn SE, Hull RL, Utzschneider KM (2006) Mechanisms linking obesity to insulin resistance and type 2 diabetes. Nature 444:840–846

29. Said O, Fulder S, Khalil K, Azaizeh H, Kassis E et al (2008) Maintaining a physiological blood glucose level with 'glucolevel', a combination of four anti-diabetes plants used in the traditional Arab herbal medicine. Evid Based Complement Alternat Med 5:421–428

30. Khanna P, Jain SC, Panagariya A, Dixit VP (1981) Hypoglycemic activity of polypeptide-p from a plant source. J Nat Prod 44:648–655

31. Omar EA, Kam A, Alqahtani A, Li KM, Razmovski-Naumovski V et al (2010) Herbal medicines and nutraceuticals for diabetic vascular complications: mechanisms of action and bioactive phytochemicals. Curr Pharm Des 16:3776–3807

32. Witters LA (2001) The blooming of the French lilac. J Clin Invest 108:1105–1107

33. Nyenwe EA, Jerkins TW, Umpierrez GE, Kitabchi AE (2011) Management of type 2 diabetes: evolving strategies for the treatment of patients with type 2 diabetes. Metabolism 60:1–23

34. Baur JA, Pearson KJ, Price NL, Jamieson HA, Lerin C et al (2006) Resveratrol improves health and survival of mice on a high-calorie diet. Nature 444:337–342

35. Lagouge M, Argmann C, Gerhart-Hines Z, Meziane H, Lerin C et al (2006) Resveratrol improves mitochondrial function and protects against metabolic disease by activating SIRT1 and PGC-1alpha. Cell 127:1109–1122

36. WHO (2015) Fact sheet: obesity and overweight. Available online at: http://www.who.int/mediacentre/factsheets/fs311/en/

37. Battles W. Nutrition, physical activity, and obesity. In Centers for Disease Control and Prevention. http://www.cdc.gov/winnablebattles/obesity

38. WHO (1998) The World Health Report 1998—life in the 21st century: a vision for all. World Health Organization, Geneva

39. WHO (1998) Obesity: preventing and managing the global epidemic. Report of a WHO consultation on obesity Geneva, 3–5 June 1997 Geneva: World Health Organization, 1998 WHO/NUT/NCD/98.1

40. Woods SC, Seeley RJ, Porte D Jr, Schwartz MW (1998) Signals that regulate food intake and energy homeostasis. Science 280:1378–1383

41. Guyenet SJ, Schwartz MW (2012) Clinical review: regulation of food intake, energy balance, and body fat mass: implications for the pathogenesis and treatment of obesity. J Clin Endocrinol Metab 97:745–755

42. Munyaka PM, Khafipour E, Ghia JE (2014) External influence of early childhood establishment of gut microbiota and subsequent health implications. Front Pediatr 2:109

43. Baothman OA, Zamzami MA, Taher I, Abubaker J, Abu-Farha M (2016) The role of gut microbiota in the development of obesity and diabetes. Lipids Health Dis 15:108

44. Cox AJ, West NP, Cripps AW (2015) Obesity, inflammation, and the gut microbiota. Lancet

Diabetes Endocrinol 3:207–215

45. Delzenne NM, Neyrinck AM, Backhed F, Cani PD (2011) Targeting gut microbiota in obesity: effects of prebiotics and probiotics. Nat Rev Endocrinol 7:639–646

46. Ley RE, Backhed F, Turnbaugh P, Lozupone CA, Knight RD et al (2005) Obesity alters gut microbial ecology. Proc Natl Acad Sci U S A 102:11070–11075

47. Murphy EF, Cotter PD, Healy S, Marques TM, O'Sullivan O et al (2010) Composition and energy harvesting capacity of the gut microbiota: relationship to diet, obesity and time in mouse models. Gut 59:1635–1642

48. Turnbaugh PJ, Ley RE, Mahowald MA, Magrini V, Mardis ER et al (2006) An obesity-associated gut microbiome with increased capacity for energy harvest. Nature 444:1027–1031

49. Liou AP, Paziuk M, Luevano JM Jr, Machineni S, Turnbaugh PJ et al (2013) Conserved shifts in the gut microbiota due to gastric bypass reduce host weight and adiposity. Sci Transl Med 5:178ra141

50. Gao Z, Yin J, Zhang J, Ward RE, Martin RJ et al (2009) Butyrate improves insulin sensitivity and increases energy expenditure in mice. Diabetes 58:1509–1517

51. den Besten G, van Eunen K, Groen AK, Venema K, Reijngoud DJ et al (2013) The role of short-chain fatty acids in the interplay between diet, gut microbiota, and host energy metabolism. J Lipid Res 54:2325–2340

52. Bjursell M, Admyre T, Goransson M, Marley AE, Smith DM et al (2011) Improved glucose control and reduced body fat mass in free fatty acid receptor 2-deficient mice fed a high-fat diet. Am J Physiol Endocrinol Metab 300:E211–E220

53. Kimura I, Ozawa K, Inoue D, Imamura T, Kimura K et al (2013) The gut microbiota suppresses insulin-mediated fat accumulation via the short-chain fatty acid receptor GPR43. Nat Commun 4:1829

54. Conterno L, Fava F, Viola R, Tuohy KM (2011) Obesity and the gut microbiota: does up-regulating colonic fermentation protect against obesity and metabolic disease? Genes Nutr 6:241–260

55. Caesar R, Nygren H, Orešič M, Bäckhed F (2016) Interaction between dietary lipids and gut microbiota regulates hepatic cholesterol metabolism. J Lipid Res 5:474–481

56. Moreno-Indias I, Cardona F, Tinahones FJ, Queipo-Ortuno MI (2014) Impact of the gut microbiota on the development of obesity and type 2 diabetes mellitus. Front Microbiol 5:190

57. Harakeh SM, Khan I, Kumosani T, Barbour E, Almasaudi SB et al (2016) Gut microbiota: a contributing factor to obesity. Front Cell Infect Microbiol 6:95

58. Scott KP, Antoine JM, Midtvedt T, van Hemert S (2015) Manipulating the gut microbiota to maintain health and treat disease. Microb Ecol Health Dis 26:25877

59. Zhang L, Huang Y, Zhou Y, Buckley T, Wang HH (2013) Antibiotic administration routes significantly influence the levels of antibiotic resistance in gut microbiota. Antimicrob Agents Chemother 57:3659–3666

60. Burrows MP, Volchkov P, Kobayashi KS, Chervonsky AV (2015) Microbiota regulates type 1 diabetes through Toll-like receptors. Proc Natl Acad Sci U S A 112:9973–9977

61. Donath MY (2016) Multiple benefits of targeting inflammation in the treatment of type 2 diabetes. Diabetologia 59:679–682

62. Pillon NJ, Azizi PM, Li YE, Liu J, Wang C et al (2015) Palmitate-induced inflammatory pathways in human adipose microvascular endothelial cells promote monocyte adhesion and impair insulin transcytosis. Am J Physiol Endocrinol Metab 309:E35–E44

63. Cani PD, Possemiers S, Van de Wiele T, Guiot Y, Everard A et al (2009) Changes in gut microbiota control inflammation in obese mice through a mechanism involving GLP-2-driven improvement of gut permeability. Gut 58:1091–1103

64. Hamilton MK, Boudry G, Lemay DG, Raybould HE (2015) Changes in intestinal barrier function and gut microbiota in high-fat diet-fed rats are dynamic and region dependent. Am J Physiol Gastrointest Liver Physiol 308:G840–G851

65. Chadt A, Scherneck S, Joost HG, Al Hasani H (2000) Molecular links between Obesity and Diabetes: "Diabesity". [Updated 2014 May 1]. In: De Groot LJ, Chrousos G, Dungan K et al (eds) Endotext. MDText.com, Inc., South Dartmouth

66. Verma S, Hussain ME (2017) Obesity and diabetes: an update. Diabetes Metab Syndr 11(1):73–79

67. Fink LN, Costford SR, Lee YS, Jensen TE, Bilan PJ et al (2014) Pro-inflammatory macrophages increase in skeletal muscle of high fat-fed mice and correlate with metabolic risk markers in humans. Obesity (Silver Spring) 22:747–757

第 2 章

药用植物安全性和有效性简介

2.1 引言

草药也被称为植物药、药用植物或植物疗法,是所有已知传统医学系统中的主要治疗形式(图 2.1)[1-3]。民族药理学已经在常规医学的发展中发挥了重要作用,并且有可能在未来发挥更大的作用。草药、真菌和蜂产品,以及矿物质、贝壳和一些动物产品代表了人类已知的最古老的医疗保健天然产品。根据世界卫生组织(WHO)的数据,世界上约 80%的人口依靠传统疗法来保健。当前使用的许多常规药物都有植物来源。实际上,大约 1/4 的常规药物包含至少一种活性植物化学物质。一些是由植物提取物制成的,其他则是以模仿大然植物化合物人工合成的。

对于治疗应用,将草药的特定部分(地上部分,根、叶、果实、花朵和种子)配制成合适的制剂,如片剂、茶、浸膏剂、乳膏或酊剂。草药的功效通常用非常笼统的术语来描述,如抗炎、抗癌、防腐(应用于活组织、皮肤以减少感染可能的抗菌物质)、通便(引起肠蠕动或使大便通畅)、润肤(在黏膜上形成舒缓、减轻皮肤的轻微疼痛和炎症的制剂)、镇咳(抑制咳嗽)和排气(防止在胃肠道中形成气体或促进排出的药物)。与由单一的纯化合物组成的常规药物不同,植物源药物包含单一植物或多种草药混合物的多种植物化学成分[1-4]。

目前尚难以确定地球上存在的植物的确切数量,但据估计,到 2010 年,总数已达 30 万~31.5 万种。这些植物中约有 1/3 在世界范围内使用。众所周知,气候条件、地点以及环境可能会影响草药次级代谢产物的成分和浓度;因此,制备方法以及植物产量在不同区域有所差异也就不足为奇了。在这些情况下,至关重要的是要对原料进行适当的分析,以便可以精确地控制剂量,尤其是在治疗比率较低的情况下(治疗比率是引起毒性作用的剂量与治疗所需剂量的比)。与草药有关的另一个问题是野生植物在不断增长的市场中的可用性。人们担心,过度采摘和生存环境丧失会威胁到已知野生药草的有限供应。但是,从植物中分离出有益药物的潜力促使大型制药公司为保护热带雨林做出了贡献[1-5]。

草药产品的广泛使用和普及引发人们对传统护理人员的专业性以及这些产品的安全性、质量和功效的关注和担忧。在中国和印度以及阿拉伯地区的大多数国家,通常会在柜台

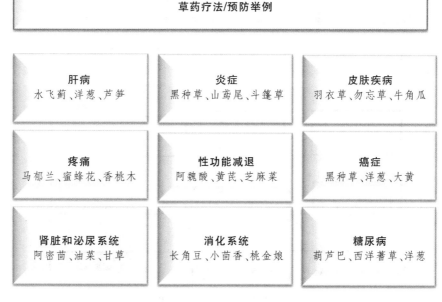

图 2.1　预防和治疗某些疾病的常用药用植物实例。

上出售草药产品(如整株植物、植物提取物、酊剂和乳膏)。相反,在一些欧洲国家,草药被归类为毒品。在美国,其作为膳食补充剂出售。如本章后续所述,基于草药的安全性评估通常被忽略,因为大家通常认为长期且看似安全的使用就是其安全性的证据。然而,草药产品的毒性证据已经有所积累。这并不奇怪,因为草药产品是次级代谢产物的复杂混合物,它们中的大部分具有潜在毒性(如肝毒性和肾毒性)[1-5]。

尽管存在这些担忧,但草药及其衍生产品的使用将逐渐被主流医学所接受。民族植物学家、民族药理学家、医师和植物化学家的团队合作对于药用植物的研究至关重要。民族药理学家将在研究各种药用植物以及化合物制剂中不同活性组合存在的原理方面发挥更有效的作用,而植物化学家的作用将略微转向药用植物及其产品的标准化。

2.2　历史背景

如前所述,天然产品是人类已知的古老的保健方法。传统的治疗师使用数百种野生食用草药、矿物质、各种类型的水和动物衍生制剂来制备用于维持身体和精神健康的制剂以及治疗和预防所有已知类型的疾病。美索不达米亚、埃及、中国、波斯、印度以及后来的阿拉伯和伊斯兰地区都不禁止使用天然产品作为药物来源。数百种野生植物、野生和家养动物及其副产品(如牛奶、蜂蜜、骨骼、皮肤和象牙)构成了制备所有类型药物的主要原料来源。

历史证据表明,人类对草药的研究可以追溯到 4000 年以上的美索不达米亚(图 2.2)。苏美尔人利用草药产品(如雪松油和柏树油、甘草、没药、百里香和罂粟汁,现在仍在使用)治疗从咳嗽和感冒到寄生虫感染和炎症等疾病。早在公元前 2900 年,就约有 700 种草药和动物

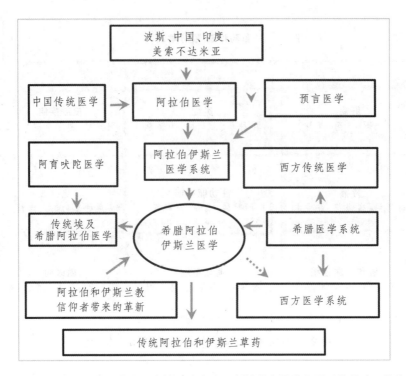

图 2.2 传统医疗系统的发展。巴比伦人和古埃及人为这一领域的发展奠定了医学基础。首先，美索不达米亚医学部分地传播给了希腊人，并与埃及医学一起为公元前 5 世纪的希波克拉底大改革铺平了道路。其次，在阿拉伯–伊斯兰国家崛起期间，希腊医学被翻译成阿拉伯语。阿拉伯人保留了希腊医学，并改进了希腊医学，并在几个世纪内取得了新发现。在 13 世纪和 14 世纪，希腊–阿拉伯药品再次从安达卢西亚的科尔多瓦和伊拉克的巴格达被传播到欧洲。

性药物在埃及医学中使用。公元前 1900 年印度的阿育吠陀医学就开始使用姜黄之类的草药。在公元前 6 世纪的《妙闻本集》中，也描述了 700 种药用植物以及来自矿物质和动物的 121 种制剂。千百年来，中国草药已有大量文献记载，最早的记录可追溯到公元前 1100 年。希腊和罗马的医学实践是后来的希腊–阿拉伯和伊斯兰医学体系以及现代西方医学的根源。Theophrastus（约公元前 300 年）在他的《植物史》中论述了草药的药用特性。Diascorides（公元 100 年）提到了草药的收集、储存和使用。Galen（公元 130—200 年）写了 30 本有关这些主题的书。他因用复合药物制备的复杂配方而闻名，最多时包含数十种草药成分。

在中世纪早期的欧洲，药用植物的使用发生了一些变化。通过手工抄写修道院中的手稿，保存了许多希腊和罗马的医学著作。因此，修道院逐渐成为当地医学知识的中心。药用植物为简单治疗常见疾病提供了原料[4-8]。

草药是阿拉伯医学的核心。阿拉伯和伊斯兰学者将其他文明的科学知识转化为自己的知识。他们不仅翻译了希腊文的古典医学文献，还翻译了波斯语、印度语和中文文献。阿拉伯–伊斯兰医学不仅是希腊思想的延续，还是希腊思想的创新和变革。阿拉伯和伊斯兰医生引入的医学创新包括发现免疫系统、微生物学以及分离药理学与医学。基于科学的作用和实验,这种创新使医疗系统更丰富且更广阔。中世纪的希腊-阿拉伯-伊斯兰医学奠定了现代西方医学的基础(图 2.2)。例如,阿拉伯和伊斯兰学者 Al-Tabari(公元 838—870 年),Al-Razi(Rhazes,公元 860—930 年)(图 2.3),Al-Zahrawi(Albncasis,公元 936—1013 年),Al-Biruni(公元 973—1050 年),Ibn al-Haytham(公元 960—1040 年),Ibn Sina(Avicenna,公元 980—1037 年)(图 2.4),Ibn Zuhr(Avenzoar,公元 1091—1161 年),Ibn al-Baitar(公元 1197—1248 年)和 Ibn al-Nafees(公元1213—1288 年)都被视为中世纪世界上最伟大的医学权威,他们的著作作为教科书一直使用到 16 世纪。Avicenna 和 Rhazes 在传染病方面引入"隔离"以限制这些疾病的传播。其他医生规定了临床研究、药物试验和动物试验的原理,并发现了视觉的秘密。

到 17 世纪,草药知识已在整个欧洲广泛传播。1649 年,Nicholas Culpeper 编写了《物理指南》,几年后又出版了《英国医师》。这本备受推崇的草药药典是第一本外行也可以用于医疗保健的手册,至今仍被广泛引用。美国第一本《药典》于 1820 年出版,并于 1906 年成为药物的法定标准。其中包括草药的权威性列表,并描述了它们的性质、用途、剂量和纯度测试[6-9]。

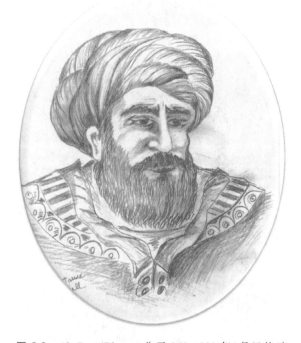

图 2.3　Al-Razi(Rhazes,公元 860—930 年)是巴格达医院的主任医师。他在一本名为 *Liber de pestilentia* 的著作中首次将天花与麻疹区分开来。他的作品以阿拉伯文和希腊文版本广为流传,并于 15 世纪用拉丁文出版。关于心理和身体疾病,Avicenna 最重要论断之一是:"当疾病比患者的自然抵抗力强时,药物就没有用了。当患者的抵抗力强于疾病时,医生就没有用了。当疾病和患者的抵抗力达到均等的平衡时,就需要医生帮助使平衡朝着有利于患者的方向倾斜。"(we wish to thank Jamell Anbtawi for permitting their reproduction)

2.3　植物药的复兴

根据世界卫生组织（WHO）的数据，全世界约 80% 的人口用传统疗法（主要是草药）来保健。到 19 世纪中叶，植物化学药物已占所有药物的 80%。在 20 世纪初，尽管草药的使用从未停止，但由于制药业的快速发展，合成药物占主导地位。即使在今天，至少有 25% 的药物是植物来源的。此外，约 75% 的植物为合成药物提供了活性成分，它们在传统医学中的使用引起了研究人员的注意。此外，目前从高等植物中分离出来并在现代医学中广泛使用的 120 种活性化合物中，80% 的化合物在其现代治疗用途和来源植物的传统用途之间显示出正相关[9-13]。

在过去的 30 年中,传统医学在全球范围内呈现日益增强的复兴趋势,这可能是由于人们相信这些系统经历了千百年的发展, 还因为它们的组织优势及其研究主要基于天然产物的混合物。随着人们对传统医学兴趣的增加,对药用植物的研究活动愈来愈多,特别是在生物学方面,因此造成发表此类研究的期刊的影响因子也在迅速增长。我们可以从《美洲中国医学杂志》中文献记载的事实来推断草药在西方的流行历程。在北美和欧洲,将补充和替代医学(尤其是草药)纳入医学课程的基本组成部分的趋势正在增加。

草药在希腊–阿拉伯和伊斯兰医学、阿育吠陀和传统中药中构成了很大的分支。本质上,草药是由含有几种化学物质的植物或未纯化的植物提取物组成,这些植物化学物质通常被认为通过协同途径起作用。最近公众对草药制剂兴趣的增加归因于以下几个因素[9-15],包括:

1.相信草药是安全的。

2.对常规药物的作用结果不满意。

3.处方药价格相对较高。

4.以草药为基础的疗效主张。

5.消费者偏爱自然疗法以及对替代药物的更大兴趣。

6.认为草药产品优于合成药。

7.基于研究的草药制剂质量和安全性的改进。

8.自我保健。

除了这些因素,包括电视和广播节目在内的各种广告还大大提高了消费者的认识,并给草药产品以适当的尊重和信誉。这些广告经过精心展示,吸引社会上不同年龄段的人群。此外,各种草药制剂生产商的营销策略将这些产品推进了人们的视线。例如,阿拉伯草药制剂在当前流行度和使用增加的一个非常重要的因素是,人们相信其是根据希腊–阿拉伯和伊斯兰医学的原理制备的。随着对传统疗法兴趣的增加,人们对传统的学术成果也有了更大的认可。结果,许多阿拉伯–伊斯兰草药的生产者和医疗机构都以著名学

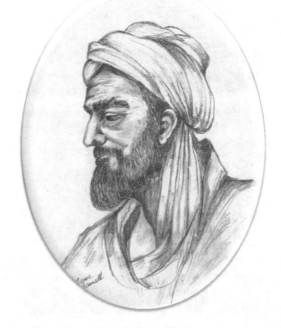

图 2.4 Ibn Sina(Avicenna,公元 980—1037 年)对医学做出了重要贡献。约有 100 篇论文为 Avicenna 所写,其中最著名的是他的《医学经典》,这是欧洲 7 个世纪以来的标准医学文献。Avicenna 关于心理和身体疾病方面最重要的论断之一是:"我们必须了解,治疗患者的最佳和有效方法应该是通过增强人体的力量来增强其免疫系统,这要基于周围美丽的环境,让他聆听最好听的音乐,并让他最好的朋友和他在一起。"(we wish to thank Jamell Anbtawi for permitting their reproduction)

者,如 Rhazes、Avicenna、Al-Zahrawi 和 Ibn al-Baitar 命名[9,14-17]。

　　黑种草、大蒜、人参、姜、银杏、圣约翰草和锯棕榈是药用植物中的代表,在现代医学界也越来越受欢迎。全球范围内人们对植物药的兴趣激增,以至于全球草药产品的年均销售额超过 1000 亿美元。2008 年,美国在植物疗法上花费了 48 亿美元,并且在美国国立卫生研究院(NIH)建立了庞大的补充医学和替代医学中心,还投入了大量资金。最近,NIH 参与了针对银杏和圣约翰草等草药的大型临床试验研究。德国是欧洲使用植物药的主要国家,其次是法国。在德国,有大约 3/4 的医师可开具草药处方,更有医疗保健系统承担了德国医生开出的约 40% 的草药费用[14-17]。

2.4　草药在地中海地区的地位

　　为了评估阿拉伯-伊斯兰草药的现状,Saad 和 Said 进行了全面的调查,涵盖了历史上巴勒斯坦的大部分地区[18]。他们还评估了医生和人们对草药的态度,以及对特定疗法的了解,还有传统巴勒斯坦草药医生的资质。这项调查的主要发现表明以下两点。①有 87% 的受访者相比合成药物更喜欢以草药为基础的药物。大约 30% 的受访者认为,所有药用植物都是安全的,而 65.5% 的受访者则认为,并非所有植物都是安全的。大约 93% 的受访者确实相信基于草药的疗法是有效的。其中约有 95% 的人对药用植物治疗感到满意,而 53% 的人认为草药治疗确实改善了他们的饮食。值得注意的是,有 72% 的人经常在家中使用药用植物。几乎所有受访者以及传统治疗师都支持药用植物安全性和功效的科学研究。②对有传统从业资格者的调查情况让笔者发现,在过去的 40 年中,传统医疗系统应用不断普及的同时,传统巴勒斯坦草药使用情况似乎有所改善。受访从业人员中的 62.5% 算得上是非常成功的只使用基于草药治疗,他们中约有 53% 的人声称自己接受过专业教育,而且其中一半人拥有超过 10 年的治疗经验。约有 70% 的受访从业者表示,他们能够在自然界中识别出可以使用的植物,并能够识别出用于治疗不同疾病的植物的不同部位。此外,大多数传统治疗师都认为饮食是治疗的一部分。他们中的许多人认为,媒体和文字是了解草药知识的重要来源。不幸的是,市场上有许多非专业作者用阿拉伯文字撰写的有关草药的书籍, 经常使用中世纪伊斯兰医师(如 Ibn al-Baitar 和 al-Antaki)的过时文章。这些书籍的主要错误之一是其讨论植物物种名称的错误。众所周知,一种植物可以拥有多个名称。因此,物种的识别可能会异常困难。此外,在许多情况下,不同的植物物种具有相同的通用名称。因此,对预期植物的错误识别可能导致处理不当,并可能使患者遭受有害影响。关于医生对草药的态度、对草药的总体看法以及有关这些疗法的知识的调查得出:约 39.6% 的人认为药用植物只能治疗很简单的疾病,只有 20% 的人认为它们能治疗难治性或慢性疾病。值得注意的是,有 43.8% 的人想了解更多有关药用植物及其传统应用的知识, 还有 91% 的人支持科学研究以开发草药。大约 83% 的人认为,基于草药的疗法可以补充合成药物,而 85% 的人则认为,某些草药应与现代医学融合。此外,有 54.2% 的患者对草药感兴趣。这项研究强调了教育干预的必要性,以及向医生提供有关以草药为基础疗法的循证信息的便捷途径的重要性[18]。

2.5 草药的安全性

如上所述,尽管人们对草药的使用持肯定态度,并且宣称对其治疗效果满意,且不确定复方药的有效性[19,20],但草药产品的安全性问题仍然是人们关注的主要问题。至于人们普遍认为基于草药的保健产品是安全的,并且没有副作用,这是错误的。研究已经发现,草药能够产生各种各样的副作用,其中有些会引起严重的伤害,甚至危及生命。

草药的毒性和各种不良反应产生的原因很多,包括:①在生产的所有阶段都缺乏药品级的质量控制,术语混淆和植物识别错误,在不同时间或发育阶段收获的不同植物部位和植物中活性成分含量的变化,特定于个别植物的地理、天气、土壤和其他条件;②复杂的植物化学混合物,以及与其他草药、药物、掺假物或污染物的相互作用,可能是偶然的或故意的;不专业、不明智或粗心的从业者的治疗或建议;患者使用方法不正确都会导致安全问题,并增加不良反应的风险。另外,已经证实了微生物、真菌毒素(如黄曲霉毒素)、农药、重金属和合成药物对草药是有污染的。另一个问题是,草药通常是几种不同季节收获的成分或植物的混合物,并通过不同的程序进行提取,这导致很难识别它们的药理活性和毒性。另外,正如我们将在本章后面所介绍的那样,草药和相关产品通常在没有任何强制性毒理学评估或有效质量标准的情况下投放市场。在大多数情况下,这些草药产品无须处方即可连续提供给消费者[2,10,13,15]。

科学期刊报道了草药各种各样的副作用,尤其是肝毒性。科学文献中还报道了其他情况,包括肾脏疾病、心血管问题、皮肤病学影响和神经病学影响。在某些情况下,掺假、配制不当或对植物与药物之间的相互作用或对用途缺乏了解都会导致致命的不良反应。最近,Auerbach 等[21]报道了研究参与者中传统草药的使用与肝纤维化发展之间的关联。来自世界各地的许多草药也有中毒病例。已显示其中许多含有能够与细胞大分子(包括 DNA)反应的有毒化合物,从而引起细胞毒性和(或)基因毒性[14,22]。以下介绍几种常用草药的不良反应。

麻黄在传统医学中用于治疗哮喘和其他呼吸道疾病。麻黄碱于 1887 年首次从该植物中分离出来,被添加到许多市售的草药产品中,用于减轻体重和增强能量。已发现这些产品对中枢神经心血管系统有刺激作用,可导致脑卒中、心律失常、癫痫发作、急性精神病、心肌梗死和死亡。到 2000 年,已经向 FDA 报告了超过 1200 种与麻黄有关的严重副作用,实际事件的数量无疑要多得多。且与咖啡因合用时,麻黄的副作用会增强[14,23]。

马兜铃中含有马兜铃酸,是一种潜在的产生肾毒性和致癌性物质。几项研究还证明,食用含马兜铃酸的草药产品与尿路上皮癌的风险增加有关。房齿马兜铃与称为"草药肾病"的亚急性肾间质纤维化的发展有关。几项证实了马兜铃酸的遗传毒性活性的研究报道表明,患者肾脏组织中,存在与马兜铃酸相关的 DNA 复合物。这些诱变复合物形成时,通常修复不善,并且能够在 DNA 中保留多年。马兜铃酸 I 和 II 已在不同的亚洲药用植物中被鉴定出来,据报道,其也存在于有抗超重作用的草药产品中。这导致在比利时、英国、加拿大、澳大利亚和德国禁用含有这些成分的药品[14,24-26]。

圣约翰草(Hypericum perforatum)是一种流行的药用植物,用于治疗轻度至中度抑郁症。其抗抑郁作用是通过多种方式介导的,如抑制单胺氧化酶、邻苯二酚-邻甲基转移酶和多巴胺羟化酶。阻止 5-HT、去甲肾上腺素、多巴胺、GABA 和 L-谷氨酸的突触再摄取;并通过钙通道和磷酸二酯酶阻滞抑制一氧化氮合酶。通过多个作用部位起作用的草药可能使用较少的剂量就能达到效果,因此产生的副作用也更少。据报道,其副作用包括过敏反应、头痛、头晕、躁动、疲劳、口干、恶心、呕吐、便秘和光敏性。研究已证实圣约翰草与抗抑郁药和抗凝药的相互作用,并且由于其具有子宫收缩的作用,通常不建议在妊娠期使用该草药[14,27]。

银杏,主要应用的是它的根,已在各种条件下得到广泛使用。它们以多种产品形式存在,如提取物、茶以及各种剂量的胶囊和片剂。已经鉴定出超过 30 种提取物的人参皂苷也是由银杏而来,并且正在评估它们的抗增殖、抗肿瘤和(或)抗转移作用。最近,已经报道了这些人参皂苷调节细胞周期、炎症或生长因子途径的信号传导途径的能力。银杏提取物还含有活性植物化学物质,可以改善血液循环和认知能力。尽管有头痛、头晕、躁动、恶心、呕吐、腹泻和皮肤敏感性等常见的副作用,但银杏提取物似乎相对安全。最近报道了银杏在动物试验模型中诱导肝癌的能力,并提出了遗传毒性机制在致癌过程中起一定作用。另外,在有关甲状腺的研究中也有类似的观察结果,这还需要进一步的研究来确定。除了对肝脏和甲状腺有致癌作用外,银杏还能够诱导鼻腔内的肿瘤发生。此外,已发现该植物抑制血小板活化因子并改变凝血时间。因此,建议在抗凝治疗中的患者谨慎使用[14,28,29]。

2.6 草药的安全监测和监管状况

如上所述,在世界范围内观察到的在草药和相关产品的接受和使用方面的普及继续呈指数级增长。当前草药流行的主要原因之一可能是人们相信这些医疗系统已经使用了千百年,并且基于天然产物的饮食和基于草药的疗法是安全的,因为它们是从"天然"来源获得的。实际上,"安全"和"天然"不是同义词。因此,需要在国家和国际层面上规范和加强草药和相关产品的监管政策。世界不同国家的相关监管机构需要采取积极行动,并继续采取适当措施,通过确保所有获准出售的草药安全,质量适当,不含潜在污染物来保护公众健康[1-6]。

尽管对草药安全性的评估已成为消费者、监管机构和医疗保健专业人员的重要课题,但与使用常规产品相比,分析与使用这些产品相关的不良事件要复杂得多。安全性的评估由于植物材料的地理起源、不同的加工技术、给药途径以及与其他药物的相容性等因素而变得复杂。另外,单一草药或药用植物可能包含数百种天然成分,而复方草药产品可能包含的成分更多。此外,大多数草药制造商对学习分类学及植物学文献的重要性缺乏了解和(或)重视。在鉴定和收集用于草药的药用植物的过程中,这种知识的缺乏的确成为特殊的挑战。为了消除常见药用植物名称造成的混淆,有必要为药用植物采用最常用的二项式命名(包括其二项式同义词)。例如,含有活性麻醉衍生物并且能够引起中枢神经系统疾病和广泛性精神退化的苦艾,至少具有 11 个不同的通用名称,7 个通用名称与其植物名称没有相似之处。这解释了为什么在报道草药不良反应时,应提供植物的确切科学名称、使用的植物部位以及制造商的名称。因此,有效监控草药安全性将需要植物学家、植物化学家、药理学家和其他主要利益相关者之间的有效合作[3,13,18,30,31]。

在发达国家,草药和相关产品的使用日益增多,再加上大多数国家对此类产品的监管发力,以及对安全问题的高度关注,都增加了对草药安全性进行监测并加深对可能的副作用的认识以及使用草药有关的潜在好处。食用草药引起的不良事件可归因于几个因素[3,14,18,27,32],包括:

1.被有毒、有害物质污染。

2.错误使用植物的种类。

3.草药产品与其他产品的掺混。

4.未申报的药物。

5.过量。

6.医疗保健提供者或消费者滥用草药。

7.与其他药物同时使用草药。

草药的安全性监控和法规状态因国家而异。根据适用于食品和药品的法规,在不同国家、地区,可以将单一草药视为饮食、功能性饮食、膳食补充剂或药品。为了便于国家对药品的监管,在美国,天然产品受 1994 年膳食补充剂健康与教育法(DSHEA)的管制[美国食品和药品管理局(FDA),2012 年]。根据定义,膳食补充剂是指被摄入并旨在补充饮食的产品,其中包含"饮食成分"。这些产品中的饮食成分可能包括维生素、矿物质、草药或其他植物性药物[美国食品和药品管理局(FDA),2011 年]。根据 DSHEA,如果该药在 1994 年之前已经上市,则一般不需要进行其他毒性研究[美国国立卫生研究院(NIH)膳食补充剂办公室,2011 年]。在这方面,FDA 承担着证明草药产品或"饮食成分"有毒或使用不安全的责任。许多国家面临的另一个主要挑战是,监管机构和安全监控中心之间通常不会共享草药的监管信息[13,18,30,31]。

2.7　草药活性成分

植物代谢物分为初级代谢物和次级代谢物。初级代谢物包括细胞和组织存活所必需的所有主要代谢物,其参与生长、再生、繁殖和维持植物组织的主要生物合成过程,包括所有植物共有的碳水化合物、脂质、蛋白质、核酸和叶绿素。次级代谢物通常指仅在特殊的、分化的细胞和组织中发生的代谢物, 对于细胞和组织本身不是必需的, 只是对整个植物起重要作用。然而,并不仅是植物能产生这些生物活性化合物,其他生物(如细菌、真菌以及海绵和其他动物)也能够产生。每个植物科、属和种均能产生具有这些化合物特征的混合物,有时还可以用作植物分类的特征。目前,已知的次级代谢物的数量继续呈指数级增长,据不完全统计,已经鉴定出数千种这样的代谢物。通常,草药次级代谢物可分为 3 大类:生物碱、萜类和酚类。它们包含许多具有治疗和预防作用的植物化学物质[33,34]。

单一植物产生次级代谢物的模式可能会随着时间的变化而变化，它会对不断变化的环境条件做出反应。它们的生物合成除受压力影响外，还可能在发育过程中受到多种因素的影响，这使得确定其完整结构非常困难。当植物在各种害虫入侵后进行生物合成时，在胁迫条件下进行生物合成的化合物通常无法在未受胁迫的组织中被检测到。次级代谢物的合成可以发生在植物的所有器官中，包括花、果实、种子、根、芽和叶。一些代谢物存储在特定的区室中，该区室可以是整个器官或特定的细胞类型。在这些区室中，有毒的次级代谢物的浓度可能很高，因此它们可以有效地抵抗草食动物。次级代谢物可以作为活性化合物，也可以作为必须转化为活性产物的非活性化合物存在于组织中。

许多科学报道指出，次级代谢物对于细胞和组织在正常生长、发育和繁殖中的作用不是必需的，而是起防御作用，以保护植物免受环境因素和其他任何可能的损害。例如，各种次级代谢物被用来吸引昆虫进行授粉(信息素)，而其他则是被用来防止细菌和真菌侵袭的毒素。类黄酮可以防止光合作用过程中产生自由基。萜类化合物可能会吸引传粉媒介或种子传播者，或抑制竞争植物生产。生物碱通常能抵御草食动物或昆虫的侵袭(植物抗毒素)。

因此，次级代谢物通常在植物中合成，以满足特殊需求，或抵御草食动物，传粉媒介，或参与微生物的局部混合，调节其生化代谢。次级代谢物通常可以通过来自初级代谢物的修饰合成途径来产生，或者它们可能共享初级代谢物来源的底物(图 2.5)。植物已经进化得适应环境，并能通过遗传来编码有用和多样化的次级代谢物合成酶。此外，最近有证据指出了次级代谢物在植物发育中的其他作用。尽管"次级代谢物"一词看上去对这些植物化学物质的作用可能不如对初级代谢的作用，但事实并非如此。实际上，在植物中，不仅许多必需和非必需化合物，甚至所谓的"非必需材料"，也可以在植物对环境胁迫的反应中发挥关键作用[33,34]。

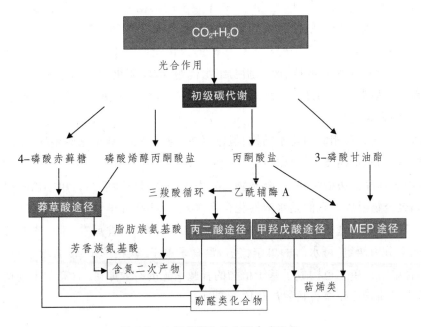

图 2.5　次级代谢物的主要合成途径。

2.8　结构和分类次级代谢物

如上所述，次级代谢物的分类由萜类化合物、生物碱和酚类组成。苷类、单宁类和皂苷类是酚类物质的一部分，根据其特定结构进行分类[33,35]。

萜类化合物：萜类化合物或类异戊二烯是一类具有巨大结构多样性的化合物，对所有生物都是必不可少的。类固醇、类胡萝卜素和赤霉酸只是这一群体的一部分。具有超过 23 000种已知结构的萜类化合物是聚合异戊二烯衍生物，并且通过甲羟戊酸途径从乙酸酯合成。掺入特定萜烯的单元数量可作为其分类的基础。它们中的许多具有药理活性，并且用于人和动物的疾病治疗。二萜类化合物在唇形科中最为丰富，具有抗菌和抗病毒特性[33]。

生物碱：生物碱是一组含有碱性氮原子的植物化学物质。除氮之外，生物碱还含有硫、氧和很少的其他元素，如氯、磷和溴。生物碱也由多种生物产生，如细菌、真菌和动物。它们中的大多数对其他生物有毒，并且具有多种药理活性。生物碱和其他含氮天然化合物之间的界限并不明确。与大多数其他类型的植物化学物质相比，生物碱的特征在于大的结构多样性，并且它们没有统一的分类，由氨基酸(如酪氨酸)生物合成。一个典型的例子，吗啡的生物合成包括涉及苄基异喹啉生物碱的苯酚耦联反应[33,36]。

酚类：对酚类物质来说，几乎所有植物都能产生，并且具有共同的羟基化芳环。迄今已发现超过 8000 种不同的多酚类物质。它们中的大多数聚合成较大的化合物，如木脂素和原花青素。此外，酚酸可以作为与其他天然分子(如醇、类黄酮、甾醇和羟基脂肪酸)缀合的酯或糖苷在食用植物中产生。羟基苯甲酸和羟基肉桂酸是在两种植物中发现的主要酚类化合物。茶、咖啡、浆果和水果中酚类物质的总量可达 1mg/g。酚类化合物具有抗氧化、抗炎、抗癌、抗菌和驱虫作用[33,37,38]。近年来，越来越多的证据表明，植物食品多酚由于其生物学特性，可以有效地治疗 2 型糖尿病的多种并发症。基于几种生物体之外，动物模型和一些人体研究发现，植物来源的多酚和富含多酚的饮食能调节碳水化合物和脂质代谢，减轻高血糖、血脂异常和胰岛素抵抗，改善脂肪组织代谢，减弱氧化应激和应激敏感的信号通路和炎症过程。多酚类化合物还可以缓解长期糖尿病并发症的发展，包括心血管疾病、神经病变、肾病和视网膜病变[33,37,38]。

虽然所有多酚具有相似的化学结构，但也存在一些区别。基于这些差异，多酚可以细分为两类：黄酮类和非黄酮类，如单宁[33]。

单宁：该名称源自法语"tanin"(鞣制物质)，用于一系列植物多酚。单宁由一组非常多样的低聚物和聚合物组成。它们是水溶性化合物，除了一些高分子量结构外，可通过莽草酸途径合成。不过，相同的途径也可导致形成其他酚类，如异黄酮、香豆素、木质素和芳香族氨基酸。它们通常分为两组：可水解的单宁(包括没食子单宁、鞣花单宁、复合单宁)和原花青素(也称为缩合单宁)。单宁也构成了基于植物的补救措施的有效原则。含有单宁的植物可作为止泻剂，治疗胃和双重肿瘤的利尿剂和抗炎剂[33]。

　　糖苷:糖苷是糖通过糖苷键与另一个官能团结合的化合物。它们在生物体中发挥着许多重要作用。许多植物以无活性糖苷的形式储存这些化合物,其可通过酶水解活化。出于这个原因,大多数糖苷可以归类为前药,因为它们在大肠中水解之前保持无活性,导致糖苷配基及活性化合物和糖组分(称为甘氨酸)的释放。许多这样的植物糖苷被用作草药治疗药物[33]。

　　皂苷:其是具有发泡特性的葡糖苷。它们由与一个或多个糖侧链连接的多环糖苷配基组成。糖苷配基部分也称皂苷元,是类固醇或三萜。皂苷类的发泡能力是由这些化合物的两亲性特征引起的。皂苷是由大量植物产生的,它们的药理活性包括膜透化、免疫刺激剂、降高胆固醇血症和抗癌蛋白特性,它们还显著影响动物的生长、采食量和繁殖。这些结构多样的化合物也可作为抗氧化剂,影响蛋白质的消化和肠道中维生素和矿物质的摄取,引起低血糖,并作为抗真菌和抗病毒剂(图 2.6)[33]。

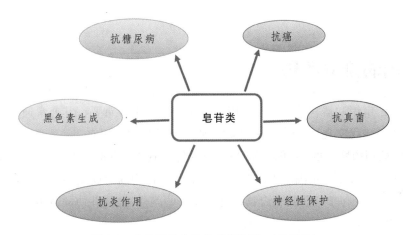

图 2.6　皂苷及其有益的药理作用。(见彩插)

　　黄酮类化合物:其是研究者已知的最大营养素家族之一,包括 6000 多个已经确定的家族成员,所有这些家族成员都来自 6 种花青素糖苷配基,而这些花青素糖苷则来源于具有不同糖基化和酰基化的黄酮骨架。一些最著名的黄酮类化合物包括槲皮素、山奈酚、儿茶素和花青素。这些营养素以其抗氧化、抗炎作用,以及对水果和蔬菜抗色素沉着的贡献而闻名。它们是植物界中最广泛的天然色素家族之一,负责许多水果和蔬菜的蓝色、紫色、红色和橙色等颜色着色,这些颜色由于其抗氧化能力而有益于人们的健康。许多体外、体内以及动物模型和人体临床试验表明,花青素具有抗癌和抗炎活性,可预防心血管疾病、控制肥胖和糖尿病,也能提高视觉效果以及大脑功能。这些益处主要与它们的抗氧化作用有关,更与分子关键基因的表达和调控相关(图 2.7)[33,34]。

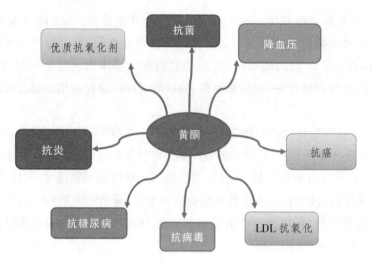

图 2.7　黄酮类化合物的有益药物特性。（见彩插）

2.9　草药的协同作用

　　药物对特定组织和器官的选择性作用对于安全治疗十分重要，其通常通过解除作用于特定细胞受体的药物实现。然而，这些药物的使用通常与副作用有关。是否存在协同作用和（或）副作用？药用植物中的"中和组合"是一个古老的概念。有报道表明，许多基于草药的药物通过作用于单个或多个靶细胞和组织的几种活性化合物的协同或加成途径发挥其治疗作用。通过消除或减少与单一药物化合物占优势相关的副作用，这些协同或附加治疗效果可能是是有益的[27,39,40]。

　　正如本章中详细讨论的那样，草药师更喜欢使用全草药或其粗提取物，而不是纯化的活性植物化学物质。他们认为，存在于单一草药或多元醇配方中的植物化学物质的混合物的相互作用可增强草药的治疗作用并减少其副作用。增强可以定义为强化纯生物活性成分效力的相互作用。协同作用和相加作用是潜在的刺激反应的子集。当混合物中的两种或更多种化合物相互作用以提供等于单一化合物效果总和的组合效果时，会观察到相加作用。当两种或更多种化合物的组合表现出大于单一化合物总和的活性时，会发生协同作用。两种植物化学物质存在于同一种草药中，两种成分来自两种不同的草药，或植物化学物质和常规药物之间可能存在增强作用。例如，已发现抗癌植物化学物质影响信号的不同阶段转导途径，包括基因表达、细胞周期进程、增殖、细胞死亡、代谢和细胞凋亡。在过去的 40 年中，联合抗癌药物一直是癌症治疗的主要方法。研究已经证明了植物化学物质（包括槲皮素、儿茶素、白藜芦醇和姜黄素）与各种常规抗癌药物的协同抗癌作用。此外，当与其他天然产物或常规药物组合使用时，植物化学物质已显示出在肿瘤中可克服多种药物抗性。

　　在抗微生物研究领域中已经进行了类似的观察。除了植物提取物和精油的抗微生物作用外，还报道了常规抗生素和药用植物衍生产品之间的协同作用。然而，必须强调的是，合成药物和天然药物之间的相互作用取决于若干因素,包括药代动力学和使用的剂量,因为体外确认的组合可能对人类没有相同的作用。例如,香芹酮和青霉素的组合显示出对 MRSA 和大肠杆菌有协同作用。相反,针对 MRSA 菌株检测到百里酚和青霉素之间有拮抗作用。此外,据报道,石榴和百里香提取物与常规抗生素之间存在协同作用[27,39,40]。

Gilani[27]小组报道了药用植物中协同和(或)副作用的其他实例。他们发现乙酰胆碱和钙通道阻滞剂样活性成分大量存在于草药中,并且通常在大多数被研究的草药中共存。钙通道阻滞剂因其在心血管疾病治疗中的应用而被熟知,可治疗多种疾病,包括哮喘、咳嗽、早产、腹泻、腹部痉挛、胃溃疡以及神经系统疾病,如偏头痛、癫痫、抑郁症、情绪障碍和阿尔茨海默病。然而,乙酰胆碱类药物在现代治疗方法中的应用有限,但乙酰胆碱是我们体内最重要的神经递质之一,没有它,生命几乎是不可能存在的。乙酰胆碱的有限应用是因为其在全身中的短暂和广泛的作用导致多种副作用,与生理上释放时的局部作用相反。

2.10 草药的制备技术和管理形式

在传统医学中开发的几种技术,仍然被传统草药师用来制备草药(图 2.8)。大多数草药以茶或含有稀释或浓缩植物提取物的其他饮料的形式口服。这些提取物的化学组成很大程度上取决于所用的提取方法。例如,用热水提取含极性组分。另一方面,油是一种非极性溶剂,用于提取非极性植物化学物质。乙醇介于两者之间。其他方法包括吸入气溶胶(如大茴香籽)、精油(如茉莉花)和蒸发的植物汁或茶。茶通常通过输注或作为煎剂从草药的各个部分生产。在溶剂中加热原料植物不仅有助于固化剂的提取和浓缩,还有助于在食用前消除毒物和杂质。

另外,草药师还开发了他们目前使用的局部(外部)应用的药物制备的不同技术,包括制备精油、油膏、油、香脂、乳霜和乳液,或制膏药和压缩物(图 2.8)。例如,在制作巴布剂时,将干燥的植物部分粉末化为极细,并与热水或其他液体混合以制成药膏或膏药。最后,将所得混合物直接用于伤口、瘀伤、关节痛、烧伤、昆虫和动物咬伤、皮疹、肿胀等部位。

用于研究的草药的常用制备方法是使用水和醇提取,其中水和醇(通常为水和乙醇)以不同比例与草药混合。将收集到的新鲜植物在阴凉处干燥后,研磨成粉末。然后,将 50g 风干的植物粉末加入 1L 蒸馏水中煮沸 10 分钟。再将煮沸的水提取物通过滤纸过滤,并在冷冻干燥器中冷冻干燥。最后,将冷冻干燥的提取物储存在-70℃的环境中。该方法用于提取亲水性物质[4,12,41,42]。

2.11 草药活性化合物的治疗特性

如前所述,草药产生广泛的次级代谢物,是少数生化前体的衍生物。这些植物化学物质可以在人、动物中具有有益的健康特性,并且可以被精制以产生新的药物。目前,已经研究了许多草药衍生化合物作为新药来源的潜在用途。由于它们的抗氧化和抗炎特性,黄酮类化合物可能是这些植物化学物质中最著名的。在本章,我们将讨论几个草药化合物的例子及其药

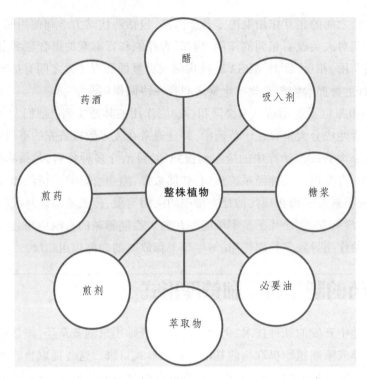

图 2.8　草药的制备方法。在传统医学中开发的几种技术,仍然被传统草药师用来制备草药。大多数草药以含有稀释或浓缩植物提取物的茶或其他饮料的形式口服。精油、油膏、油、香脂、乳霜和乳液,或膏药和压缩物用于局部应用。水和醇提取物通常用于研究。

理学特性[40-42]。

　　百里醌类化合物是黑种草(黑籽)的主要活性成分。已知这种植物的种子具有健康益处,并广泛用于希腊-阿拉伯和伊斯兰医学。Avicenna(公元 980—1037 年)在他的《医学经典》中将黑种草种子称为刺激身体的能量,可帮助消除疲劳和沮丧的物质。而黑种草种子的油也被用于治疗皮肤病理症状(如湿疹),其还可治疗感冒症状。目前,已经广泛研究了黑种草种子的许多药理学和毒理学性质。使用"黑种草"或"黑籽"的 Medline 搜索显示有超过 750 次引用,包括抗氧化剂、抗炎剂、免疫调节剂、抗微生物剂、镇痛剂、抗糖尿病药、抗组胺药、抗癌药、避孕药和降血压药。总之,它的许多用途为黑种草赢得了"Habbatul barakah"的美誉,其在阿拉伯语中是"祝福的种子"意思。

　　据报道,在细胞培养系统和动物模型中,百里醌具有有效的抗氧化和抗癌特性。并发现,它可以抑制多种致病过程(图 2.9)。包括抑制铁依赖性微粒体脂质过氧化、大鼠中阿霉素诱导的心脏毒性、肾中的异环磷酰胺诱导的损伤、四氯化碳诱导的肝损伤、药物诱导的毒性和药物抗癌活性的改善。有研究报道,百里醌的抗癌作用与其促氧化活性有关。例如,百里醌诱导活性氧物质(ROS)显著释放并抑制乌头酸酶的活性,而乌头酸酶是对人结肠癌细胞和分离大鼠肝线粒体中的超氧阴离子产生敏感的酶。此外,研究发现许多人类白血病、胰腺癌和子宫肉瘤的多药耐药变异对百里醌是敏感的。

此外,百里醌可调节多个靶标诱导细胞凋亡,是一种有应用前景的植物化学物质,可用于杀死许多类型的癌细胞。这些发现也得到前列腺癌和其他癌细胞报道的证实。研究发现,百里醌在小鼠的前列腺癌模型的异种移植物中可预防肿瘤血管生成,并且可抑制植入小鼠的前列腺和结肠肿瘤的生长,没有明显的副作用。在结肠异种移植物中,百里醌的生长抑制不是由于增殖减少,而是由于明显诱导细胞凋亡。然而,在雄激素不依赖的前列腺肿瘤异种移植物中,肿瘤生长的抑制与 E2F-1 显著降低和大量细胞凋亡的诱导相关。这些结果表明,抗肿瘤活性或抗有丝分裂作用可能部分是由于百里醌可以在各个阶段阻止细胞周期的能力。这些发现表明,新型百里醌合成衍生物作为抗癌药物的开发具有巨大潜力[43-49]。

橄榄苦苷是橄榄的主要活性成分。橄榄树是一种常绿的树木或灌木,原产于地中海、亚洲地区。橄榄叶在希腊-阿拉伯和伊斯兰地区中,被广泛应用于医学治疗和预防许多疾病。橄榄叶提取物可以粉末、液体浓缩物或胶囊形式来提取,尤其是新鲜采摘的叶子中的液体提取物,由于它们含有更广泛的愈合化合物而得到迅速普及[43]。

橄榄叶的主要活性化合物是抗氧化剂橄榄苦苷、羟基酪醇、羟基酪醇乙酸酯黄酮类木樨草素和木樨草素-葡萄糖苷。橄榄苦苷具有血管舒张作用,增加冠状动脉的血流量,并改善心律失常。它已被证明是一种有效的抗氧化剂、抗炎药、抗病毒药和抗菌药(图 2.10)。各种科学报道表明,橄榄苦苷还参与抗病毒、逆转录病毒、细菌、酵母、真菌、霉菌和其他寄生虫的抗菌

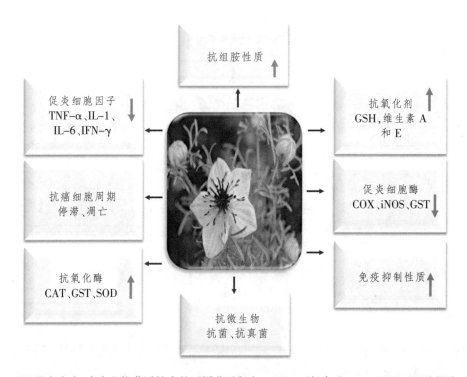

图 2.9 百里醌在炎症、癌症和抗菌活性中的不同分子靶点。COX,环氧合酶;GSH,还原型谷胱甘肽;GST,谷胱甘肽-S-转移酶;IFN-γ,干扰素 γ;IL,白细胞介素;iNOS,诱导型一氧化氮合酶;SOD,超氧化物歧化酶;TNF-α,肿瘤坏死因子。(见彩插)

活性。橄榄苦苷的其他临床应用是通过大噬菌体反应、抑制斑块聚集和类花生酸产生,以及降低低密度脂蛋白(LDL)水平来强化细胞和生物体保护。

橄榄叶和橄榄苦苷的主要科学支持效果之一是有益的心血管活动:许多科学报道显示,地中海饮食与降低心脏病发病率有着密切关系。地中海饮食的一大特点就是偏好橄榄油。而橄榄油中最重要的促进健康的物质便是油酸,它是一种单不饱和脂肪酸。传统用途的橄榄叶和橄榄油可以预防心血管疾病。事实上,在食用富含橄榄油饮食的人群中,一般高血压发病率都很低。来自3个地中海国家(意大利、希腊和西班牙)以及非地中海国家的流行病学研究数据表明,单不饱和脂肪酸或橄榄油对前者具有保护作用,而对后者则表现出很少或没有保护作用。但可以肯定的一点是,富含单不饱和脂肪酸(来自橄榄油)的饮食,减少了服用这些药物的患者服用抗高血压药物的剂量[43,45,51]。

橄榄苦苷可通过抑制 LDL 氧化在预防心血管疾病中发挥作用。LDL 的氧化已被确定为通过促进动脉壁损伤而发展至动脉粥样硬化病变的第一步。巨噬细胞结合并吞噬氧化的 LDL,导致脂肪泡沫细胞的产生,当与其他细胞组合时,脂肪泡沫细胞在血管中产生脂肪条纹。氧化的 LDL 也可以被内皮细胞和平滑肌细胞直接吸收,导致脂肪条纹的形成,这是动脉粥样硬化的第一个迹象。形成动脉粥样硬化斑块的病变由脂质、内皮细胞和平滑肌细胞以及细胞外基质组成。斑块环境充当促炎环境。在形成脂肪条纹和动脉粥样硬化病变之前发生的

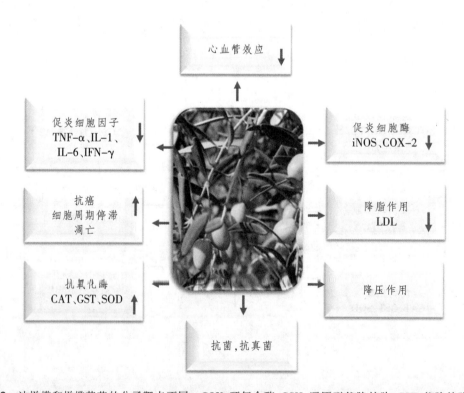

图 2.10　油橄榄和橄榄苦苷的分子靶点不同。COX,环氧合酶;GSH,还原型谷胱甘肽;GST,谷胱甘肽-S-转移酶;IFN-γ,干扰素 γ;IL,白细胞介素;iNOS,诱导型一氧化氮合酶;LDL,低密度脂蛋白;SOD,超氧化物歧化酶;TNF-α,肿瘤坏死因子 α。(见彩插)

炎症引起内皮细胞壁的改变,增加了白细胞、LDL 胆固醇和血小板的黏附,也促使动脉粥样硬化和心血管疾病的发展。

　　研究已经发现,橄榄叶及其产品能抑制血小板聚集以及血栓素 A2(具有血管舒张作用的血小板聚集刺激剂)的产生。同样令人感兴趣的是最近的一项研究报道,橄榄叶提取物抑制血管紧张素转换酶。体外研究发现,橄榄苦苷和羟基酪醇可抑制异前列腺素的产生,异前列腺素是 LDL 氧化的标志物。有人提出橄榄油中存在的酚类可以与这些成分产生协同作用,以防止 LDL 氧化[43,50,51]。

　　安石榴苷代表石榴的主要活性植物化学物质(图 2.11)。长期以来,石榴一直被用于传统的民间医学治疗各种疾病,包括喉痛、炎症和风湿病。石榴的这些传统用途在整个中东地区,以及伊朗和印度都很常见,其中水果很常见。其他传统用途包括治疗腹泻和腹痛,以及清除儿童肠道蠕虫。该水果还用于治疗膀胱紊乱、强化牙龈和缓解口腔溃疡[43]。

　　已有学者广泛研究了石榴的药理学特性和潜在的毒理学作用。使用石榴的 Medline 搜索显示有超过 350 次引用,包括抗氧化剂、激素替代疗法、抗过敏作用、心血管保护、口腔卫生、眼用软膏,以及在诊断成像期间提高放射性染料生物利用度的辅助疗法。石榴介导的抗氧化活性可以被认为是一种降低炎症阈值的手段。另外,抗氧化活性以及炎症抑制,可能有助于对抗癌症的化疗和化学预防癌症效用。

　　在过去的 20 年中,人们对一些主要的石榴的活性化合物的全面了解取得了重大进展。石榴汁中最丰富的多酚是安石榴苷,其在外测试系统中具有显著的抗氧化活性。其他植物化

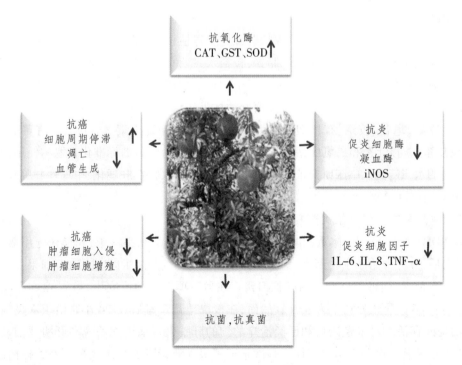

图 2.11　石榴的不同分子靶点。GSH,还原型谷胱甘肽;GST,谷胱甘肽-S-转移酶;IFN-γ,干扰素 γ;IL,白细胞介素;iNOS,诱导型一氧化氮合酶;SOD,超氧化物歧化酶;TNF-α,肿瘤坏死因子 α。(见彩插)

学成分包括 β-胡萝卜素、多酚(如儿茶素和没食子儿茶素)、花色素苷(如 prodelphinidins、飞燕草素、花青素和天竺葵素)和维生素 C(0.47mg/100g)。虽然多种机制反映了石榴的化学复杂性,但是细胞凋亡增加、炎症减少、转移和侵袭减少以及耐药性降低的主要原因显而易见。例如,植物化学物质,例如熊果酸、鞣花酸、槲皮素、鞣花单宁、木樨草素和芹菜素,都与癌细胞凋亡有关。其活性通过 NF-κB 活化的减少,脂肪酸合成酶活性的下降,肿瘤坏死因子 α(TNF-α)产生的抑制,胱天蛋白酶活性的增加以及 p21 和 p53 基因表达的上调来介导。石榴是通过抑制环氧合酶(COX)和赖氨酰氧化酶(LOX)以及前列腺素从细胞中的释放来发挥抗炎作用。石榴成分减少肿瘤细胞侵入正常组织和转移到远处。解释这些作用的机制包括抑制选择的金属蛋白酶活性、降低血管内皮生长因子(VEGF)表达和降低附着的斑激酶活性。关键的是,石榴植物化学物质(如儿茶素)也可能通过与 p-糖蛋白表达的相互作用降低耐药性,这与石榴汁或提取物作为一种传统细胞毒性物质辅助剂的潜在用途相关,后者常常由于肿瘤细胞快速发展而影响抵抗性。

最近的研究也开始表明,水果的水相和脂质相之间,以及每个相中不同化学物质之间,可能有相互协同作用。毫无疑问,除了已知的石榴的化学和药用潜力之外,还有更多的未知。在癌症化学预防和化疗中,对于水果的研究,主要源自水相和脂质相的抗炎特性,尚处于最早被认识到的阶段。而且,有关石榴的临床试验,特别是关于炎症和癌症的临床试验,仍然非常缺乏。在过去 10 年中,我们完成的大部分工作都集中在石榴的抗氧化活性上[43,52,53]。

水飞蓟素是水飞蓟(奶蓟)的主要活性化合物。奶蓟(图 2.12)是一种原产于地中海地区的开花植物,具有很长的历史。在希腊、阿拉伯和伊斯兰医学以及欧洲民间医学中作为肝脏补品使用已经有 2000 多年的历史,其可治疗肝脏疾病和保护肝脏免受毒素侵害。水飞蓟是目前用于治疗慢性或急性肝病,以及保护肝脏免受毒性侵袭的最科学的药用植物[43]。

水飞蓟素代表一组疏水性黄酮木脂素,包括水飞蓟宾、水飞蓟宁和水飞蓟丁。水飞蓟素在整个植物中都存在,但浓缩在水果和种子中。种子中还含有甜菜碱(一种经证实的肝脏保护剂)和必需脂肪酸,这可能有助于水飞蓟素的抗炎作用。其他成分包括酪胺、组胺、精油、脂质、糖、生物碱、皂苷、胶浆、有机酸、维生素 C、维生素 E 和维生素 K,另外,还有黄酮类化合物,如槲皮素、紫杉叶素和二氢山萘酚。水飞蓟素通常作为包封的标准化提取物使用,其含有 70%~80% 的水飞蓟宾。临床研究证实了标准化水飞蓟提取物在肝硬化、中毒性肝脏和其他慢性肝病中的有效性[54,55]。

治疗伞形毒蕈中毒是水飞蓟素最显著的抗毒性之一。这种蘑菇有极其强大的肝毒性、鹅膏蕈碱(LD50 为 100μg/kg 体重)和毒伞素(85mg/kg 体重)。在小鼠中,如果在施用鹅膏蕈碱之前或之后 10 分钟给予水飞蓟素,则水飞蓟素在预防肝毒性方面非常有效。如果在 24 小时内给予水飞蓟素,则可避免严重的肝脏损伤。在另一项对狗的研究中,摄入 LD50 剂量的鹅膏蕈碱(85mg/kg)导致死亡率为 33%。然而,在摄取鹅膏蕈碱后 5~24 小时给予水飞蓟素时,100% 的狗能存活。对未经治疗和已经治疗的狗的肝脏进行活组织检查和肝酶评估显示,水飞蓟素具有显著的保肝作用。媒体已多次报道了摄入鹅膏毒素后水飞蓟素在人体内的保肝作用。在一项用水飞蓟素治疗的 18 名患者的研究中,除了一名使用特别大剂量的患者外,所

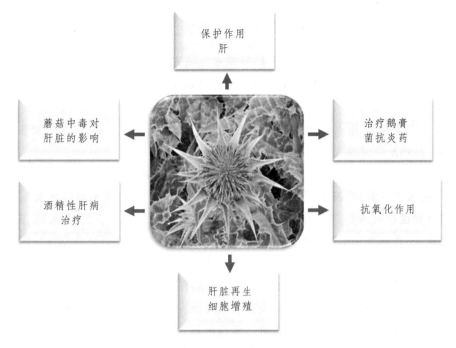

图 2.12 水飞蓟素的主要活性成分的不同分子靶点。(见彩插)

有患者均存活。作者得出结论："在摄食蘑菇后 48 小时内服用水飞蓟素似乎是预防鹅膏素毒中毒致严重肝损伤的有效措施。"在 1995 年对 41 名蘑菇中毒患者的研究中,该组没有一人死亡,其中包括水飞蓟素治疗方案。1996 年的一个报道表明,即使在中毒后 3 天,水飞蓟素也可能有用。例如,Amanita 蘑菇中毒的四口之家被送往医院,诊断为严重肝脏受损,尽管所有患者均接受标准治疗,但直到第 3 天,开始给药水飞蓟宾后,患者才表现出良好的病程,临床症状迅速缓解,但根据肝化学检查结果,预后较差。1 名 7 岁女孩特别严重的意外中毒事件导致她进入肝性脑病状态。作者报道,这个女孩保持生存状态在很大程度上归因于水飞蓟素与高剂量 G-青霉素联合治疗[54,55]。

许多科学论文报道了水飞蓟素对酒精性肝病的保护作用。乙醇的代谢主要是通过三种肝酶转化为乙醛、过氧化氢酶(CAT)、乙醇脱氢酶(ADH)和微粒体乙醇氧化系统(MEOS)。乙醛比乙醇更具肝毒性。乙醛在体内产生多重作用,包括与蛋白质、糖蛋白和膜蛋白磷脂的结合,其反过来导致细胞功能障碍,如肿胀、线粒体电子的损伤、转运链和蛋白激酶的上调。由于微管的形成和功能改变,导致细胞结构维持受损。乙醛还会增加细胞因子白细胞介素(IL)-1a、IL-6 和肿瘤坏死因子 α(TNF-α)的产生。它还通过激活坏死因子 κB(NF-κB)促进炎症反应。此外,TNF-α 通过线粒体、活化的中性粒细胞和肝库普弗(Kupffer)细胞促进自由基的产生。大量对 Kupffer 细胞和其他类型免疫细胞的体外研究调查了水飞蓟或其衍生物对一氧化氮(NO)、TNF-α、前列腺素 E2(PGE2)和白细胞介素 B4(LTB4)形成的影响。例如,受控的体外研究已经证明水飞蓟素抑制多种细胞系中的 NF-κB 活化。TNF-α 介导的 NF-κB 活化以剂量依赖性方式被抑制。此外,水飞蓟素似乎能通过佛波醇酯、LPS、冈田酸和神经酰胺阻断 NF-κB 的活化,部分抑制 H_2O_2 对 NF-κB 的诱导,并且发现能在所研究的所有细胞类型中抑制 NF-κB 活化[54,55]。

关于水飞蓟素对肝再生的影响,人们发现水飞蓟素(100mg/kg)增强肝切除大鼠的肝再生,如与对照组相比,实验组大鼠体重增加。通过计数来自肝切除大鼠的肝组织制备的载玻片中有丝分裂细胞的数量来测量的增殖活性,在处理的动物中与对照组相比增加。与对照组相比,部分肝切除术后,用水飞蓟宾治疗的大鼠的 DNA 合成速率增加了 23%~35%。在正常肝脏中,未见 DNA 合成的变化。

水飞蓟及其活性化合物似乎是安全的,科学文献中报道的副作用相对较少。在摄入含有各种成分(包括水飞蓟)的胶囊后,报道了 1 例严重胃肠炎。目前尚不清楚该反应是否是对水飞蓟的特异性反应或是对配方中另一种成分的反应。一般来说,水飞蓟和水飞蓟素的安全性已经确立。在对各种动物进行的毒理学研究综述中,没有观察到死亡率或任何副作用的迹象[43,45,55]。

总的来说,虽然水飞蓟素是安全的,并且可能具有一些性质,使其成为酒精性肝病的潜在有效疗法,如对肝再生、脂质过氧化、炎症和肝纤维发生的影响,但是来自正常进行的临床试验的数据,目前不对酒精性肝病患者进行常规推荐。美国国立卫生研究院提出的标准化纯水飞蓟、水飞蓟素、水飞蓟素产品临床试验的广泛应用,将是系统研究该草药化合物是否可能成为酗酒和其他肝病有效疗法的重要的第一步[43,45,55]。

2.12　草药化合物及其药理学性质的实例

今天,至少有 120 种不同的化学物质来自植物,这些化学物质被认为是目前世界上一个或多个国家正在使用的重要药物。其中一些化学物质见表 2.1。这些草药的大多数衍生药物是通过传统医学系统的研究而发现的,即中医、印度传统医学和希腊–阿拉伯医学(图 2.13)。

洋地黄和来自洋地黄的强心苷可能是用于治疗心血管疾病的草药衍生药物中引用最多的例子。尽管它们是临床上毒性最强的药物之一,但它们是任何药物或半合成药物都无法比拟的洋地黄类药物,具有独特的作用方式和选择性强心活性,且不伴有心动过速。药用植物的心血管活性的第二个发现即 50 年前发现的利血平。从印度蛇木根部分离的利血平于 1949 年由 Vakil 提出后引起制药业的注意,Vakil 描述了它在治疗高血压中的应用。大约 10 年后,研究确定了利血平结构并实现了其全合成。后来,利血平被发现是治疗抑郁症和帕金森病的有效药物。这些发现刺激了进一步的研究,并且发现利血平不仅耗尽了脑血清素,还耗尽了去甲肾上腺素和多巴胺。这是持续研究抑郁症和帕金森病中神经递质缺陷的主要刺激因素。这在一定程度上为现代精神药物的开发奠定了基础,同时也对研究者和医药工业的发展起到了重要作用。

作为药物活性化合物来源的草药还包括从柳树皮中分离的水杨酸(阿司匹林),其被认为是临床医学中常用的最有效的镇痛剂、解热剂和抗炎剂之一。随着时间的推移,人类已经发现了阿司匹林的多种治疗用途,最常见的用途是在低剂量下观察到抗血小板/抗凝血作用,以防止已经发作过一次心脏病的患者再次发病。紫杉醇(太平洋紫杉或西洋参)用于治疗

表 2.1　草药衍生药物的实例

药物/化学	作用	植物源
醋地高辛	强心	洋地黄
七叶素	抗炎	马栗树
秦皮乙素	止痢	白蜡
仙鹤草酚	驱虫	仙鹤草
山莨菪碱	抗胆碱能	山莨菪
阿托品	抗胆碱能	颠茄
岩白菜素	止咳	金银花
樟脑	发红	樟树
锡生藤碱	骨骼肌松弛	锡生藤
可卡因	局部麻醉	可可树
可待因	镇痛、止咳	罂粟草果实
秋水仙碱	抗肿瘤、抗痛风	秋葵
玲兰毒苷	强心	铃兰
姜黄素	利胆	龙眼
丹蒽醌	泻下	决明子
地舍平	抗高血压、镇静	灰萝芙木
去乙酰毛花苷	强心	洋地黄
左旋多巴	抗帕金森症	黎豆属
洋地黄毒苷	强心	洋地黄
地高辛	强心	洋地黄
麻黄素	拟交感神经、抗组胺	麻黄
亮氨酸	止咳	黄檀木
棉子酚	男性避孕	棉属
黄连碱	止血收敛	黄连碱黄花
伊立替康	抗癌、抗肿瘤	喜树
红藻氨酸	抗蛔虫	海人草属
Kheltin	支气管扩张	阿密茴
拉帕醇	抗癌、抗肿瘤	依布种
薄荷醇	发红	薄荷属
水杨酸盐	发红	矮冬青
莫诺他林	局部抗肿瘤	野百合
吗啡	止痛	罂粟草属
尼古丁	杀虫	烟草
诺司卡品	止咳	罂粟
海卡品	催产	苦豆子
木瓜蛋白酶	蛋白水解	番木瓜

（待续）

表 2.1(续)

药物/化学	作用	植物源
伪麻黄碱	拟交感神经	麻黄
去甲伪麻黄碱	拟交感神经	麻黄
奎尼丁	抗心律失常	金鸡纳树皮
奎宁	抗疟、解热	金鸡纳树皮
利血平	抗高血压、镇静	印度蛇木
罗立酮	止咳	印度薄菜
鱼藤酮	杀鱼、杀虫	尼可豆
罗通定	镇痛、镇静	华千金藤
芦丁	毛细血管脆性治疗	柑橘类
水杨酸	止痛	柳树皮
托宁	抗蛔虫	青蒿
甲海葱次苷	强心	海葱
莨菪碱	镇静	曼陀罗属
皂苷 A、B	泻下	桂皮
水飞蓟素	保肝	水飞蓟
士的宁	中枢神经系统兴奋	马钱子
紫杉醇	抗肿瘤	太平洋紫杉
汉防己碱	抗高血压	防己
可可碱	利尿、血管舒张	可可树
百里酚	局部抗真菌	百里香
拓扑替康	抗肿瘤、抗癌	旱莲木
长春新碱	抗肿瘤、抗白血病	长春花

各种类型的肿瘤。从长春花中分离出的长春新碱用于治疗某些类型的癌症。奎宁是一种从金鸡纳树皮中分离的抗疟药物。几个世纪以来,药剂师一直使用紫锥菊(从金光菊中分离出来)来对抗感染。在发现并合成抗生素之前,这种植物是美国处方量最大的处方药之一。如今的研究表明,紫锥菊能通过刺激淋巴细胞的产生来增强免疫。草药衍生药物的另一个例子是罂粟衍生的吗啡,它是早期化合物之一,自进入常规医学以来,一直是人类最好的止痛药。事实上,Serturner 在 1806 年从粗鸦片中分离出吗啡,就促使人们对植物药物进行更广泛的研究,而 Magendie 在 1821 年出版了一本只含纯化学制剂的药物配方, 从而为单一和纯化合物代替药用植物及其提取物奠定了基础[27,33,35,38-42]。

结论

　　用于改善人类健康的有效植物产品的开发会受到许多问题的限制, 包括需要明确识别相关的活性成分并理解其中的协同作用以及是否充分地标准化可复制的提取物。现有植物

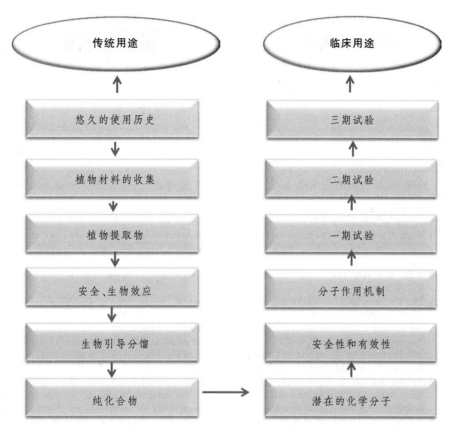

图 2.13　草药衍生试验的研究策略。单一药用植物可能含有多种天然成分，而混合草药产品可能含有数倍。因此，评估草药安全性和有效性所需的要求以及研究方案、标准和方法比传统或正统药物所需要的要复杂得多。

药理学知识的主体已经导致医疗保健方面的巨大发展。许多植物衍生的化合物已被用作药物，无论是原始形式还是半合成形式。植物次级代谢物也可以作为药物前体、药物原型和药物探针。实际上，许多目前使用的药物组包括草药衍生的原型。阿司匹林、利血平、紫杉醇和筒箭毒碱是一些药物的例子，它们最初是通过对当地居民的传统用途和知识的研究而发现的。目前，在世界范围内对于草药的兴趣有所提升，并且一旦经过科学验证，常规药物现在开始接受药用植物及其产品的使用。黑种草、生姜、银杏、石榴、水飞蓟和圣约翰草是药用植物的一些例子，它们在现代医生和研究人员中越来越受欢迎，并且这种趋势可能继续，另一部分原因是开发涉及高成本可专利的合成药物。越来越多的证据表明，药用植物的药理作用通过协同机制和(或)中和组合的副作用而得到加强。除了目前观察到的对药用植物及其产品日益增长的兴趣之外，对植物化学物质的生物化学和分子作用机制的更深入研究的需求也在增加。然而，值得一提的是，与上述简要回顾的主题相关的绝大多数研究都是在完全体外或动物试验模型中进行的。因此，药用植物研究领域的未来趋势必须包括更多的临床试验。随着快速工业化和民族文化和习俗的丧失，这些信息很可能会消失。关于植物用途的民族医学信息可以在科学文献中找到,但尚未编译成可用的形式。由于大部分可用的高等植物物种尚未筛选出具有生物活性的化合物,植物的药用价值发现仍是新药开发的重要组成部分,特别是高灵敏度和多功能分析方法的开发。因此,民族植物学家、民族药理学家、医生和化学家之间的团队合作对于药用植物的研究成果至关重要。

参考文献

1. Saad B, Azaizeh H, Said O (2008) Arab herbal medicine. In: Watson RR, Preedy VR (eds) Botanical medicine in clinical practice. CABI, Wallingford
2. Saad B, Azaizeh H, Said O (2005) Tradition and perspectives of Arab herbal medicine: a review. eCAM 2:475–479
3. Saad B, Said O (2011) Herbal medicine. In: Greco-Arab and Islamic herbal medicine: traditional system, ethics, safety, efficacy and regulatory issues. Wiley-Blackwell/Wiley, Hoboken, pp 47–71
4. Saad B (2014) Greco-Arab and Islamic herbal medicine, a review. Eur J Med Plants 4:249–258
5. Pan SY, Zhou SF, Gao SH, Yu Z-L, Zhang SF, Tang MK, Sun JN, Ma DL, Han YF, Fong WF, Ko K-M (2014) New perspectives on how to discover drugs from herbal medicines: CAM's outstanding contribution to modern therapeutics. eCAM 2013:627375
6. Pormann PE, Savage-Smith E (2007) Medieval Islamic medicine. Edinburgh University Press, UK
7. Morgan MH (2007) Lost history the enduring legacy of Muslim scientists, thinkers, and artists. National Geographic Society, 2007, Washington, D.C
8. Bilal A, Jamal A (2007) Unani system of medicine. Pharmacogn Rev 1:210–214
9. Saad B, Said O (2011) Greco-Arab and Islamic herbal medicine: traditional system, ethics, safety, efficacy and regulatory issues. Wiley-Blackwell/Wiley, Hoboken
10. Saad B (2015) Integrating traditional Greco-Arab and Islamic herbal medicine in research and clinical practice. In: Ramazan I (ed) Phytotherapies: safety, efficacy, and regulation. Wiley-Blackwell/Wiley, Hoboken
11. Jesse W, Li H, Vederas JC (2009) Drug discovery and natural products: end of an era or an endless frontier? Science 325:161–165
12. Saad B (2015) Integrating traditional Greco-Arab and Islamic herbal medicine in research and clinical practice. In: Ramzan I (ed) Phytotherapies: efficacy, safety, and regulation. Wiley-Blackwell/Wiley
13. Saad B, Azaizeh H, Abu Hijleh G, Said O (2006) Safety of traditional Arab herbal medicine. eCAM 3:433–439
14. Eko M (2014) The growing use of herbal medicines: issues relating to adverse reactions and challenges in monitoring safety. Front Pharmacol 4:1–11
15. Bandaranayake WM (2006) Quality control, screening, toxicity, and regulation of herbal drugs. In: Ahmad I, Aqil F, Owais M (eds) Modern phytomedicine. Turning medicinal plants into drugs. Wiley-VCHG mbH&Co. KGaA, Weinheim, pp 25–57. doi:10.1002/9783527609987.ch2
16. Brevort P (1998) The booming us botanical market: a new overview. HerbalGram 44:33–48
17. Parle M, Bansal N (2006) Herbal medicines: are they safe? Nat Prod Rad 5:6–14
18. Saad B, Said O (2011) The current state of knowledge of Arab herbal medicine. In: Greco-Arab and Islamic herbal medicine: traditional system, ethics, safety, efficacy and regulatory issues. Wiley-Blackwell/Wiley, Hoboken, pp 229–253
19. Huxtable RJ (1990) The harmful potential of herbal and other plant products. Drug Saf 5:126–136. doi:10.2165/00002018-199000051-00020
20. Abbot NC, Ernst E (1997) Patients' opinions about complimentary medicine. Forsch Komplementmed 4:164–168. doi:10.1159/000210318
21. Auerbach BJ, Reynolds SJ, Lamorde M, Merry C, Kukunda-Byobona C, Ocama P et al (2012) Traditional herbal medicine use associated with liver fibrosis in rural Rakai, Uganda. PLoSOne 7:e41737. doi:10.1371/jour- nal.pone.0041737
22. Rietjens I, Martena MJ, Boersma MG, Spiegelenberg W, Alink GM (2005) Molecular mechanisms of toxicity of important food-borne phytotoxins. Mol Nutr Food Res 49:131–158. doi:10.1002/mnfr.200400078
23. Varlibas F, Delipoyraz I, Yuksel G, Filiz G, Tireli H, Gecim NO (2009) Neurotoxicity

following chronic intravenous use of "Russian cocktail". Clin Toxicol 47:157–160. doi:10.1080/15563650802010388

24. Sidorenko VS, Yeo JE, Bonala RR, Johnson F, Scharer OD, Grollman AP (2012) Lack of recognition by global-genome nucleotide excision repair accounts for the high mutagenicity and persistence of aristolactam-DNA adducts. Nucleic Acids Res 40:2494–2505. doi:10.1093/nar/gkr1095

25. Nortier JL, Martinez MC, Schmeiser HH, Arlt VM, Bieler CA, Petein M et al (2000) Urothelial carcinoma associated with the use of a Chinese herb (Aristolochia fangchi). N Engl J Med 342:1686–1692. doi:10.1056/NEJM200006083422301

26. Hwang YH, Kim T, Cho WK, Yang HJ, Kwak DH, Ha H et al (2012) In vitro and in vivo genotoxicity assessment of Aristolochia manshuriensis Kom. Evid Based Complement Alternat Med 2012:412736. doi:10.1155/2012/412736

27. Gilani A.H., Atta-ur-Rahman (2005) Trends in ethnopharmacology. J Ethnopharmacol 100:43–49

28. Kim JW, Jung SY, Kwon YH, Lee JH, Lee YM, Lee BY et al (2012) Ginsenoside Rg3 attenuates tumor angiogenesis via inhibiting bioactivities of endothelial progenitor cells. Cancer Biol Ther 13:504–515. doi:10.4161/cbt.19599

29. Dunnick JK, Nyska A (2013) The toxicity and pathology of selected dietary herbal medicines. Toxicol Pathol 41:374–386. doi:10.1177/0192623312466451

30. WHO (2005) National policy on traditional medicine and regulation of herbal medicines. Report of a World Health Organization global survey. WHO, Geneva

31. Ong CK, Bodeker G, Grundy C, Burford G, Shein K (2005) WHO global atlas of traditional, complementary and alternative medicine. In: Map volume. World Health Organization, Geneva

32. Rodrigues E, Barnes J (2013) Pharmacovigilance of herbal medicines: the potential contributions of ethnobotanical and ethnopharmacological studies. Drug Saf 36:1–12. doi:10.1007/s40264-012-0005-7

33. Kabera JN, Semana E, Mussa AR, Xin H (2014) Plant secondary metabolites: biosynthesis, classification, function and pharmacological properties. J Pharm Pharmacol 2:377–392

34. Riaz M, Zia Ul Haq M, Saad B (2016) Anthocyanins and human health: biomolecular and therapeutic aspect. Springerbrief, Springer, Netherlands

35. Verpoorte R (1998) Exploration of nature's chemodiversity: the role of secondary metabolites as leads in drug development. Drug Discov Today 3:232–238

36. Aniszewski T (2007) Alkaloids-secrets of life: aklaloid chemistry, biological significance, applications and ecological role. Elsevier, Amsterdam

37. Park ES, Moon WS, Song MJ, Kim MN, Chung KH, Yoon JS (2001) Antimicrobial activity of phenol and benzoic acid derivatives. Int Biodeterior Biodegrad 47:209–214

38. Pengelly A (2004) The constituents of medicinal plants: an introduction to the chemistry and therapeutics of herbal medicine. CABI Publishing

39. Wagner H, Ulrich-Merzenich G (2009) Synergy research: approaching a new generation of phytopharmaceuticals. Phytomedicine 16:97–110

40. Harvey AL (2008) Natural products in drug discovery. Drug Discov Today 13:894–901

41. Saad B, Said O (2011) Medicinal herbs and extracting their active ingredients. In: Greco-Arab and Islamic herbal medicine: traditional system, ethics, safety, efficacy and regulatory issues. Wiley-Blackwell/Wiley, Hoboken, pp 425–440

42. Saad B, Said O (2011) Drug development from herbal sources. In: Greco-Arab and Islamic herbal medicine: traditional system, ethics, safety, efficacy and regulatory issues. Wiley-Blackwell/Wiley, Hoboken, pp 477–498

43. Saad B, Said O (2011) Commonly used herbal medicines in the mediterranean. In: Greco-Arab and Islamic herbal medicine: traditional system, ethics, safety, efficacy and regulatory issues. Wiley-Blackwell/Wiley, Hoboken, pp 149–229

44. Salem ML, Hossain MS (2000) Protective effect of black seed oil from Nigella sativa against murine cytomegalovirus infection. Int J Immunopharmacol 22:729–740

45. Gilani AH, Jabeen Q, Khan M (2004) A review of medicinal uses and pharmacological activities of Nigella sativa. Pak J Biol Sci 7:441–451

46. Omar A, Ghosheh S, Abdulghani A, Houdi A, Crookscor PA (1999) High performance liquid chromatographic analysis of the pharmacologically active quinones and related compounds in the oil of the black seed (Nigella sativa L). J Pharm Biomed Anal 19:757–762

47. Salem ML (2005) Immunomodulatory and therapeutic properties of the Nigella sativa L. seed. Int Immunopharmacol 5:1749–1770

48. Gali-Muhtasib H, Diab-Assaf M, Boltze C, Al-Hmaira J, Hartig R, Roessner A, Schneider-Stock R (2004) Thymoquinone extracted from black seed triggers apoptotic cell death in

human colorectal cancer cells via a p53-dependent mechanism. Int J Oncol 25:857–866

49. Amr A, Gali-Muhtasib H, Ocker M, Schneider-Stock R (2009) Overview of major classes of plant-derived anticancer drugs. Int J Biomed Sci 5:1–11

50. Omar SH (2008) Olive: native of Mediterranean region and health benefits. Pharmacogn Rev 2:135–142

51. Khan Y, Panchal S, Vyas N, Butani A, Kumar V (2007) Olea europaea: a phyto-pharmacological review. Pharmacogn Rev 1:114–118

52. Lansky EP, Newman RA (2007) Punica granatum (pomegranate) and its potential for prevention and treatment of inflammation and cancer. J Ethnopharmacol 109:177–206

53. Shaygannia E, Bahmani M, Zamanzad B, Rafieian-Kopaei M (2015) A review study on Punica granatum L. JEBCAM 2015. doi:10.1177/2156587215598039

54. Ball KR, Kowdley KV (2005) A review of Silybum Marianum (milk thistle) as a treatment for alcoholic liver disease. J Clin Gastroenterol 39:520–528

55. Bahmani M, Shirzad H, Rafieian S, Rafieian-Kopaei M (2015) Silybum marianum: beyond hepatoprotection. JEBCAM. doi:10.1177/2156587215571116

第 **2** 篇

抗肥胖药用植物的安全性、功效和作用机制

第 3 章
抗肥胖药用植物

3.1 引言

超重通常被定义为脂肪组织(体内脂肪)多于最佳健康状态。通常定义体重指数(BMI=体重除以身高的平方)为 25~29.9kg/m²。BMI 高于 30kg/m² 的人被视为肥胖。在全世界所有人口和年龄组中,超重和肥胖正成为最普遍的健康问题。它们与冠心病、2 型糖尿病、代谢综合征和脑卒中等慢性疾病及残疾有关。此外,最近研究认为,其可能与乳腺癌(绝经后妇女)、子宫内膜癌、结肠直肠癌、胰腺癌、肾癌、食道癌、胆囊癌、肝癌和前列腺癌相关[1-7]。

如第 1 章所述,超重和肥胖症已在全球范围内流行,现在尤其是在发展中国家已被认为是主要的生活方式障碍。由于工业化、快餐摄入和体育锻炼的减少,它们在世界范围内以惊人的速度流行。根据世界卫生组织(2014 年)数据,超过 14 亿的 20 岁或 20 岁以上成年人超重,发达国家约有 65% 的人口超重。在美国,成年人口中约有 1/3 是肥胖者,被认为是导致人类死亡的重要原因。据报道,2013 年,在马来西亚 20 岁及以上的成年男性中,约有 44% 超重,而肥胖则约占 12%。在阿拉伯语言的国家(东地中海、阿拉伯半岛和北部非洲)也存在类似的情况,食物消费增加,社会经济和人口统计学因素的变化,体育活动的减少以及多次怀孕是造成超重和肥胖率高的主要原因。在这些国家,儿童和青少年的肥胖症患病率在男性中为 5%~14%,在女性中为 3%~18%。肥胖症的发病率也显著增加,成年女性患病率为 2%~55%,成年男性患病率为 1%~30%[7-10]。

预防和治疗超重和肥胖症是医疗保健系统的重要问题,其目标是减少全世界的肥胖症和超重患病率及相关并发症。当前的非手术干预措施,包括饮食建议、体育锻炼、行为改变和药物治疗。即使 BMI 降低 10%,也可以显著降低肥胖相关疾病的风险。广泛的肥胖症相关疾病和停药后令人失望的结果,就像改变生活方式或药物疗法(多年来只有 5%~10% 的受试者可以保持体重减轻)一样,需要采取不同的干预策略,用简单而廉价的药物解决所产生的问题,以便在减肥方面产生更好且持久的效果。在这种情况下,基于减肥的饮食疗法和基于草药的减肥方法是传统医学系统、现代辅助和替代医学方式中最常见的方法。这些产品种类繁多,包括单株粗提取物、多草药配方和分离的植物化学物质。包含多种成分的草药疗法可通过改善人体代谢和脂肪氧化发挥抗肥胖作用[6,7,11-14]。

人们普遍认为,如果药物是天然的,它们必须是安全有效的。因此基于草药的减肥产品特别吸引消费者。但是,事实并非总是如此。许多免费提供的抗肥胖产品(如果有的话)并没有很好的效果,而且在许多情况下,这些产品与严重的并发症,甚至死亡有关。例如,2004年被美国食品和药品管理局(FDA)禁止使用的麻黄仍然可以在网络上购买。有大量文献记载,当地居民偶尔使用蝴蝶亚仙人掌和其他蝴蝶亚物种作为食欲和口渴的抑制剂。但是,由于尚未进行此类食用类型的毒性研究,每天大量食用这些含蝴蝶亚仙人掌的产品(如当用作抗肥胖药时)可能会带来安全隐患。此外,在减肥产品中添加其他物质(掺假)构成了一个主要问题,质量控制应被视为最重要的方面之一[6,7,10-14]。

药用植物可通过 5 个基本机制发挥减肥作用:控制食欲、刺激产热和脂质代谢、抑制胰腺脂肪酶活性、防止脂肪形成和促进脂肪溶解。

3.2 食欲调节

食欲调节是通过神经和激素合作产生的多因素作用来调节体重的第一条主线。一种由大约 40 种厌食性、食欲性神经肽、激素、酶、细胞信号分子及其相关受体组成的复合物,可调节人的食欲和饱腹感。例如,已知组胺、多巴胺、5-羟色胺及其受体可调节饱腹感。饱食和饥饿介体在下丘脑以及消化道、肝脏和脂肪组织中产生。短期内食欲可由胃肠道的神经和激素信号调节,而急性营养状况和肥胖水平可由下丘脑和脑干神经元控制。已知某些分子(如 β-肾上腺素能激动剂)可增强肝脂肪酸氧化并减少测试动物的自愿食物摄入量。越来越多的证据表明,肝脏中的能量(主要是通过 ATP 的产生)通过迷走感觉神经元激活了大脑信号的食欲调节中心。因此,减少肝脂肪酸氧化和降低 ATP 水平将增强食欲。此外,食用加剧肝脏中脂肪酸氧化的成分(如 1,3-二甘油和中链脂肪酸)会导致人类食物摄入减少[15-19]。

胃肠道是人体最大的内分泌器官,通过分泌多种调节肽激素在食欲调节中发挥重要作用。人们认为,餐后饱腹感是由下丘脑的肠和食欲调节中心之间进行沟通调节的,该系统负责营养和能量的感应以及相应的食物摄入调节。人生长激素释放肽是主要在胃中产生的一种促食欲激素,它与下丘脑中高表达的生长激素促分泌素受体结合,脑干与胃饥饿素拮抗作用可能会降低食欲。因此,它们被认为是治疗超重、肥胖症的潜在目标。此外,黑色素浓缩激素(MCH)受体的拮抗作用代表通过食欲调节来治疗肥胖症的潜在目标。此外,脂肪酸合酶(FAS)是一种催化从乙酰辅酶 A 和丙二酰辅酶 A 合成长链脂肪酸的酶。因此,抑制 FAS 代表了抑制食欲并引起体重减轻的潜在治疗靶点。实际上,已有研究发现,用 FAS 抑制剂治疗可减少小鼠的食物摄入量和体重。人们发现许多草药及其提取物会降低或抑制 FAS 活性,从而对食欲产生负面影响[15,20]。

表 3.1 总结了影响食欲的最常用的抗肥胖药。在下面,我们将讨论其中一些植物及其可能的作用机制。

绿茶及其活性化合物表没食子儿茶素没食子酸酯对鸡肝脂肪酸合酶有明显的抑制作用。发现这种抑制是通过可逆的快速结合以及不可逆的缓慢结合来介导的。表没食子儿茶素没食子酸酯的抑制作用与已建立的合成脂肪酸合酶抑制剂,如铜蓝蛋白和 C75 一样强[16,20]。

表 3.1　天然食欲抑制药实例[12,16,20-27]

植物名称	利用部位	有效化合物
人参	根	皂苷
藤黄	果实	(−)-羟柠檬酸(HCA)
山茶花	叶	(−)-表没食子儿茶素没食子酸酯(EGCG)
蝴蝶仙人掌	茎	甾体皂苷(P57AS3)
丽杯角属	茎	甾体皂苷(P57AS3)
菜豆	豆类	凝集素
洋槐	豆类	凝集素
红松	松子	松仁脂肪酸
云杉	树枝	麻黄素
柑橘	果实	去氧肾上腺素
杜仲	地上部分	总提取物

　　蝴蝶亚仙人掌是一种多刺的肉质植物，传统上被纳米比亚和南非的当地居民用来抑制长时间的狩猎旅行或饥荒时的饥饿和口渴。以蝴蝶亚仙人掌为主要成分的补品以及活性化合物(P57)非常受欢迎。自分离 P57 以来，许多其他糖苷也从该植物中分离出来。但是，仅在 P57 上可获得科学的抗肥胖数据，而且已发表的药理活性证据几乎不足以验证其全球消费量。据报道，P57 在没有任何副作用的情况下降低了试验动物的食欲，并且抑制了肥胖个体的食欲并减轻了体重。特别是，对来自蝴蝶仙人掌和 Hoodia pilifera 提取物的动物研究表明，这些提取物具有抑制食欲的作用。例如，以不同的化合物和剂量(6.25~50mg/kg)喂养大鼠会导致食物消耗减少。与芬氟拉明(一种增加 5-羟色胺水平的药物，可调节情绪、食欲和其他功能的神经递质)的对照样品相比，蝴蝶亚物种的化合物对食物摄入的减少更大。但是，如上所述，食用含蝴蝶亚的产品会带来安全隐患[21,23,24]。

　　Caralluma fimbriata 是部落印第安人用来抑制饥饿和增加耐力的可食用仙人掌，已显示出抗肥胖作用。在一项临床研究中，Caralluma fimbriata 提取物(每天 1g 提取物，共 60 天)似乎能抑制超重患者的食欲，减少腰围，减轻体重，并降低体重指数和体内脂肪量[24,25]。

　　阿拉伯茶树叶(俗称卡塔叶)是一种开花植物，原产于非洲之角和阿拉伯半岛。在这些地区中，咀嚼卡塔叶的历史可追溯到数千年前，由于卡塔叶释放可抑制食欲的卡西酮而减少了饥饿感并增加了饱腹感。已知激素生长素释放肽和肽 YY(PYY)可调节食欲，实验在 6 个人中研究了两次普通卡塔叶咀嚼 3 小时的效果。然后，分析血浆样品中的卡西酮、激素生长素释放肽和 PYY。结果表明，激素生长素释放肽和 PYY 含量基本没有变化，表明观察到的食欲抑制可能与其他机制有关。另一方面，卡西酮的含量却有所增加。卡西酮被解释为与饱腹感呈正相关，与饥饿感呈负相关[24,26]。

　　藤黄果原产于印度、印度尼西亚的部分地区，以及非洲中部的某些地区。这种水果及其产品已经可以作为减肥的膳食补充剂在市场上买到。已经发现,其果皮的活性成分(−)−羟基柠檬酸(HCA)可抑制食欲并抑制实验动物体内的脂肪合成。在大鼠大脑皮层中,发现 HCA 可增加血清素的利用率,并与食欲调节有关[24,27]。

综上所述,对可获得的科学数据的回顾表明,许多植物物种,包括粗提取物和从植物中分离的化合物,已被证明具有潜在的治疗作用,包括控制食欲和减轻体重。但是,许多粗提取物和化合物需要进一步研究,以确定其临床意义、最佳剂量、作用机制、长期安全性和潜在副作用。

3.3 酶抑制

抑制饮食中碳水化合物和脂肪的消化和吸收是肥胖管理中的重要目标。淀粉酶抑制剂,也称淀粉阻滞剂,可以干扰碳水化合物的消化。其主要通过抑制唾液和胰淀粉酶的活性来发挥作用。从理论上讲,当淀粉酶活性受阻时,摄入的淀粉在小肠中无法消化,因此不会产生热量。某些植物提取物或草药补品可通过干扰复杂的碳水化合物(淀粉酶抑制剂)的分解,或通过向下胃肠道提供抗性,或纤维素(膳食纤维的第三种类型)来促进体重减轻。另一方面,一些植物提取物,如菜豆(白菜豆)和全脂提取物,可抑制唾液和胰淀粉酶的活性。淀粉阻滞剂显示出在肥胖症治疗中的潜在活性,但是需要进一步的临床研究来确定其功效[12,28−30]。

由于脂肪比碳水化合物和蛋白质对不必要的热量沉积的贡献更大,因此抑制脂肪吸收可以被视为减少能量摄入的最重要目标。因此,开发脂肪分解和吸收抑制剂被认为是通过抑制胰腺脂肪酶来减少能量摄入的重要策略。这些源自草药的抑制剂可以成为开发抗肥胖天然产品的代表性来源。胰腺脂肪酶(通过胰管系统分泌到十二指肠中)催化饮食中甘油三酯消化成单酰基甘油和脂肪酸。它负责水解总膳食脂肪中的 50%~70%。它从 C−1 和 C−3 位置的甘油三酯骨架裂解脂肪酸。这些脂肪酸被掺入胆汁酸−磷脂微团中,并在小肠刷状缘水平进一步吸收,最终以乳糜微粒的形式进入周围循环。干扰脂肪水解会导致摄入脂质的利用率降低;因此,抑制脂肪酶会减少脂肪吸收[12,15,28−32]。

为了确定其作为抗肥胖剂的潜在用途,研究人员已经广泛研究了药用植物对胰腺脂肪酶的抑制作用。迄今为止,已经报道了许多草药及其提取物以及分离出的化合物具有抑制胰腺脂肪酶的作用[32−36]。表 3.2 汇总了药用植物的抗胰脂肪酶特性。在以下内容中,我们将总结所选药用植物的主要抗肥胖作用。

决明子(草本植物):其主要在日本和中国种植,传统上在日本作为茶消费。研究发现,来自决明子的 CT−Ⅱ提取物在体外以剂量依赖的方式抑制猪胰腺脂肪酶。0.1mg/mL 的极低浓度提取物可导致脂肪酶活性抑制 50%。饲喂高脂饮食的瘦大鼠中,CT−Ⅱ提取物的饲喂可抑制体重增加和血浆甘油三酯水平,而不会影响食物的摄入。在肥胖的受试鼠中,喂食 6 个月后,体重和总脂肪明显减少,并且体重增加受到抑制。这些结果表明,CT−Ⅱ可能是一种强大的脂肪酶抑制剂,可以用作肥胖患者的体重控制[12,24,28]。

茶:其在中国传统医学中长期以来一直用于治疗各种疾病,如肥胖症和血脂异常。乌龙

表 3.2　对胰腺脂肪酶的抑制活性[15,28,35-42]

植物名称	植物部位	萃取试剂	抑制作用
金盏花	地上部分	甲醇	IC50(937.5μg/mL)
豆蔻	种子	乙醇	90%抑制
石栗	叶	甲醇	100%抑制
骆驼刺	地上部分	甲醇	25%~50%抑制
艳山姜	种子	丙酮	IC50(5μg/mL)
牛舌草	花	水	IC50>10mg/mL
芦笋	茎	水	IC50>10mg/mL
厚叶岩白菜	根状茎	水乙醇	IC50(3.4μg/mL)
火棘红花	地上部分	甲醇	25%~50%抑制
决明子	叶	水	IC50(0.81±0.03mg/mL)
日本栗	雄花	乙醇	IC50:30~50mg/mL
积雪草	果实	乙醇	25.3%抑制
菊苣	叶	水	IC50>10mg/mL
锡兰桂	真皮	甲醇	25%~50%抑制
山茱萸	果实	乙醇	31.4%抑制
花椰菜	叶	甲醇	100%抑制
薯蓣	根	甲醇	>50%抑制
细叶二行芥	叶	水	IC50(7.76mg/mL)
牛筋草	地上部分	甲醇	31.36%抑制
桉树	叶	甲醇	50%抑制
卫矛	根	水乙醇	IC50:40~50μg/mL
阿拉伯荞麦	地上部分	甲醇	IC50(204.1μg/mL)
阿魏	树脂	乙醇	72.5%抑制
无花果	叶	甲醇	25%~50%抑制
茴香	叶和种子	水乙醇	IC50>10mg/mL
天竺葵	全草	乙醇	38%抑制
银杏	叶	水	IC50(0.05±0.01μg/mL)
金丝桃	地上部分	甲醇	IC50(236.2μg/mL)
山胡桃	果实	水	IC50(2.3mg/mL)
欧刺柏	树皮	水乙醇	IC50(20.4μg/mL)
裹篱樵	全植物	乙醇	61.1%抑制
原叶当归	根	甲醇	>50%抑制
锦葵	地上部分	甲醇	IC50(260.7μg/mL)
杧果	叶、茎和树皮	乙醇	75%抑制
野牡丹	地上部分	甲醇	20%抑制
绿薄荷	叶	水乙醇	IC50(7.85mg/mL)
网状百合花	藤材	甲醇	30%~40%抑制

(待续)

表 3.2(续)

植物名称	植物部位	萃取试剂	抑制作用
非洲辣木	叶	乙醇	IC50>5mg/mL
桑树	叶	水	IC50 (0.01±0.01μg/mL)
肉豆蔻	Mace	甲醇	18%~20%抑制
香桃木	叶	甲醇	25%~50%抑制
黑种草	种子	甲醇	25%~50%抑制
黄芒柄花	地上部分	甲醇	IC50(167μg/mL)
马兜铃属	地上部分	甲醇	IC50(234μg/mL)
牛至	茎、叶	水乙醇	IC50>10mg/mL
粳稻	全植物	甲醇	80%抑制
迷迭香	叶	水乙醇	IC50(7.00mg/mL)
虞美人	叶	水乙醇	IC50>10mg/mL
龙舌兰	地上部分	甲醇	IC50(342.7μg/mL)
西番莲	叶	水乙醇	IC50(21.2μg/mL)
过江藤	全植物	甲醇	18%抑制
黄檗	Fruits hall	甲醇	25%~50%抑制
茴芹	种子	甲醇	25%~50%抑制
马齿苋	叶	水乙醇	IC50(5.48mg/mL)
沙梨	树皮和树叶	水乙醇	IC50：40~50μg/mL
野芥菜	叶	水乙醇	IC50>10mg/mL
白木樨草	地上部分	甲醇	IC50(738μg/mL)
大黄	根和根茎	甲醇	53.8%抑制
大马士革玫瑰	花	甲醇	50%抑制
覆盆子	果实	乙醇	32.5%抑制
水杨	树皮	乙醇	34.8%抑制
丹参	根和根茎	甲醇	30%~40%抑制
鼠尾草	地上部分	乙醇	IC50>156.2μg/mL
娑罗双树	树皮	甲醇	IC50(31.6μg/mL)
大茴香	叶	水	IC50>10μg/mL
苦苣菜	叶	水	IC50(9.75mg/mL)
鼠苦苣菜	叶	水	IC50>10μg/mL
天文草	花蕾	乙醇	40%抑制
葫芦巴	种子	甲醇	25%~50%抑制
欧荨麻	地上部分	甲醇	25%~50%抑制

茶来源的皂苷对胰腺脂肪酶的活性具有明显的抑制作用，从而证实了茶在减肥饮食中的流行。还发现茶皂苷可以抑制以高脂饮食喂养的啮齿动物的体重、脂肪组织重量和脂肪细胞直径，以及增加粪便中的三酰甘油含量。这些结果表明，茶皂苷的抗肥胖作用可以通过抑制胰

腺脂肪酶活性来减少饮食脂肪的吸收而介导。有人提出将标准化的基于茶花的药物 AR25 (Exolise)用作抗肥胖药。绿茶提取物以 25% 的儿茶素标准化,对胃和胰腺脂肪酶具有直接抑制作用,并具有生热作用。还对中度肥胖患者评估了绿茶提取物的作用。在临床试验中,服用 375mg 儿茶素 3 个月后,体重降低了 4.6%,腰围降低了 4.48%。结果表明,以儿茶素为有效成分的 Exolise 通过其抗脂肪酶活性和增加生热作用,可以成为天然的抗肥胖药(图 3.1)[12,24,28]。

银莲花: 其是印度产的一种植物,通常在日本和印度传统医学中用作抗肥胖和抗糖尿病药。它是一种大型的木质攀缘植物,其根和茎已广泛用于印度医学中的糖尿病、风湿病和许多与皮肤有关疾病的治疗。研究发现,一种称为网纹柳的水溶性提取物,在体外和体内均有抗肥胖作用。网纹柳在体外抑制胰腺脂肪酶、脂蛋白脂肪酶和甘油磷酸脱氢酶。其提取物对激素敏感性脂肪酶无影响。以网纹柳喂养的雌性肥胖大鼠的体重和脂肪存储量显著降低,而雄性则没有明显差异。网纹柳的抗肥胖作用归因于高浓度的多酚,如杜果苷、儿茶素和缩合单宁[12,24,28]。

野生葡萄(食用葡萄): 其和栽培的食用植物通常在地中海东部地区。来自树木和藤本植物的野生食用药草和植物部分(如葡萄叶)构成了传统地中海饮食的主要组成部分,并以其在当地居民中的健康和药用品质而闻名。在巴勒斯坦,食用葡萄被广泛生产,并且存在大量的葡萄基因型,其中一些被认为是有悠久历史的。关于地中海饮食相关,已知来自植物的产物具有化学预防的潜力。在这方面,据报道,葡萄制品中的营养保健品,包括维生素、矿物质、碳水化合物、可食天然纤维和其他植物化学物质(如多酚),它们可能对人类健康产生积极影响。关于葡萄籽提取物的抗肥胖作用,研究发现其在体外以剂量依赖性方式抑制胰腺脂肪酶

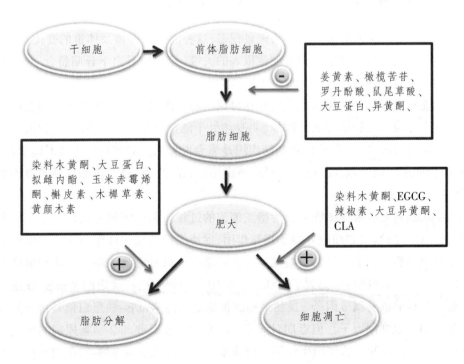

图 3.1 影响脂肪细胞生命周期特定阶段的单个天然化合物和化合物组合的实例。

和脂蛋白脂肪酶,最大抑制作用(1mg/mL)分别为 80% 和 30%[12,15,24,28]。

　　坚果:富含水果、蔬菜和少量精制谷物的饮食与患慢性退行性疾病概率的降低相关。由于氧化应激反应在慢性退行性疾病中很常见,因此人们认为饮食中的抗氧化剂可以解释这种保护作用。每种可食用植物都包含多种类型的具有不同特性的抗氧化剂。这些抗氧化剂中的许多协同作用可以减轻植物中的氧化应激。膳食植物中总抗氧化剂含量最高的是几种坚果。其中,核桃、山核桃和栗子中的抗氧化剂含量最高。每 100g 核桃中含有 20mmol 以上的抗氧化剂,大部分在核桃薄膜中。食用花生(一种豆类)也可以摄取抗氧化剂。关于减肥的功效,有研究发现花生壳提取物可抑制各种脂肪酶,如胰腺脂肪酶、脂蛋白脂肪酶和激素敏感性脂肪酶。用这种提取物饲喂的大鼠的脂肪排泄增加了。此外,在喂养了 1% 提取物的高膳食的大鼠中,体重增加也被抑制。排泄物中脂肪含量增加表明,花生壳提取物可通过抑制各种脂肪酶发挥作用,并且可能抑制脂肪吸收[12,15,24,28]。

　　综上所述,各种研究确定了新化合物和天然产物对胰腺脂肪酶的抑制作用,与常规合成奥利司他相比,它们具有更强的抑制作用。这些植物提取物中的一些多酚、皂苷和萜烯在脂肪的消化过程发挥着深远的抑制作用。目前,许多来自自然界的胰腺脂肪酶抑制剂正在临床前研究中。不幸的是,这些都还没有达到临床水平。实际上,将体内或体外研究的结果推广至临床有时是非常具有挑战性的,因为在许多情况下并未发现它们具有显著的功效。因此,这些类型的研究的主要局限性在于,大多数被评估的植物化学物质都比奥利司他更有效,但是还没有临床试验表明,它们比奥利司他的不良反应少。

3.4　抑制脂肪分化因子与促脂肪分化因子

　　能量摄入和输出之间的平衡被称为能量稳态,这种能量稳态涉及体重的变化。一个由长期和短期信号组成的复杂网络是调节能量摄入的关键。这些信号由下丘脑整合,与控制食欲和新陈代谢的促食欲神经肽类和抑食欲神经肽类有关[15,24,28]。

　　过量的能量将以甘油三酯的形式储存在白色脂肪组织之中, 而能量摄入和能量消耗之间的不平衡会导致白色脂肪组织的增加。当身体处于能量匮乏和饥饿状态时,甘油三酯会被动员以补偿能量的缺乏。过量的白色脂肪组织是当今世界肥胖症流行的主要罪魁祸首之一。众所周知,脂肪组织增生包含前体细胞形成新脂肪细胞的过程。这一过程最终导致脂肪细胞肥大(图 3.1)。

　　脂肪生成是间充质前体细胞分化为脂肪细胞的过程。脂肪细胞分化由一系列复杂的过程组成,其中许多细胞内和细胞外因子相互作用,促使成纤维细胞样脂肪前体细胞转化为成熟的脂质填充的脂肪细胞。许多影响此反应的通路已经通过完整的脂肪前体细胞培养系统发现,并且随后在动物模型中得到了确认。过去 10 年的研究已经确定的 Wnt/β-联蛋白信号通路是脂肪生成的重要调节因子。虽然最初的报道显示的 Wnt/β-联蛋白信号传导的激动剂是脂肪生成的有效抑制因子,但近期对间充质细胞命运、肥胖和 2 型糖尿病的研究突出了 Wnt 信号通路在代谢和脂肪细胞生物学中的重要作用。传统的 Wnt/β-联蛋白途径起到了调节干细胞多能性和决定细胞命运的作用。

这种发育级联整合了来自其他途径的信号，包括在不同细胞类型和组织中的视黄酸、FGF、TGF-β 和 BMP，Wnt 信号配体是分泌的糖蛋白，其与卷曲蛋白受体结合，导致与 LRP5/6 形成更大的细胞表面复合物。卷曲蛋白被 ZNRF3 和 RNF43 泛素化，其活性受到与 LGR5/6 结合的 R-脊椎蛋白抑制。小鼠 Wnt10b 的蛋白通过抑制转录因子、增殖物激活受体 γ（PPAR）和 CCAAT/增强子结合蛋白 α（C/EBP）的表达来抑制脂肪生成，从而抑制体内白色脂肪组织的发育。据报道，甘丙肽在动物模型中调节脂肪形成中起重要作用。甘丙肽是由 GAL 基因编码的神经肽，其广泛表达于人类以及其他哺乳动物的脑、脊髓和肠道中。甘丙肽通过 3 个 G 蛋白耦联的受体发出信号。饮食诱导的小鼠内脏脂肪组织中的脂肪形成可以通过甘丙肽及其受体的表达以及下游分子，如 ras、c-RAF、蛋白激酶 C（PKC）增量和细胞外信号调节激酶（ERK）的表达来激活。细胞外信号调节激酶（ERK）可刺激 PPAR 和 C/EBP 的激活。因此，增加 Wnt10b 的表达和降低甘丙肽表达的药物都可以抑制脂肪形成分子的表达，从而抑制脂肪形成。基于草药的治疗（表 3.3）调节脂肪细胞的数量和大小、调节能量平衡的信号表达和表明调节特定脂肪因子均可以起到抗肥胖效果[15,24,28,41-45]。

绿茶：正如下面所要讨论的一样，绿茶是一种常见的可用于减肥的植物之一。目前有多种研究提倡使用绿茶作为减肥剂（图 3.1）。绿茶中衍生的表没食子儿茶素没食子酸酯（EGCG）和儿茶素可以抑制原代入内脏前脂肪细胞的增殖和分化，并抑制三酰基甘油的摄取[30]。据报道，儿茶素可刺激肝脏脂质代谢。因此，长期食用绿茶可能有利于抑制饮食诱导的肥胖[15,24,28]。

苦瓜和积雪草：其抑制前脂肪细胞系（3T3 L1）细胞的增殖呈剂量依赖性，浓度为 1mg/mL。巴戟天果实提取物表现出对前脂肪细胞增殖（21.4±2.3）% 的抑制作用。另一方面，苦瓜对前脂肪细胞的增殖和分化表现出极高的抑制作用（LC_{50} 为 1.6mg/L）。LC_{50} 是指导致目标细胞减少 50% 的提取物的浓度（mg/L）。结果还显示，所有提取物均由高浓度的酚类化合物组成，儿茶素和表儿茶素在所有提取物中广泛存在，这也是测定活性的原因之一[15,24,28]。

紫苏油：其是从紫苏的种子中获得的。种子含有 35%~45% 的油，富含（n-3）多不饱和脂肪酸。这些不饱和脂肪酸通过抑制脂肪细胞分化和阻止大鼠脂蛋白表达的增加，来抑制大鼠

表 3.3 天然脂肪细胞分化抑制剂[15,24,28,41-45]

植物名称	药用部位	活性化合物
藤黄果	果肉	羟基柠檬酸（HCA）
辣椒	果肉	辣椒素
棕榈油	果肉	生育三烯酚
茶叶	叶	表没食子儿茶素没食子酸酯
人参	根	人参皂苷
水飞蓟	种子	水飞蓟宾
大蒜	球茎	阿霍烯
迷迭香	地上部分	鼠尾草酸
姜黄	根茎	姜黄素
啤酒花	花	黄腐酚

内脏脂肪组织的过度生长[15,24,28]。

玫瑰茄：传统上，其被用作食品、草药饮品、食品工业中的调味剂和一种中药。针对玫瑰茄提取物，体外和体内研究以及一些临床试验提供了一些数据。玫瑰茄提取物具有抗菌、抗氧化、保护肝肾、利尿、改善脂质代谢（抗胆固醇），以及抗糖尿病和抗高血压等作用。这些作用似乎是通过强抗氧化活性、α-葡萄糖苷酶和α-淀粉酶的抑制、血管紧张素转换酶（ACE）的抑制、直接的血管舒张作用或调节钙通道来介导的。酚酸（特别是原儿茶酸）、有机酸（羟基柠檬酸和玫瑰茄酸）和花青素可能与上述作用有关。据报道，玫瑰茄提取物可抵抗肥胖。该植物的水提取物通过调节对脂肪生成至关重要的 P13-K 和 MAPK 途径来抑制脂肪细胞分化。玫瑰茄提取物可以有效抑制猪胰淀粉酶，降低大鼠胆固醇、脂质和甘油三酯水平，并抑制前脂肪细胞系（3T3-L1）脂肪生成[15,24,28]。

柠檬：经证明，其可以通过抑制体脂肪积累和体重增加来抑制饮食诱导的肥胖。柠檬的多酚衍生物具有抗肥胖作用，其作用机制是通过上调白色脂肪组织和肝脏中的 mRNA 表达水平来增加细胞 β 氧化作用[15,24,28]。

网状五层龙：其是一种分布在斯里兰卡和印度森林中的翅子藤科植物，在日本被用作预防肥胖和糖尿病的补充食品。该植物的含水提取物可降低血浆甘油三酯、内脏脂肪量的积累，以及具有高脂肪饮食诱导的肥胖动物的体重。网状五层龙通过抑制小肠对脂肪和碳水化合物的吸收来达到减肥的目的。

3.5　刺激产热

与白色脂肪组织不同，褐色脂肪组织是能量消耗的重要组成部分，因为它以热能的形式输出能量，这一过程称为产热。人体在成功减肥后，超过 80% 的体重反弹到减肥前的体脂水平，这是由于代谢、神经内分泌、行为和自主神经反应的协调作用引起的，这些协同作用的目的是在一个"理想"的中枢神经系统中维持并储存身体能量（以脂肪的形式）。这种"适应性产热"为体重反弹创造了理想的环境，在试图减肥的人群中发挥作用。这种对减肥的阻力大部分是由脂肪细胞衍生的激素——"瘦素"介导的。线粒体在适应性产热过程中发挥重要作用，关键脂肪的代谢途径是由过氧化物酶体增殖物激活受体 γ 共激活因子 1（PGC-1）调控的。通过解耦联蛋白 1（UCP1）介导产生 ATP 导致线粒体电子传递链解耦联，该代谢途径可氧化脂质并消散热量。富含线粒体的棕色脂肪组织中的产热增加，并且在白色脂肪组织中也可以观察到其包含棕色样细胞。现已证明，食物、碳水化合物和脂肪中存在的植物化学物质/大分子物质对产热均有一定程度的影响。据报道，植物化学物质如白藜芦醇（一种天然存在于花生、葡萄、红葡萄酒和一些浆果中的多酚化合物）和表没食子儿茶素-3-没食子酸酯（茶中最丰富的儿茶素）会增加动物和人类的能量消耗和产热。因此，激活或提高 PGC-1 和 UCP1 表达的新型治疗剂可以通过增加能量消耗以最终预防肥胖。现已证明，各种植物来源的提取物和植物化学物质通过激活产热来减少肥胖。例如，橄榄叶提取物（见下文）可降低高脂饮食喂养的小鼠的体重增加、内脏脂肪垫重量和血浆脂质水平。这些对小鼠肥胖的有益作用似乎至少有一部分是通过下调参与脂肪生成的分子的表达和上调高脂肪饮食喂养小鼠的内脏脂肪组织中产热的分子的表达来介导的[15,18,28]。

3.6 增加饱腹感

近期,一项长期研究证实了膳食纤维作为常规饮食的辅助手段在预防、治疗肥胖以及肥胖相关疾病中的积极作用。这些作用包括降低患冠心病、高血压、脑卒中的风险,改善胰岛素的敏感性和血脂异常。因此,膳食纤维补充剂可以为那些寻求减肥的人提供减脂、减轻体重的辅助作用。在用餐期间和两餐之间提供富含纤维的饮食相比低纤维食物会有更强的饱腹感。此外,高摄入量的膳食纤维可能有助于肥胖个体的体重减轻和维持,并且与较低的体重指数有关。因此,增加膳食纤维摄入量可用于治疗肥胖症和肥胖相关疾病。富含纤维的饮食通常可以让人产生饱腹感而不会产生过多热量。膳食纤维,如果胶、树胶、黏液、纤维素、半纤维素、木质素和可溶性纤维,存在于许多全植物食品中。增加膳食纤维摄入量的一个简单方法是食用含有大量膳食纤维的麸皮粉。例如,燕麦麸的可溶性纤维含量很高,可降低血液中的胆固醇含量。小麦、玉米和米糠富含不溶性纤维。食用含有凝胶形成纤维(如瓜尔豆胶)的普通食物会导致饱腹感增加,这可能是因为胃排空较慢。膳食纤维通常不能被人体消化系统消化,但可以通过肠道微生物菌群发酵。它们被分类为可溶性或可发酵纤维和不溶性纤维,其可以通过肠道微生物群发酵来膨胀。可溶性纤维是天然的水凝胶形成纤维,如果胶、树胶和黏液,而不溶性纤维是结构纤维,如纤维素、木质素和一些半纤维素。已知不溶性纤维通过发挥水凝胶效应来降低食欲,从而减少食物摄入,进而减缓富含能量的大分子物质的吸收。

在过去的 40 年中,临床试验测试了膳食纤维对减肥的健康益处。众所周知,尽管碳水化合物含量相同, 具有天然纤维的完整苹果比无纤维苹果汁有更好的效果。一些临床实验表明,高水平的纤维摄入量降低了餐内食物摄入量以及下一餐的食物摄入量。含有果胶的膳食导致胃排空延迟和饱腹感增强。最近的研究将饱食与食欲兴奋或厌食症(引起食欲不振)激素的变化联系起来;有超过 20 种肠道激素参与调节饮食行为,目前尚不清楚不同纤维对肠道激素分泌的影响。对关键肠道激素对不同类型和纤维种类的反应进行系统测量,可能会对我们的营养不良产生重要影响。

水凝胶形成纤维在不改善高密度脂蛋白部分的情况下, 在降低高密度脂蛋白胆固醇方面特别有效。葡萄糖耐量受损或明显的糖尿病也得到改善。这些效果可能部分与纤维的胶凝性质相关,以延迟吸收过程。其他高黏胶含量的膳食纤维来源(如燕麦),被证明可降低 LDL 胆固醇。增加黏性纤维的摄入会导致糖尿病患者空腹血糖水平逐渐降低。其原因尚不清楚,也不能通过吸收过程的延迟来解释。由于胰岛素水平降低,胰岛素抵抗也得到了缓解。分离的脂肪细胞对葡萄糖的摄取以及胰岛素敏感性和反应性都有提升的作用。

流行病学研究表明,膳食纤维摄入量,特别是全谷物或谷物纤维的摄入量,可以防止肥胖的发展。两项横向研究(包括超过 100 000 人)和四项前瞻性纵向研究(包括超过 100 000 人)表明,纤维摄入量与肥胖之间存在强烈的负相关关系。横向研究表明,高膳食纤维摄入水平的男性和女性体重增加或肥胖的风险降低了约 30%。这些研究囊括了各种各样的种族群体,具有广泛的适用性,因此可以证明纤维摄入量高的人群体重低于纤维摄入量低的人群[11,15,46,47]。

3.7 常用抗肥胖药用植物

茶叶:茶叶在古代作为药物使用,现在则成为一种受欢迎的饮品。根据茶叶的制作方式,可分为两大类:红茶和绿茶。绿茶的抗肥胖作用比红茶更强。在加工绿茶时,需要加热茶叶使酶失活,然后滚动、干燥(图3.1)。该过程为防止茶叶中某些活性物质被酶溶解,也防止某些活性化合物的氧化。茶叶的干燥还有助于在储存期间稳定茶叶中的化合物。绿茶含有被称为儿茶素的特征性多酚化合物,其中包括(−)-表没食子儿茶素没食子酸酯、(−)-表儿茶素没食子酸酯、(−)−表儿茶素、(−)-表没食子儿茶素。儿茶素占绿茶干重的30%~42%,而(−)-表没食子儿茶素没食子酸酯是儿茶素的主要形式(60%~65%)。茶叶还含有较少量的其他多酚,如槲皮素、山奈酚和杨梅素,以及生物碱,如咖啡因和可可碱。普通的绿茶饮料(如在250mL的热水中的2.5g茶叶)含有240~320mg儿茶素[48-60]。

正如上文所说的,绿茶对健康有益。有关绿茶的治疗潜力和健康功效的相关医学文献可达4000多篇,其中包括:减肥,降脂,治疗代谢综合征,预防心血管疾病、癌症和神经退行性疾病等。许多实验室和流行病学研究表明,绿茶中的多酚类化合物和儿茶素对健康有益。它们能有效降低体重和代谢综合征相关指标,以及降低糖尿病和心血管疾病的风险。值得一提的是,受试者只有每天的饮茶量超过3杯(600~900mg茶儿茶素)的情况下才能观察到这些有益的效果。

尽管有许多关于绿茶减肥作用的科学报道,但这些作用的基本机制仍有待阐明。不过,科学文献中说明了两个主要的机制:①茶叶中化合物在肠道中减少脂质和蛋白质的吸收,从而减少热量的摄入;②茶多酚激活骨骼肌、脂肪组织和肝脏中的AMP活化蛋白激酶。这两种机制的相对作用取决于茶和个人饮食的类型以及饮食条件。例如,红茶对减少营养物质吸收,特别是高脂肪饮食下,可能比其全身效应起更重要的作用,因为茶黄素和茶红素的生物利用度低。另一种可能性是这些大分子量的红茶多酚被降解形成较小分子量的代谢物,其可被吸收并对内脏器官表现出生物学效应。相关实验证据表明,目前仍处于缺乏状态(图3.2)[48-60]。

最近的研究表明,中等剂量的(−)-表没食子儿茶素没食子酸酯在小鼠中可以产生活性氧(ROS),激活Nrf-2介导的抗氧化过程和其他细胞保护酶。研究还发现,ROS可激活AMP的蛋白激酶。考虑到儿茶素动物研究中和人类代谢消耗的有效剂量,一个有趣的问题出现了:儿茶素的有益效果是否是源于中等剂量的(−)-表没食子儿茶素没食子酸酯的促氧化活性?这需要进一步的解释来确定中等剂量的(−)-表没食子儿茶素没食子酸酯和其他儿茶素是否通过它们的抗氧化活性,抑制消化其他酶,或通过它们作为氧化磷酸化的抑制剂或解耦联剂来降低细胞ATP水平,激活细胞AMP的蛋白激酶,从而发挥它们的促进健康作用。这一点仍需证实。

从健康的角度来看,一部分人每天可以饮用3~4杯茶,但有些人不行。绿茶,特别是当空腹大量饮用时,会引起胃肠系统的刺激。红茶相对来说更温和(刺激性更小),但有益的健康影响却较弱。由于已知的相关肝毒性报道,在使用含有高浓度茶提取物的膳食补充物时,应当慎重[48-61]。

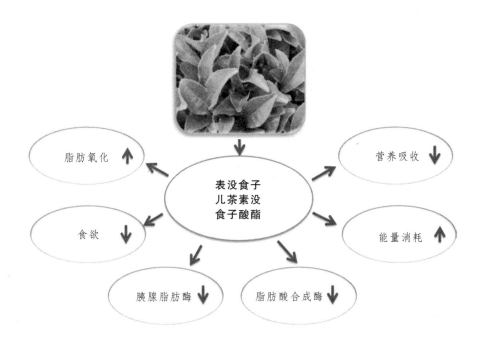

图 3.2 不同类型的茶(如绿茶和红茶)是脂肪酶抑制剂最广泛研究的材料。从茶叶中分离的各种多酚[如 L-表儿茶素、表儿茶素没食子酸酯(ECG)、表没食子儿茶素(EGC)和表没食子儿茶素没食子酸酯(EGCG)]显示出对胰腺脂肪酶活性的强烈抑制活性。这些多酚在其黄烷-3 -醇的聚合物中,它们的化学结构获得了没食子酰基修饰,可用于增强胰腺脂肪酶抑制作用。(见彩插)

　　橄榄(油橄榄):正如第 2 章中详细讨论的那样,橄榄叶和橄榄油作为地中海饮食的主要组成成分(图 3.3),已广泛用于传统医学中(见第 4 章和第 9 章)。目前,各种橄榄叶提取物作为天然产品使用,具有广泛的药理学作用,这些作用包括预防高血压、动脉粥样硬化、癌症、糖尿病和心血管疾病。橄榄叶、橄榄油中含有几种不同的化合物,统称为橄榄生物酚,对健康有益。最丰富的生物酚是橄榄苦苷,其次是较低浓度的毛蕊花苷、木樨草素、芦丁、儿茶素和羟基酪醇。据报道,向小鼠高脂饲料中加入橄榄苦苷可阻止体重增加并改善小鼠血液中的脂质构成。一些报道评估了橄榄叶提取物的生物学作用。例如,通过在高脂饮食诱导的小鼠模型中加入橄榄叶提取物来研究其体重减轻变化及其潜在机制,特别是橄榄叶提取物衍生物在脂肪发生和产热过程中的分子、生物化学作用机制。橄榄叶提取物显著降低了喂食高脂肪饮食引起的小鼠体重增加、内脏脂肪垫重量增加和血浆脂质水平升高。小鼠表达的这些抗肥胖作用基本上通过下调参与脂肪生成的分子的表达,以及上调高脂肪饮食小鼠的内脏脂肪组织中参与产热的分子的表达两种方式介导的。这些结果表明,橄榄叶提取物可能有助于对抗或预防肥胖[4,6-8,12,62]。

　　在最近的一项研究中,在新西兰的一项随机、双盲、安慰剂对照的交叉试验中,研究了橄榄苦苷和羟基酪醇对胰岛素敏感性以及心血管危险因素的影响。患有代谢综合征[BMI(28.0±2.0)kg/m²]风险的超重中年男性(n=46)随机接受橄榄叶提取物胶囊或安慰剂治疗 12 周,6 周后转为其他治疗。与安慰剂相比,橄榄叶提取物的补充与胰岛素敏感性提高 15%,而且胰

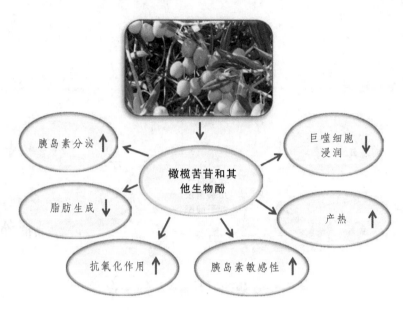

图 3.3 橄榄叶提取物的抗肥胖特性,是通过改善胰岛素敏感性和胰腺 β-细胞分泌能力,减少脂肪细胞生成和增加产热这几方面来介导的。(见彩插)

腺-β 细胞反应性也有 28% 的改善。橄榄叶提取物的加入也导致白细胞介素-6、IGFBP-1 和 IGFBP-2 的空腹水平增加。这些结果支持橄榄叶提取物的抗肥胖特性,是通过改善胰岛素敏感性和胰腺 β-细胞分泌能力来介导的[4,6,12,62-69]。

　　正如第 2、9 章所讨论的,药用植物协同效应的存在是一个传统的概念。许多科学研究表明,许多基于草药的疗法,通过两种或多种作用于单个或多个靶细胞和组织的植物化学物质的协同或附加机制发挥其预防和治疗作用。通过消除或减少与单一药物化合物占优势相关的副作用,这些协同或累加效应可能是有益的。相关研究报道了含有橄榄叶提取物的各种植物混合物与不同的抗肥胖草药的协同作用。例如,"Weighlevel"是 4 种植物的提取物的复方药物,不仅用于古希腊、阿拉伯和伊斯兰医学,也用于古欧洲医学。复方药物由羽衣草、木樨叶、长叶薄荷叶和枯茗籽组成。该复方药物表现出显著的抗氧化作用(10μg/mL),并且在用该复方药物喂养 4 周的鸡中有显著的体重减轻作用。此外,通过氧消耗增加量测定,在暴露于不同浓度的"Weighlevel"后,在大鼠肩胛间棕色脂肪组织中观察到产热增加 3 倍。此外,在 80名体重指数(BMI)为 $30.67\pm2.14(kg/m^2)$ 的人类志愿者中进行了临床研究。要求受试者继续他们的日常饮食,但每天仅吃 3 餐,并在每餐前 30 分钟服用 1 片"Weighlevel"片剂,持续 3 个月。所有受试者都能很好地耐受"Weighlevel",并且没有报道不良反应。

　　研究期间,这些受试者可观察到进行性和显著的体重减轻。与 BMI 高于 $30kg/m^2$(肥胖)的人相比,BMI 为 $25\sim30kg/m^2$(超重)的人体重减轻程度较高。3 个月后,超重组和肥胖组 BMI 分别由 $(28.5\pm1.2)kg/m^2$ 和 $(32.1\pm1.8)kg/m^2$ 降至 $(24.5\pm1.4)kg/m^2$ 和 $(27.5\pm2.2)kg/m^2$ [4,6,12]。

　　"Weighlevel"中的 4 种植物的组合可以增加棕色脂肪细胞的饱和与产热。羽衣草中的酚类物质是其含量最高的鞣质,可以在寒冷环境中增加代谢率;其黄酮类物质可调节消化酶并具有心脏保护作用。橄榄叶提取物除促进代谢外,还具有抑制肠道葡萄糖吸收的作用,从而具有降血糖和降血脂的作用。因此,橄榄叶可减少脂肪负荷和循环脂肪水平。据报道,欧薄荷可以松弛胃平滑肌,并增加胃排空和促进食物在整个消化系统中的通过;枯茗籽可通过刺激胃肠黏膜和胰腺消化酶来提高葡萄糖利用率,降低血糖,促进消化[4,6,12,62-68]。

橄榄叶提取物也存在于许多用于治疗肥胖相关疾病(如高脂血症和糖尿病)的草药复方制剂中。例如,"Cholevel"是枇杷叶和橄榄叶的干燥提取物的固定组合。在具有高脂血症状的41 名志愿者中进行的双盲随机、双临床研究中评估了"Cholevel"的降血脂特性,志愿者分为3 组。他们继续通常的饮食和药物治疗,并评估"Cholevel"3 个月的疗效和耐受性。第 1 组包括 12 名接受固定剂量的他汀类药物并对药物没有不良反应的人,他们每天还服用 1×3 片"Cholevel"片剂。第 2 组包括 20 名志愿者,每天仅服用 1×3 片 Cholevel 片剂。第 3 组(对照组)包括 9 名志愿者,每天服用 1×3 片安慰剂片剂。所有受试者均能很好地耐受"Cholevel",并且没有报告副作用。在服用"Cholevel"3 个月后,第 1 组和第 2 组的胆固醇水平分别显著降低了 24%和 14.3%,并观察到 LDL 和甘油三酯水平降低和 HDL 水平的增加。这些结果证明了"Cholevel"的安全性、耐受性和功效,且对胆固醇的吸收和产生具有双重抑制[67,69]。

姜黄(郁金根茎):其是一种常用的香料,因其在印度和中国医药中有良好的效果而备受好评。姜黄(图 3.4)因其抗炎和促进健康的特性而久负盛名。姜黄药用价值归因于活性化合物姜黄素,因其抗炎、抗血管生成、抗氧化、促进伤口愈合和抗癌特性而被广泛研究。姜黄素是从姜黄中分离出来的成分之一,其在治疗肥胖和肥胖相关代谢紊乱方面有潜在疗效,目前正在被广泛研究中。姜黄素是姜黄的主要抗炎和有益成分之一,占大多数姜黄制剂的 2%~8%。

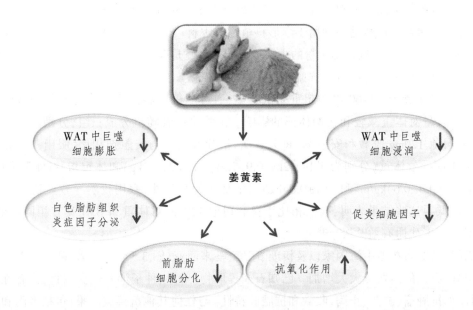

图 3.4 姜黄素对肥胖患者脂肪组织的影响。姜黄素可抑制前脂肪细胞分化,抑制巨噬细胞膨胀及其在白色脂肪组织(WAT)浸润,抑制 WAT 炎症性细胞因子分泌,促进细胞保护、抗氧化表达等多种作用。(见彩插)

实验证据表明,姜黄素可以促进体重减轻并减少肥胖相关疾病发生率。随着肥胖是以代谢性炎症为特征的发现,姜黄素中具有抗炎活性的植物化学物质正在被深入研究。最近的科学研究表明,姜黄素直接与白色脂肪组织相互作用,以抑制慢性炎症。服用姜黄素能调节局部和全身靶标以抑制炎症,抑制前脂肪细胞分化,并激活有效的细胞抗氧化剂。许多科学证据表明,肥胖会促进代谢性炎症,导致代谢功能障碍,加剧胰岛素抵抗的恶化,以及加深 2 型糖尿病的症状。

姜黄素可以通过多种细胞和分子途径治疗炎症。这些包括转录因子(NF-jB、AP-1)、生长和分化因子(Wnt10b)、促炎细胞因子(TNF-α、IL-1β 和 IL-6)、促分裂素原活化蛋白激酶和 AMP 蛋白激酶,以及其他复杂的调控系统。姜黄素还可以抑制脂肪组织中的炎症反应。抑制作用如下:抑制巨噬细胞的侵袭,抑制由促炎介质诱导的 NF-κB 活化,抑制包括 TNF-α、MCP-1 和 PAI-1 在内的促炎性脂肪细胞因子的表达,并诱导脂联素的表达。脂联素是由脂肪细胞产生的主要抗炎介质。姜黄素还通过抑制前脂肪细胞分化来抑制成熟脂肪细胞大量生成。该过程的潜在分子途径可能是通过白色脂肪组织内激活的 Wnt 信号通路传导,其中 β-联蛋白依赖性抑制 C/EBPA 和 PPARC,其是脂肪细胞分化所必需的转录因子。在其他组织中,姜黄素诱导 Nrf2 的核转位和活化,而 Nrf2 是多种抗氧化剂表达所必需的关键调节转录因子。姜黄素还着影响脂肪组织中能量代谢产物 SIRT1 介导的胞内调节因子的寿命。SIRT1 在脂肪组织中起作用以防止炎症。

总之,姜黄素可以对肥胖患者体内的白色脂肪组织产生影响。姜黄素在细胞和生物分子水平上抑制肥胖介导的炎症途径,并改善全身炎症、高血糖和胰岛素抵抗。姜黄素通过调节多个靶点进而抑制脂肪生成、抑制慢性低度炎症的发展和增强细胞抗氧化防御。通过这些不同的机制,姜黄素可以减轻肥胖程度,并减少肥胖对健康的不良影响[15,24,28,70,71]。

孜然(孜然芹):孜然是一种属于伞形科植物的香料。孜然及其产品可用于食品调味和香料。孜然粉末是许多香料和咖喱粉的主要成分。枯茗醛是孜然的主要活性化合物,具有许多药理作用,包括抗过敏、抗氧化、抗血小板聚集和降血糖。

在 78 名年龄为 18~60 岁的超重受试者中,通过随机、双盲、安慰剂对照临床试验评估了孜然摄入量对体重减轻和代谢体征的影响。试验将患者随机分成三组,分别给予孜然胶囊、奥利司他 120mg 胶囊和安慰剂,每天 3 次,治疗 8 周。与安慰剂相比,服用孜然和奥利司他 120mg 导致体重(分别为 1.1±1.2kg、0.9±1.5kg 和 0.2±1.5kg)和体重指数[分别为(0.4±0.5)kg/m²、(0.4±0.6)kg/m² 和(0.1±0.6)kg/m²]显著下降。此外,服用孜然导致血清胰岛素浓度显著降低。这些结果表明,孜然相比于奥利司他 120mg 对体重和 BMI 具有相同的效果,并且对胰岛素代谢有益[15,24,28,72]。

石榴:其遍布在地中海国家以及伊朗、印度、马来西亚(图 3.5)。多年来,基于相关证据的药用益处,石榴的消费量大大增加。已知石榴提取物(果汁、种子油和花提取物)具有许多药理活性,如抗肿瘤、抗菌、止泻、收敛和抗肥胖特性。与任何其他蔬菜或水果(包括多酚和类黄酮)相比,这些石榴产品具有非常强的抗氧化作用。石榴含有一系列可能用于治疗肥胖、糖尿病和心血管疾病的化学物质[73,74]。

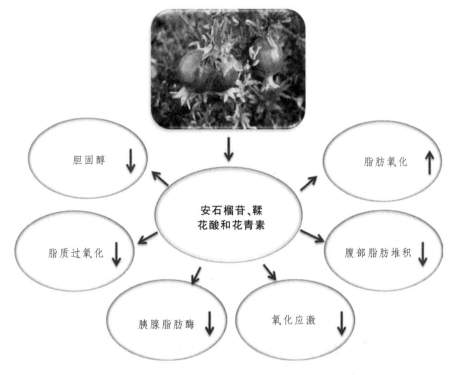

图 3.5　石榴及其提取物的有益作用及抗肥胖机制。(见彩插)

目前的研究已提出了不同的生物化学和细胞生物学机制来解释石榴中发现的不同化合物的抗肥胖特性。这些特性包括减少能量摄入,通过抑制胰腺脂肪酶、氧化应激和炎症反应来降低膳食脂肪在肠道的吸收。一些研究表明,石榴的抗肥胖作用是通过抑制能量摄入和抑制脂肪酶的活性来介导的。肥胖小鼠比正常小鼠从肠道摄入更多的甘油三酯,只有在胰腺脂肪酶消化后,膳食脂肪才能直接从肠道吸收。在能量摄入方面,石榴提取物的抗肥胖作用类似于奥利司他。奥利司他是一种经临床证明的药物,能抑制胰腺脂肪酶,减少血液中膳食脂肪的吸收,增加粪便中脂肪的排泄。此外,石榴衍生的活性化合物(鞣花酸和单宁酸)通过减少体外胰腺脂肪酶活性和增加粪便脂肪排泄率来治疗高脂血症。一些动物实验模型的研究表明,石榴提取物也可以像西布曲明(一种减少食欲的药物)一样起作用。所观察到的肥胖动物食欲降低作用的机制尚不清楚,需要进一步证实。类似的现象已出现在不同的动物模型。例如,与未经治疗的动物相比,连续 14 周食用石榴籽油(61mg/d)配合高脂肪饮食,将会导致体重减轻,瘦素、胰岛素降低和脂联素增加。由于瘦素和脂联素与体重密切相关,瘦素–脂联素途径似乎介导了体重的减轻[74-77]。

石榴衍生物安石榴苷、鞣花酸和花青素的抗氧化性能一直是体外和动物研究的对象。众所周知,这些酚类化合物可以清除活性自由基和抑制脂质过氧化[100,101]。石榴提取物和果汁是有效增加血管内皮型一氧化氮合酶和血浆一氧化氮水平的物质,进而增加体乙酰胆碱对外循环动脉的反应,从而证明其在代谢综合征中的临床应用。此外,受试者在连续饮用 1 年的石榴汁后,HDL 和 LDL 氧化水平得到了降低。在 2008 年的一项对 30 名代谢综合征青少年进行的随机对照临床试验中,一组服用天然葡萄汁,另一组服用石榴汁 1 个月。这项研究显示,受试者血管内皮功能得到改善,表明肥胖患者食用富含抗氧化剂的饮食的重要性[74,77-79]。

炎症和氧化应激在肥胖症的发展中起关键作用。因此,饮食方面,除了低热量饮食外,高抗氧化能力是用于治疗和预防肥胖的关键。如上所述,肥胖是一种低度慢性炎症状态,已知石榴衍生化合物具有良好的抗炎和抗氧化作用,以及与脂质和碳水化合物代谢相关的其他活动。肥胖与脂肪细胞源性炎症介质有关,其中白细胞介素-6(IL-6)通过多种途径对代谢产生影响。已证实,石榴衍生化合物通过减少 IL-6 产生,从而调节各种脂肪组织特异性基因,提高胰岛素敏感性,降低甘油三酯释放的表达,并下调脂蛋白脂肪酶活性[74]。

有迹象表明,人类肠道微生物群与健康以及各种病理条件的发展有关。有益的细菌,称为益生菌,如乳酸杆菌和双歧杆菌,它们可以建立阻止病原体渗透的屏障,防止食物过敏和癌症,刺激先天免疫系统,产生各种维生素,使矿物质增加生物利用度,促进胆固醇和脂质的代谢。因此,有益菌和有害菌之间的不平衡会导致慢性或急性肠道疾病,并与糖尿病、衰老、癌症、肥胖和各种神经疾病的发展有关。膳食成分通过促进第一类肠道菌群的生长和消耗,维持"有益"和"有害"肠道菌群之间的平衡。众所周知,石榴中有益健康的主要成分是鞣花单宁酸类,主要是安石榴苷和鞣花酸。在小肠的 pH 值水平上,安石榴苷可水解产生鞣花酸。食用石榴制品可提高大肠中鞣花单宁的浓度,而在大肠中鞣花单宁与复杂的肠道菌群相互作用。石榴副产物和安石榴苷在体外可抑制致病性梭菌、铜绿假单胞菌和金黄色葡萄球菌的生长。研究还发现,在接触石榴副产物后,益生菌乳酸杆菌和大多数双歧杆菌没有受到影响,而短双歧杆菌和婴儿双歧杆菌的生长则会显著增加,在接种人类粪便菌群的培养基中产生的短链脂肪酸也是显著增加。因此,使用益生菌控制肠道微生物群可能为不同疾病提供潜在的预防和治疗,包括肥胖[74,77-79]。

柑橘类水果(芸香科):脐橙、柠檬、葡萄柚是这类水果中最具代表性和价值的水果(图 3.6)。柠檬中含有许多重要的植物化学物质,包括酚类化合物(主要是类黄酮)、营养物质和非营养素(维生素、矿物质、食物纤维、精油和类胡萝卜素)。二氢黄酮苷、黄酮苷和甲氧基黄酮是柑橘类水果的主要黄酮类化合物。柠檬果实中的黄酮类化合物是柠檬苷、橙皮苷等黄酮类化合物。这些化合物在柠檬果实中分布不均。圣草次苷和橙皮苷主要存在于柠檬汁液中,种子中同样含有橙皮苷,而果皮中含有新圣草苷、新橙皮苷和柚皮苷。各种科学报道表明,这些化合物通过其抗氧化活性来发挥抗炎、抗癌和抗病毒特性。此外,各种动物和临床研究表明,这些黄酮类化合物对脂质和葡萄糖代谢产生一定影响。橙皮苷和柚皮苷及其苷元通过抑制实验动物体内负责合成胆固醇和甘油三酯的肝酶活性而降低血浆肝胆固醇和甘油三酯水平。其他研究表明,橙皮苷和柚皮苷通过调节胆固醇和脂肪酸代谢,影响葡萄糖调节酶基因表达,改善 2 型糖尿病动物的高脂血症和高血糖水平。此外,柚皮苷通过增强小鼠参与过氧化物酶体 β 氧化酶的基因表达增加肝脂肪酸氧化水平。近期一项动物实验研究了柠檬皮多酚对高脂饮食诱导的小鼠肥胖的影响。他们通过增加过氧化物酶体 β 氧化来抑制体重增加和体脂积累,这一过程可能通过上调肝脏中 PPARα 的 mRNA 水平来介导。此外,柠檬皮多酚还显著改善了血清胰岛素、葡萄糖和瘦素水平,从而改善了胰岛素抵抗。此外,补充柠檬多

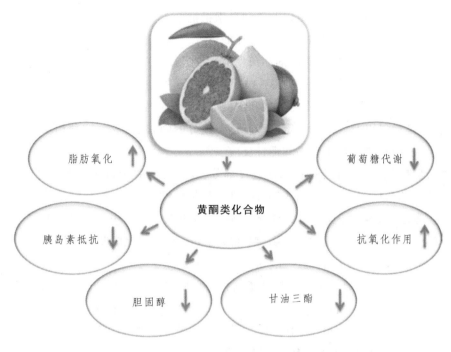

图 3.6 柑橘及其化合物的减肥作用及其机制。(见彩插)

酚可以通过调节脂质代谢和预防代谢综合征来预防或改善肥胖和胰岛素抵抗这种典型的与生活方式相关的由高脂肪饮食引起的疾病[80,81]。

　　许多研究表明,增加葡萄柚的摄入量可以预防肥胖、糖尿病和心血管疾病。诺卡酮是柚子的主要成分,通过刺激参与能量代谢调节的丝氨酸和苏氨酸激酶——腺苷酸活化蛋白激酶(AMPK),激活能量代谢,预防饮食诱导的肥胖。因此,AMPK 有望为开发新的抗肥胖和抗代谢综合征药物提供分子靶点。诺卡酮可提高 C2C12 细胞 AMPK 活性、AMP/ATP 比值、AMPK 磷酸化和乙酰辅酶 A 羧化酶活性。诺卡酮诱导的 AMPK 活化可能是由肝激酶 B1 (LKB1)和钙、钙调素依赖性蛋白激酶介导的。诺卡酮能显著提高小鼠肝脏和肌肉中的 AMPK 活性,并伴有 LKB1、AMPK 和乙酰辅酶 A 羧化酶磷酸化。诺卡酮还能促进全身代谢。长期摄入含 0.1%~0.3%诺卡酮的饲料,可显著降低 C57BL/6J 小鼠的体重增加、腹部脂肪堆积以及高血糖、高胰岛素和高瘦素血症的发展。这些发现表明,长期食用诺卡酮有助于预防肥胖和改善身体动能,其作用至少部分归因于通过激活 AMPK 活性增强了能量代谢[80,81]。

　　一项将肥胖患者(n=91)随机分为 4 组的临床研究,评估了葡萄柚和葡萄柚制品对体重和代谢综合征的影响。患者被分为 4 组:服用安慰剂胶囊和 207mL 苹果汁组(安慰剂组);服用葡萄柚胶囊和 207mL 苹果汁组 (葡萄柚胶囊组);服用 237mL 葡萄柚汁和安慰剂胶囊组 (葡萄柚汁组);服用安慰剂胶囊的新鲜葡萄柚组(鲜柚组),每天三餐前服用。结果表明:12 周后,鲜柚组减重 1.6kg,葡萄柚汁组减重 1.5kg,葡萄柚胶囊组减重 1.1kg,安慰剂组减重 0.3kg。对 4 个治疗组中代谢综合征患者的二次分析显示,与安慰剂组相比,鲜柚组、葡萄柚胶囊组和葡萄柚汁组的体重明显减轻。与安慰剂组相比,鲜柚组的葡萄糖后 2 小时胰岛素水平也显著降低。此外,新鲜葡萄柚可以改善胰岛素抵抗[80-82]。

尽管葡萄柚汁和葡萄柚制品对健康有潜在的益处,但它们的摄入也与某些药物的相互作用有关,包括抗组胺药、钙通道阻滞剂和免疫抑制剂。而这些相互作用的主要途径是通过呋喃香豆素类化合物抑制细胞色素 P450 3A4 活性来介导的。这种抑制作用导致作为底物的药物的生物利用度增加。相互作用的机制和程度取决于葡萄柚制品中呋喃香豆素和类黄酮的浓度、果汁的消耗量以及人体内特定酶和转运体成分的固有变异性。这种相互作用的临床意义,也取决于所用药物的给予顺序和毒性反应[80-83]。

迷迭香(迷迭香属):一种芳香植物的表皮部分,以其苦涩的味道而闻名,在世界各地都被用作烹饪香料和药用。迷迭香(图 3.7)含有许多生物活性化合物,如抗氧化成分鼠尾草酸和迷迭香酸。迷迭香中的其他活性化合物有单萜、二萜和酚类。其中主要多酚类物质是咖啡酸衍生物,如迷迭香酸及其水解代谢产物(咖啡酸酯、dα-羟基二氢咖啡酸、绿原酸)。传统医学中,迷迭香被用于治疗肾绞痛、痛经症状和呼吸系统疾病。

迷迭香具有促进减肥的效果。在喂高脂饲料的小鼠中,用迷迭香叶提取物以 200mL/kg 体重的剂量给药 4 周,可显著减轻体重(约 64%),并减少脂肪(约 57%)。其他研究也表明,在喂高脂饲料的 C57BL/6J 小鼠中,用 20% 鼠尾草酸代替迷迭香提取物(500mg/kg),与未喂高脂饲料的小鼠相比,体重减轻了 69%。据报道,迷迭香主要抗肥胖机制是,在不减少食物的摄入的情况下,促进人体从粪便排泄脂肪,并且与其抗肥胖作用一致的是,迷迭香可以抑制激素敏感脂肪酶和胰腺脂肪酶的活性。与激素敏感性脂肪酶(IC50:95.2μg/mL)相比,迷迭香提取物对胰腺脂肪酶(IC50:13.8μg/mL)的抑制作用更强,这说明迷迭香提取物对第

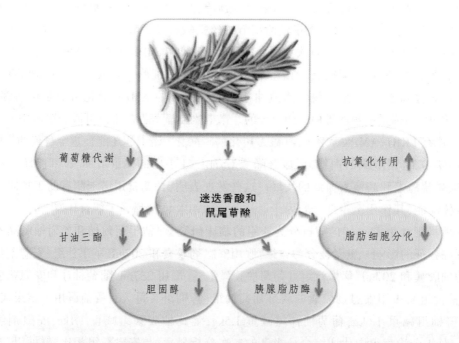

图 3.7　迷迭香及其化合物的有益效果和抗肥胖机制。(见彩插)

一种脂肪酶的亲和力更强。迷迭香另一个抗肥胖机制是抗脂肪生成。5μg/mL 的鼠尾草酸就具有抑制 3T3-L1 前脂肪细胞的分化的作用。这种抑制伴随有丝分裂克隆扩增的阻滞。与对照组相比，以 20%鼠尾草酸为标准的迷迭香叶提取物还降低了肥胖小鼠72%的血糖水平和 68%的总胆固醇水平；20~57 岁的男性和女性每天食用 10g 迷迭香叶粉 4 周，可显著降低空腹血糖(18%)、总胆固醇(34%)、低密度脂蛋白(34%)、甘油三酯(29%)和丙二醛(36%)。这些结果表明，迷迭香是肥胖症及其改善代谢体征的一个很好的天然替代品[15,24,83]。

生姜(姜科)：其作为药用植物在中国、印度、阿拉伯、希腊，以及伊斯兰传统医学中被广泛应用(图 3.8)。生姜被用来治疗各种疾病，包括肌肉疼痛、喉咙痛、痉挛、便秘、关节炎、风湿、高血压、痴呆、消化不良、呕吐、发烧和传染病。目前，人类对生姜的研究有了崭新的方向，一些旨在分离生姜有效成分的科学报道以及生姜有效成分的化学和药理特性的研究层出不穷。生姜及其活性成分的主要药理作用有抗氧化、抗肿瘤、抗炎、免疫调节、抗凋亡、抗血糖和抗血脂等。

生姜中的甲醇提取物可显著降低果糖引起的脂质浓度、体重、高血糖和高胰岛素血症的增加。与乙酸乙酯提取物相比，甲醇提取物含有更高浓度的 6-姜辣素[6]。结果表明，与乙酸乙酯提取物相比，甲醇提取物对果糖诱导的高脂血症伴胰岛素抵抗的作用更大。6-姜辣素活性的程度似乎与用生姜的甲醇和乙酸乙酯提取物进行 8 周的剂量依赖性治疗有关。这表明，生姜显著降低了硫代葡萄糖诱导的小鼠肥胖，进一步降低了葡萄糖水平并提升了胰岛素水平。有证据显示，生姜能显著改善动物胰岛素敏感性。最近，我们在链脲佐菌素诱导的糖尿病大鼠中研究了生姜水提物(每日 500mg/kg，腹腔，7 周)的降糖作用，并从空腹大鼠血清中测定血糖、胆固醇、甘油三酯水平。链脲佐菌素注射的大鼠出现高血糖并伴有体重减轻。生姜剂量为 500mg/kg

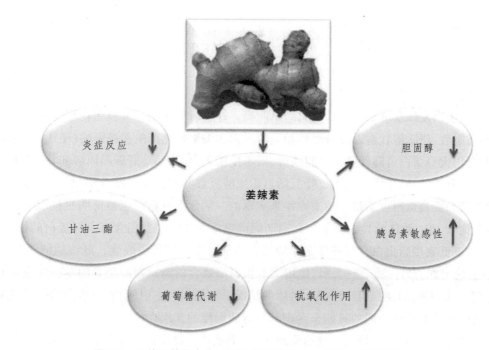

图 3.8　生姜及其化合物的有益作用和抗肥胖机制。(见彩插)

时，与对照组相比，生姜能显著降低糖尿病大鼠的血糖、胆固醇和甘油三酯水平。生姜同时也导致尿蛋白水平显著降低。此外，服用生姜提取物的糖尿病大鼠在治疗期间维持其初始体重。链脲佐菌素诱导的糖尿病大鼠在服用生姜期间饮水量和尿量都有显著降低。这些结果证实了先前的报道，即生姜具有降血糖、降胆固醇和降血脂的潜力。此外，生姜对糖尿病大鼠的蛋白尿和体重下降有明显的逆转作用。因此，生姜可能有助于控制糖尿病相关并发症对人类的影响[15,24,83,84]。

大豆：其是一种原产于东亚的豆科植物，因其具有多种用途而被广泛种植。一些科学研究指出，大豆在疾病治疗和预防中对健康有益，包括抗肥胖、抗糖尿病，以及低甘油三酯、低胆固醇和抗癌特性。众所周知，大豆及其制品中含有多种异黄酮类物质，如染料木素、甘氨酸和大豆苷元。其中染料木素是大豆中含量最丰富、研究最为广泛的异黄酮。异黄酮，又称植物雌激素，是一组具有雌激素活性的二元组分子（又称植物雌激素），在许多豆类、谷物和蔬菜中都有少量发现。目前，大豆是迄今为止人类饮食中异黄酮最集中的来源。如第 4 章中所讨论的一样，有证据表明，大豆异黄酮和蛋白质可以改善脂质及其代谢谱，减少胰岛素分泌，并防止胰岛素抵抗（图 3.9）。1999 年，FDA 批准了每天食用 25g 大豆蛋白（约 50mg/d，异黄酮）可能降低心脏病风险的这一提案。一项横向研究发现，摄入染料木素与代谢综合征标志物（包括体重、腰围、体重指数和人体总脂肪量）之间存在显著的负相关关系。用异黄酮（150mg/kg 和 450mg/kg）治疗肥胖大鼠可显著降低其肥胖程度、血清 IL-6 和 TNF-α 水平、抵抗素水平以及抗炎脂联素水平。这些发现表明，大豆异黄酮可改善胰岛素敏感性，抑制脂肪组织炎症[85-87]。大豆异黄酮的抗炎作用和心血管作用将在第 4 章中讨论。

除了异黄酮，大豆蛋白（36%~56%）被认为是完美的蛋白质，因为其含有大量的必需氨基酸，营养价值大致相当于动物蛋白。因其与异黄酮有关，大豆蛋白在植物源性蛋白质中是独一无二的。一些体外、动物以及临床研究证据都支持大豆蛋白减肥特性。对动物和人类的几项营养干预研究表明，食用大豆蛋白除了降低血浆胆固醇和甘油三酯外，还可以减轻体重和降低脂肪质量。在肥胖动物模型中，摄入大豆蛋白也可减少体内脂肪堆积并改善胰岛素抵抗，这证实了其减肥特性与人类是相同的[85-87]。

大豆蛋白发挥其减肥作用的机制尚不明确。许多研究表明，大豆蛋白可能对胰岛素抵抗、脂肪吸收、脂肪酸代谢以及与肥胖相关的激素和细胞变化产生积极影响（图 3.9）。有证据表明，食用大豆蛋白可降低血清总胆固醇、低密度脂蛋白胆固醇、肝脏胆固醇和甘油三酯。动物实验研究表明，降脂作用是通过降低肠道胆固醇吸收和增加胆汁酸分泌，从而降低肝脏胆固醇含量和提高低密度脂蛋白的去除率来实现的。膳食大豆蛋白也被证明直接影响肝脏胆固醇代谢和 LDL 受体活性。例如，在高胆固醇血症大鼠中，食用含有大豆蛋白的饮食后，VLDL（极低密度脂蛋白）与肝细胞膜的结合增加，表明肝代谢改变、肝细胞清除 LDL 和 βVLDL 的增加。另一项研究表明，使用大豆蛋白酶饮食的高胆固醇患者的单核细胞对 LDL 的降解持续增强，即使在胆固醇摄入增加的情况下也是如此。因此，大豆蛋白似乎通过调节胆固醇的吸收和代谢不同的机制来发挥其降低胆固醇的作用[85-90]。

此外，大豆蛋白可能影响肝脏的脂肪生成。其还能降低血浆浓度尤其是大鼠肝脏中甘油

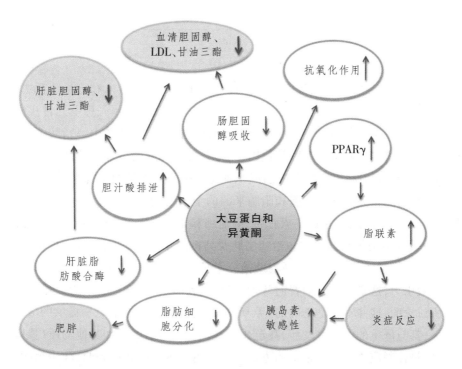

图 3.9 大豆蛋白和异黄酮对肥胖和肥胖相关疾病的影响。PPARγ 是过氧化物酶体增殖物激活受体 γ, 参与正常脂肪细胞的分化。

三酯的浓度。这些作用与肝产脂酶的活性显著降低有关, 特别是葡萄糖-6-磷酸脱氢酶、苹果酸酶、脂肪酸合酶以及乙酰辅酶 A 羧化酶(生物合成长链脂肪酸的关键酶)。也有实验证据表明, 大豆蛋白能通过激活过氧化物酶体增殖物激活受体(PPAR)来改善胰岛素抵抗和脂质水平, 而 PPAR 是调节葡萄糖稳态、脂代谢和脂肪酸氧化的基因表达的核转录因子。高异黄酮大豆蛋白饮食可改善肥胖大鼠的糖耐量、胰岛素抵抗、肝胆固醇和甘油三酯浓度。在细胞培养研究中, 这些研究者进一步表明, 含有大豆提取物和大豆异黄酮的饮食增加了 PPAR 的基因表达, 提示大豆蛋白对葡萄糖和脂质代谢的有益作用可能通过 PPAR 激活介导。更有近期的研究显示, 大豆蛋白降低了大鼠肝脏三酰甘氨酸水平和附睾脂肪组织重量。这些变化与脂肪酸氧化中涉及的几种骨骼肌酶的活性和 mRNA 水平增加有关, 以及 PPARγ 共激活因子 1α(PGC1α)PGC1α 和 PPARα mRNA 水平相关。大豆蛋白的摄入似乎通过激活 PPAR 途径刺激骨骼肌脂肪酸氧化, 从而降低体脂肪的积累[85,90,91]。

大豆蛋白作用的另一个可能的作用机制是刺激脂联素。脂联素是由脂肪细胞产生的一种细胞因子, 在调节脂肪细胞分化和分泌功能以及提高胰岛素敏感性方面起关键作用。在肥胖患者的血浆中, 脂联素的水平一般都比正常人低。有报道显示, 饮食中大豆蛋白和异黄酮的摄入与 Wistar 大鼠血浆脂联素浓度的增加有关, 这表明大豆蛋白可能调节脂联素的产生[85,943]。

结论

　　肥胖源于组织和器官水平的代谢变化;这些变化导致能量摄入和能量消耗之间的不平衡,进而导致脂肪组织中脂肪堆积增加。这样的脂肪堆积会使人预先患上几种疾病,如 2 型糖尿病、系统性高血压、心血管疾病、血脂异常、动脉粥样硬化和脑卒中。脂肪组织作为重要的内分泌器官,分泌多种激素和多种趋化因子,参与炎症和肿瘤微环境的调节。肥胖期间过度的脂肪扩张会导致脂肪功能障碍和炎症,从而增加促炎症因子的系统水平。来自脂肪组织的细胞,例如与癌症相关的脂肪细胞和脂肪来源的干细胞,进入癌症微环境以增强促肿瘤作用。肥胖引起的代谢紊乱,包括胰岛素抵抗、高血糖和血脂异常,可进一步影响肿瘤的生长和发展。虽然饮食和运动仍然是预防和治疗肥胖及其相关并发症的推荐方法,但植物药物可能在控制肥胖发病机制的某些方面起到辅助治疗干预的作用。基于植物药物的减肥产品对消费者特别有吸引力,这是因为人们普遍认为,植物是天然的,是安全有效的。然而,正如本章和第 2 章所讨论的,这并不总是正确的。众所周知,这些在互联网上免费提供的减肥产品,在许多情况下,都与严重的健康并发症,甚至死亡有关。在产品中添加其他物质(掺假)是一个主要问题,质量控制应被视为最重要的方面之一。越来越多的证据表明,药用植物可以通过5 个基本机制发挥减肥作用:控制食欲、刺激产热和脂质代谢、抑制胰腺脂肪酶活性、防止脂肪生成和促进脂肪分解。然而,大多数已发表的证据仅仅来自体外或动物研究。因此,在临床研究中,迫切需要检验植物药物疗法的有效性和安全性。

参考文献

1. Padwal R, Li SK, Lau DCW (2003) Long-term pharmacotherapy for overweight and obesity: a systematic review and meta-analysis of randomized controlled trials. Int J Obes 27:1437–1446
2. Billington CJ, Epstein LH, Goodwin NJ et al (2000) Overweight, obesity, and health risk. Arch Intern Med 160:898–904
3. Atkinson RL (2014) Current status of the field of obesity. Trends Endocrinol Metab 25:283–284
4. Said O, Khalil K, Fulder S, Marie Y, Kassis E, Saad B (2009) A double blinded- randomized clinical study with "weighlevel", a combination of four medicinal plants used in traditional Greco-Arab and Islamic medicine. Open Complement Med J 1:100–115
5. Kadan S, Saad B, Sasson Y, Zaid H (2015) Cytotoxic, antidiabetic and chemical composition and of Ocimum basilicum, 196, 1:1066–1074
6. Saad B, Zaid H, Said O (2013) Tradition and perspectives of diabetes treatment in Greco-Arab and islamic medicine. In: Watson RR, Preedy VR (eds) Bioactive food as dietary interventions for diabetes. Academic Press, San Diego, pp 319–326
7. Zaid H, Saad B (2013) State of the art of diabetes treatment in Greco-Arab and islamic medicine. In: Watson RR, Preedy VR (eds) Bioactive food as dietary interventions for diabetes. Academic Press, San Diego, pp 327–337
8. Badran M, Laher I (2011) Obesity in arabic-speaking countries. J Obesity ID 2011:686430. doi:10.1155/2011/686430
9. Hossain P, Kawar B, El-Nahas M (2007) Obesity and diabetes in the developing world, a growing challenge. J N Engl Med 356:213–215
10. Ferraro KF, Su Y, Gretebeck RJ, Black DR, Badylak SF (2002) Body mass index and disability in adulthood: a 20-year panel study. Am J Public Health 92:834–840

11. Rayalam S, Della-Fera MN, Baile CA (2008) Phytochemicals and regulation of the adipocyte life cycle. J Nutr Biochem 19:717–726

12. Said O, Saad B, Fulder F, Khalil K, Kassis E (2008) Weight loss in animals and humans treated with 'weighlevel', a combination of four medicinal plants used in traditional arabic and islamic medicine. eCAM 2008. doi:10.1093/ecam/nen067

13. Mohamed GA, Ibrahim SR, Elkhayat ES, Salah El Dine RS (2014) Natural anti-obesity agents. Bulletin of Faculty of Pharmacy Cairo University 52:269–284

14. Saad B, Azaizeh H, Said O (2005) Tradition and perspectives of Arab herbal medicine: a review. eCAM 2:475–479

15. Seyedan A, Alshawsh MA, Alshagga MA, Koosha S, Mohamed Z (2015) Medicinal plants and their inhibitory activities against pancreatic lipase: a review. eCAM 2015, Article ID 973143, 13 pages. http://dx.doi.org/10.1155/2015/973143

16. Chantre P, Lairon D (2002) Recent findings of green tea extract AR25 (exolise) and its activity for the treatment of obesity. Phytomedicine 9:3–8

17. Atkinson TJ (2008) Central and peripheral neuroendocrine peptides and signalling in appetite regulation: considerations for obesity pharmacotherapy. Obes Rev 9:108–120

18. Naslund E, Hellstrom PM (2007) Appetite signaling: from gut peptides and enteric nerves to brain. Physiol Behav 92:256–262

19. Murphy KG, Bloom SR (2006) Gut hormones and the regulation of energy homeostasis. Nature 444:854–859

20. Lairon D, Lafont H, Vigne JL, Nalbone G, Leonardi J, Hauton JC (1985) Effect of dietary fibers and cholestyramine on the activity of pancreatic lipase in vitro. Am J Clin Nutr 42:629–638

21. Yang CS, Zhang J, Zhang L, Huang J, Wang Y (2016) Mechanisms of body weight reduction and metabolic syndrome alleviation by tea. Mol Nutr Food Res 60:160–174

22. Van Heerden FR (2008) Hoodia gordonii: a natural appetite suppressant. J Ethnopharmacol 119:434–437

23. Vermaak I, Hamman JH, Viljoen AM (2011) Hoodia gordonii: an up-to-date review of a commercially important anti-obesity plant. Planta Med 77:1149–1160

24. Sahib NG, Saari N, Ismail A, Khatib A, Mahomoodally F, Abdul Hamid A (2012) Plants' metabolites as potential antiobesity agents. ScientificWorld J. Article ID 436039. doi:10.1100/2012/436039

25. Kuriyan R, Raj T, Srinivas SK, Vaz M, Rajendran R, Kurpad AV (2001) Effect of Caralluma fimbriata extract on appetite, food intake and anthropometry in adult men and women. Appetite 48:338–344

26. Murray CDR, Le Roux CW, Emmanuel AV et al (2008) The effect of khat (Catha edulis) as an appetite suppressant is independent of ghrelin and PYY secretion. Appetite 51:747–750

27. Ohio SE, Awe SO, LeDay AM, Opere CA, Bagchi D (2001) Effect of hydroxycitric acid on serotonin release from isolated rat brain cortex. Res Commun Mol Pathol Pharmacol 109:210–216

28. Abdel-Sattar E, El Zalabani SM, Salama MM (2014) Herbal and microbial products for the management of obesity. Anti-Obesity Drug Discovery and Development 2:130–210

29. Celleno L, Tolaini MV, D'Amore A, Perricone NV, Preuss HG (2007) A dietary supplement containing standardized Phaseolus vulgaris extract influences body composition of overweight men and women. Int J Med Sci 24:45–52

30. Bo-Linn GW, Santa-Ana CA, Morawski SG, Fordtran JS (1982) Starch blockers-their effect on calorie absorption from a high-starch meal. N Engl J Med 307:1413–1436

31. Birari RB, Bhutani KK (2007) Pancreatic lipase inhibitors from natural sources: unexplored potential. Drug Discov Today 12:879–889

32. Lunagariya NA, Patel NK, Jagtap SC, Bhutani KK (2014) Inhibitors of pancreatic lipase: state of the art and clinical perspectives. EXCLI J 13:897–921

33. Tsujita T, Matsuura Y, Okuda H (1996) Studies on the inhibition of pancreatic and carboxyles-ter lipases by protamine. J Lipid Res 37:1481–1487

34. Tsujita T, Takaichi H, Takaku T, Aoyama S, Hiraki J (2006) Antiobesity action of ϵ-polylysine, a potent inhibitor of pancreatic lipase. J Lipid Res 47:1852–1858

35. Sumiyoshi M, Kimura Y (2006) Low molecular weight chitosan inhibits obesity induced by feeding a high-fat diet long-term in mice. J Pharm Pharmacol 58:201–207

36. Marrelli M, Loizzo MR, Nicoletti M, Menichini F, Conforti F (2013) Inhibition of key enzymes linked to obesity by preparations from Mediterranean dietary plants: effects on α-amylase and pancreatic lipase activities. Plant Foods Hum Nutr 68:340–346

37. Ado MA, Abas F, Mohammed AS, Ghazali HM (2013) Anti and pro-lipase activity of selected

medicinal, herbal and aquatic plants, and structure elucidation of an anti-lipase compound. Molecules 18:14651–14669

38. Adisakwattana S, Intrawangso J, Hemrid A, Chanathong B, Makynen K (2012) Extracts of edible plants inhibit pancreatic lipase, cholesterol esterase and cholesterol micellization, and bind bile acids. Food Technol Biotechnol 50:11–16

39. Kim YS, Lee Y, Kim J, et al. (2012) Inhibitory activities of Cudrania tricuspidata leaves on pancreatic lipase in vitro and lipolysis in vivo. eCAM. Article ID 878365

40. Lai HY, Ong SL, Rao NK (2014) In vitro lipase inhibitory effect of thirty two selected plants in Malaysia. Asian J Pharm Clin Res 7:100–110

41. Conforti F, Perri V, Menichini F et al (2012) Wild mediterranean dietary plants as inhibitors of pancreatic lipase. Phytother Res 26:600–604

42. Morton G, Cummings DE, Baskin DG, Barsh GS, Schwatz MW (2006) Central nervous system control of food intake and body weight. Nature 443:289–295

43. Gregoire FM, Smas CM, Sul HS (1998) Understanding adipocyte differentiation. Physiol Rev 78:783–809

44. Rayalam S., Della Fera M.A., and Baile C.A. (2008) Phytochemicals and regulation of the adipocyte cycle, The Journal of Nutritional Biochemistry 19:717‐726.

45. MacDougald O.A and Mandrup S. (2002) Adipogenesis: forces that tip the scales, Trends in Endocrinology and Metabolism 13:5-11

46. Astrup A. (2001) Healthy lifestyles in Europe: prevention of obesity and type II diabetes by diet and physical activity, Public Health?Nutrition4:499-515

47. Astrup A.,?Ryan L.),?Grunwald G.K., and Storgaard M.(2000) The role of dietary fat in body fatness: evidence from a preliminary meta-analysis of ad libitum low-fat dietary intervention studies, British Journal of?Nutrition 83: S25-S32

48. Anderson JW, Baird P, Davis RH Jr, Ferreri S, Knudtson M, Koraym A, Waters V, Williams CL (2009) Nutrition reviews health benefits of dietary fiber. Nutr Rev 67:188–205

49. Liu S, Stampfer MJ, Hu FB et al (1999) Whole-grain consumption and risk of coronary heart disease: results from the Nurses' Health study. Am J Clin Nutr 70:412–419

50. Whelton SP, Hyre AD, Pedersen B, Yi Y, Whelton PK, He J (2005) Effect of dietary fiber intake on blood pressure: a meta-analysis of randomized, controlled clinical trials. J Hypertens 23:475–481

51. Sueoka N, Suganuma M, Sueoka E, Okabe S, Matsuyama S, Imai K (2001) A new function of green tea: prevention of lifestyle-related diseases. Ann N Y Acad Sci 928:274–280

52. Chacko SM, Thambi PT, Kuttan R, Nishigaki I (2010) Beneficial effects of green tea: a literature review. Chin Med 5:13–18

53. Diepvens K, Westerterp KR, Westerterp-Plantenga MS (2007) Obesity and thermogenesis related to the consumption of caffeine, ephedrine, capsaicin, and green tea. Am J Physiol Regul Integr Comp Physiol 292:R77–R85

54. Cooper R, Morré DJ, Morré DM (2005) Medicinal benefits of green tea: part I. Review of noncancer health benefits. J Altern Complement Med 11:521–528

55. Cabrera C, Artacho R, Giménez R (2006) Beneficial effects of green tea, a review. J Am Coll Nutr 25:79–99

56. Basu A, Lucas EA (2007) Mechanisms and effects of green tea on cardiovascular health. Nutr Rev 65:361–375

57. Wu CD, Wei GX (2003) Tea as a functional food for oral health. Nutrition 18:443–444

58. Higdon JV, Frei B (2003) Tea catechins and polyphenols: health effects, metabolism, and antioxidant functions. Crit Rev Food Sci Nutr 43:89–143

59. Cabrera C, Giménez R, López MC (2003) Determination of tea components with antioxidant activity. J Agric Food Chem 51:4427‐4435

60. Al-salafe R, Irshad M, Abdulghani HM (2014) Does green tea help to fight against obesity? An overview of the epidemiological reports. Austin J Clin Med 1:1011–1019

61. Diepvens K, Kovacs EM, Nijs IM, Vogels N, Westerterp-Plantenga MS (2005) Effect of green tea on resting energy expenditure and substrate oxidation during weight loss in overweight females. Br J Nutr 94:1026–1034

62. Shen Y, Song SJ, Keum N, Park T (2014) Olive leaf extract attenuates obesity in high-fat diet-fed mice by modulating the expression of molecules involved in adipogenesis and thermogenesis. eCAM 2014, Article ID 971890, 12 pages

63. de Bock M, Derraik JGB, Brennan CM, Biggs JB, Morgan PE et al (2013) Olive (Olea europaea L.) leaf polyphenols improve insulin sensitivity in middle-aged overweight men: a randomized, placebo-controlled, crossover trial. PLoS One 8(3):e57622. doi:10.1371/journal.pone.0057622

64. Saad B, Azaizeh H, Said O (2008) Arab herbal medicine. In: Watson RR, Preedy VR (eds) Botanical medicine in clinical practice. CABI, Wallingford

65. Saad B, Said O (2011) Herbal medicine. In Greco-Arab and islamic herbal medicine: traditional system, ethics, safety, efficacy and regulatory issues. Wiley-Blackwell/ Wiley, pp. 47–71

66. Saad B (2014) Greco-Arab and islamic herbal medicine, a review. Eur J Med Plants 4(3):249–258

67. Said O, Saad B, Fulder S, Amin R, Kassis E, Khalil K (2009) Hypolipidemic activity of extracts from Eriobotrya japonica and Olea europaea, traditionally used in the Greco-Arab medicine in maintaining healthy fat levels in the blood. Open Complement Med J 1:84–91

68. Susalit E, Agus N, Effendi I, Tjandrawinata RR, Nofiarny D et al (2011) Olive (Olea europaea) leaf extract effective in patients with stage-1 hypertension: comparison with Captopril. Phytomedicine 18:251–258

69. Said O, Fulder S, Khalil K, Azaizeh H, Kassis E, Saad B (2008) Maintaining a physiological blood glucose level with "Glucolevel", a combination of four anti-diabetes plants used in traditional Arab herbal medicine. eCAM 5:421–428

70. Bradford PG (2013) Curcumin and obesity. Biofactors 39:78–87

71. Aggarwal BB (2010) Targeting inflammation-induced obesity and metabolic diseases by curcumin and other nutraceuticals. Annu Rev Nutr 30:173–199

72. Taghizadeh M, Memarzadeh MR,·Asemi Z, Esmaillzadeh A (2015) Effect of the cumin cyminum L. Intake on weight loss, metabolic profiles and biomarkers of oxidative stress in overweight subjects: a randomized double-blind placebo-controlled clinical trial. Ann Nutr Metab 66:117–124

73. Saad B (2015) Greco-Arab and islamic diet therapy: tradition research and practice. Arab J Med Aromat Plants 1:1–24

74. Al-Muammar MN, Khan F (2012) Obesity: the preventive role of the pomegranate (Punica granatum). Nutrition 28:595–604

75. Lei F, Zhang XN, Wang W, Xing DM, Xie WD, Su H et al (2007) Evidence of antiobesity effects of the pomegranate leaf extract in high-fat diet induced obese mice. Int J Obes 31:1023–1029

76. Mousavinejad DZ, Rezaei K, Khodaparast MHH (2009) Identification and quantification of phenolic compounds and their effects on antioxidant activity in pomegranate juices of eight Iranian cultivars. Food Chem 115:1274–1278

77. Fadavi ABM, Azizi MH, Bayat M (2005) Physicochemical composition of ten pomegranate cultivars (Punica granatum L.) grown in Iran. Food Sci Technol Int 11:113–119

78. Larrosa M, Gonzalez-Sarrias A, Garcia-Conesa MT, Tomas-Barberan FA, Espin JC (2006) Urolithins, ellagic acid-derived metabolites produced by human colonic microflora, exhibit estrogenic and antiestrogenic activities. J Agric Food Chem 54:1611–1620

79. Bialonska D, Kasimsetty SG, Schrader KK, Ferreira D (2009) The effect of pomegranate (Punica granatum L.) byproducts and ellagitannins on the growth of human gut bacteria. J Agric Food Chem 57:8344–8349

80. Fukuchi Y, Hiramitsu M, Okada M, Hayashi S, Nabeno Y, Osawa T, Naito M (2008) Lemon polyphenols suppress diet-induced obesity by up-regulation of mRNA levels of the enzymes involved in β-oxidation in mouse white adipose tissue. J Clin Biochem Nutr 43:201–209

81. Murase T, Misawa K, Haramizu S, Minegishi Y, Hase T (2010) Nootkatone, a characteristic constituent of grapefruit, stimulates energy metabolism and prevents diet-induced obesity by activating AMPK. Am J Physiol Endocrinol Metab 299:E266–E275

82. Fujioka K, Greenway F, Sheard J, Ying Y (2006) The effects of grapefruit on weight and insulin resistance: relationship to the metabolic syndrome. J Med Food 9:49–54

83. Gamboa-Gómez CI, Rocha-Guzmán NE, Gallegos-Infante JA, Moreno-Jiménez MR, Vázquez-Cabral BD, González-Laredo RF (2015) Plants with potential use on obesity and its complications. EXCLI J 14:809–831

84. Ali BA, Blunden G, Tanira MO, Nemmar A (2008) Some phytochemical, pharmacological and toxicological properties of ginger (Zingiber officinale Roscoe): a review of recent research. Food Chem Toxicol 46:409–420

85. Velasquez MT, Bhathena SJ (2007) Role of dietary soy protein in obesity. Int J Med Sci 2007(4):72–82

86. Siriwardhana N, Kalupahana NS, Cekanovac M, LeMieuxa M, Greerd B, Moustaid-Moussa N (2013) Modulation of adipose tissue inflammation by bioactive food compounds. J Nutr Biochem 24:613–623

87. Hirai S, Takahashi N, Goto T, Lin S, Uemura T, Yu R, Kawada T (2010) Functional food targeting the regulation of obesity-induced inflammatory responses and pathologies. Mediators

Inflamm Article ID 367838. doi:10.1155/2010/367838

88. Kim M, Park J, Seo M, Jung J, Lee Y, Kang K (2010) Genistein and daidzein repress adipogenic differentiation of human adipose tissue-derived mesenchymal stem cells via Wnt/beta-catenin signalling or lipolysis. Cell Prolif 2:594–605

89. Davis J, Higginbotham A, O'Connor T, Moustaid-Moussa N, Tebbe A, Kim YC et al (2007) Soy protein and isoflavones influence adiposity and development of metabolic syndrome in the obese male ZDF rat. Ann Nutr Metab 51:42–52

90. Greaves KA, Wilson MD, Rudel LL, Williams JK, Wagner JD (2000) Consumption of soy protein reduces cholesterol absorption compared to casein protein alone or supplemented with an isoflavone extract or conjugated equine estrogen in ovariectomized cynomolgus monkeys. J Nutr 130:820–826

91. Mezei O, Banz WJ, Steger RW, Peluso MR, Winters TA, Shay N (2003) Soy isoflavones exert antidiabetic and hypolipidemic effects through the PPAR pathways in obese Zucker rats and murine RAW 264.7 cells. J Nutr 133:1238–1243

92. Nagasawa A, Fukui K, Kojima M, Kishida K, Maeda N, Nagaretani H, Hibuse T, Nishizawa H, Kihara S, Waki M, Takamatsu K, Funahashi T, Matsuzawa Y (2003) Divergent effects of soy protein diet on the expression of adipocytokines. Biochem Biophys Res Commun 311:909–914

第 4 章

饮食与药用植物防治肥胖相关疾病

4.1 引言

脂肪组织扩张失调伴随着脂肪细胞的增生肥大是肥胖的主要原因之一。此外,近年来,有关脂肪细胞的生物学,特别是生物化学研究的进展逐渐阐明了脂肪细胞的新功能。许多研究表明,较高的体脂水平与各种代谢紊乱(统称为肥胖相关疾病或代谢综合征)的发病风险增加有关。代谢综合征包括胰岛素抵抗、高血压、糖尿病、高胰岛素血症和以高甘油三酯和低HDL水平为特征的血脂异常。所有这些病理状况都是动脉粥样硬化的危险因素。因此,代谢综合征构成了冠心病的重要危险因素, 而且患有代谢综合征的冠心病和糖尿病的风险高于单纯性肥胖的风险(图 4.1)[1-5]。

人们越来越认识到减肥对超重和肥胖人群的健康有重大益处。尽管减肥和减肥药物在世界范围内变得非常普遍, 但饮食业提供的产品却未能让超重和肥胖人群长期维持减肥效果。此外,据估计,大多数减肥者在 5 年内恢复到原来的体重。脂肪组织生长包括从前体细胞形成新的脂肪细胞,进一步导致脂肪细胞肥大(增大)。未分化成纤维细胞样前脂肪细胞向成熟脂肪细胞的分化构成脂肪细胞的生命周期, 调节脂肪细胞大小和数量可能为治疗肥胖提供更好的方法。通过减少脂肪组织质量使体重减轻,也可通过脂肪分解,动员脂质细胞或通过凋亡减少脂肪细胞[4-10]。

虽然肥胖的发展在中年人中是一个很大的问题,但是老年人的体脂水平会相对增加,并伴随着骨髓和肌肉等非脂肪组织中积聚脂肪细胞。由于骨髓脂肪细胞抑制成骨细胞增殖,破坏骨组织正常的血液供应, 因此抑制骨髓脂肪生成和减少骨髓脂肪细胞数量的治疗将对维持健康的骨骼具有积极的反馈作用。此外,老年人的体重减轻与肌肉组织损失和骨质损失有关,因此,在保留肌肉和骨组织的同时,选择性地去除脂肪细胞有助于预防老年人骨质疏松和肥胖。

肥胖、糖尿病和慢性低度炎症之间的联系在几年前就已经阐明了。由于肥胖、胰岛素抵抗和炎症都与衰老有关,这一联系的机制对老年医学至关重要。虽然近年来已有研究表明,

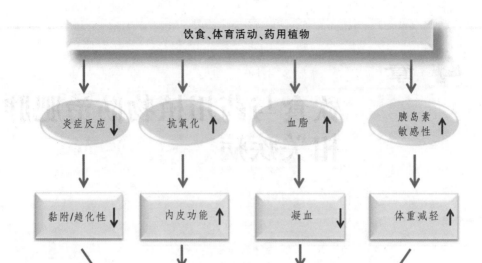

图 4.1 饮食、体育活动和药用植物对肥胖及其相关疾病的影响。有规律的饮食和使用药用植物为基础的策略,伴以锻炼、减肥和戒烟,可使高密度脂蛋白胆固醇水平增加 10%~15%。

炎症反应降低肥胖患者胰岛素敏感性的分子和细胞机制,但肥胖诱导胰岛素抵抗的发病机制仍有待于多方面的阐明。目前的研究主要集中在通过脂肪组织巨噬细胞介导的脂肪组织炎症上,但是其他器官(肝脏、胰腺、肌肉)相关改变的潜在机制也有待阐明[10-14]。

正如第 2 章中所述,药用植物和植物产品是最古老和最广泛的药物。目前,处方合成药物中至少有 25%的活性化合物是在植物来源中首次发现的。合成药物的高成本和潜在副作用导致了植物药物比以前更广泛地被使用。一些植物,如罂粟、地黄、金鸡纳、柳树、芦荟和大蒜,通过反复的体外试验和临床试验,已被证实具有药用价值。许多植物提取物,如绿茶、大蒜化合物、黑种草活性化合物、芦荟提取物和共轭亚油酸(CLA)被证明具有抗糖尿病作用或对脂肪组织有直接作用。除了使用植物或其提取物(将在本书后面各章中讨论)外,许多科学论文报道了药用植物和植物饮食中生物活性成分的抗肥胖和抗代谢综合征特性。多酚是广泛存在于水果、蔬菜、谷类、豆类和葡萄酒中的一类植物代谢产物。例如,木樨草素和芹菜素、山奈酚、槲皮素和杨梅素、大豆黄酮和染料木素、花青素、葡萄籽原花青素提取物(GSPE)、黄腐酚和表没食子儿茶素没食子酸酯(EGCG)。此外,植物化学物质对脂质代谢影响的研究已经涉及类胡萝卜素,如岩藻黄素、香豆素衍生物(如七叶皂苷),以及植物抗毒素(如白藜芦醇)。药用植物和具有抗肥胖特性的食品的其他生物活性成分,包括植物甾醇、多不饱和脂肪酸和有机硫化合物[1-3,15-20]。

4.2　药用植物和植物化学物质预防肥胖脂肪组织炎症反应的策略

一般来说,脂肪组织分为棕色脂肪组织和白色脂肪组织。这两种组织表现出相似的代谢活动,但不同之处在于棕色脂肪组织以热能的形式散发能量,而白色脂肪组织主要是储存能量。后者由皮下脂肪组织和内脏脂肪组织组成,在炎症性疾病的发生发展中起着积极的作用。皮下脂肪组织储存了身体大部分的能量储备,而内脏脂肪组织则为内脏器官提供能量。在细胞水平上,脂肪组织由成熟脂肪细胞和一组较小的细胞组成,这些细胞包括前脂肪细胞、成纤维细胞和巨噬细胞等。如第 1 章和第 3 章所述,除了在脂质储存和代谢中的作用外,脂肪组织还被认为是一个重要的内分泌器官,分泌多种激素,包括瘦素、脂联素和趋化因子。这些因素可以调节肿瘤行为、炎症和肿瘤微环境。在正常情况下,脂肪细胞主要分泌抗炎分子,但随着脂肪积累和细胞肥大,脂肪组织内的脂肪细胞、前脂肪细胞和巨噬细胞开始分泌多种激素和促炎细胞因子。分化和增大的脂肪细胞分泌瘦素,这种瘦素是一种促炎症激素,可减少脂联素(一种抗炎激素)的分泌。

一般而言,急性或慢性炎症状态的进展和持久性由多种介质介导,包括类炎症物质、氧化剂、细胞因子和由炎性细胞巨噬细胞与中性粒细胞分泌的裂解酶。除了活性氧诱导的炎症反应外,炎症还由两种主要酶介导:环氧合酶(COX)和脂氧合酶(LO)。两者由花生四烯酸、前列腺素(PGE)和血栓素产生,共同催化白三烯(LT)的形成。PGE 和 LT 都是过敏和炎症的主要介质。正常脂肪组织功能的破坏是导致肝脏和骨骼肌葡萄糖稳态缺陷,导致全身胰岛素抵抗,最终发展为 2 型糖尿病。炎症相关的原发性细胞因子和趋化因子,包括肿瘤坏死因子-α(TNF-α)、白细胞介素-1β(IL-1β)、白细胞介素-6(IL-6)、白细胞介素-10(IL-10)、C 反应蛋白(CRP)、诱导型一氧化氮合酶(iNOS)和单核细胞趋化蛋白-1(MCP-1)。此外,包括巨噬细胞、树突状细胞和 T 细胞在内的免疫细胞迁移到脂肪组织,有助于肥胖相关的慢性炎症胰岛素抵抗的启动和持续。脂肪组织脂质代谢异常导致循环游离脂肪酸增加,在浸润细胞群中引发炎症信号级联反应。促炎性细胞因子的反馈环强化了这种炎症状态,进一步驱动免疫细胞浸润和细胞因子分泌,并破坏胰岛素信号级联[21-27](图 4.2)。

在肥胖动物模型中,TNF-α 在肥胖者的脂肪组织中高度表达,并引发胰岛素抵抗。用可溶性 TNF-α 受体消除 TNF-α,可恢复胰岛素敏感性。除了脂肪细胞衍生的促炎介质外,脂肪组织中的巨噬细胞是调节脂肪细胞产生炎性介质的促炎因子的额外来源。最近研究显示,肥胖患者的单核细胞也被发现处于炎症状态,表达促炎因子水平增加。此外,这些细胞已显示促炎转录关键因子 NF-κB 的结合显著增加,以及核因子 NF-κB 的主要蛋白组分 p65(Rel-A)在核内表达增加。这些发现表明,肥胖者的脂肪组织和血浆中有存在炎症[22-24]。

针对肥胖相关炎症有一种有效策略能预防和改善相关疾病的发展。以炎症细胞和介质为靶点的药物可能有一定的潜力;然而,围绕这类药物方法尚存在一些安全问题。营养性抗炎干预可以提供一个更合适的长期替代方案,虽然其可能不如某些合成的抗炎药物有效,但这可能有利于长期治疗。目前研究发现,几种药用植物和膳食成分可以通过各种作用

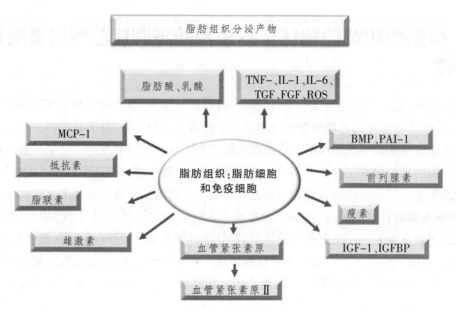

图 4.2 脂肪组织是公认的内分泌器官。瘦素(调节饱腹感和食欲)、脂联素(提高靶细胞对胰岛素的敏感性)和抵抗素(提高胰岛素抵抗力)是脂肪组织特有的肽。其他信号分子也从脂肪组织分泌。肥胖性高血压的一个假设机制是在脂肪组织中血管紧张素原和其他转化为血管紧张素原Ⅱ所必需的酶的表达。BMP,骨形态发生蛋白;PAI-1,纤溶酶原激活物抑制剂-1;MCP-1,单核细胞趋化蛋白-1;IGF-1,胰岛素样生长因子1;IGFBP,胰岛素样生长因子结合蛋白;FGF,成纤维细胞生长因子;ROS,活性氧。

机制下调脂肪组织的炎症反应,如抑制促炎因子的产生,增加抗炎细胞因子的产生,减弱过氧化物酶体增殖物激活受体 γ(PPARγ),核因子-κB(NF-κB)和 c-Jun 氨基末端激酶(JNK)的信号[22,27]。

预防肥胖脂肪组织炎症反应的策略是使用针对转录因子的药用植物和植物化学物质。NF-κB 一直被认为是促炎性信号通路,其在促炎性细胞因子、趋化因子和黏附分子中均表达一定的作用。因此,NF-κB 一直被认为是新的抗炎药的靶点。在哺乳动物和昆虫中发现了 MAP 激酶的 c-Jun 氨基末端激酶(JNK)。JNK 通过细胞暴露于细胞因子或环境应激而被激活,表明该信号通路可能参与炎症反应。遗传和生化研究表明,这种信号通路还调节细胞增殖、凋亡和组织形态发生。因此,JNK 在细胞应激反应和许多正常生理过程中都发挥着作用。NF-κB 和 JNK 是脂肪组织中 Toll 样受体(TLR)下游炎症基因表达的重要调节因子,植物化学物质干扰 TLR4/NF-κB 或 TLR4/JNK 有助于预防肥胖患者炎症介导的胰岛素抵抗的发生。TLR 识别病原体相关分子模式(PAMP/DAMP)并诱导宿主进行抵抗感染或损伤所必需的先天免疫应答。在 TLR 家族中,TLR4 起到内毒素脂多糖(LPS)受体的作用,内毒素脂多糖(LPS)结合 LPS 结合蛋白(LBP)和 CD14。该复合物与 TLR4 结合并启动一个细胞内信号途径,包括激活 p38、JNK 和 ERK MAPK,通过 NF-κB 激活调节基因表达。TLR4 通过辅助蛋白(MD-2)起作用。TLR4 激活导致细胞因子分泌增加,从而影响炎症的发展趋势[22-27]。

大量的研究证明,持续的氧化应激与慢性炎症存在一定的联系,氧化应激会导致许多慢性疾病,包括心血管疾病、神经系统疾病、糖尿病和癌症。氧化应激被定义为活性氧(自由基和反应性代谢物)的产生与抗氧化作用之间失衡。一般需要通过保护机制将其消除。活性氧(ROS)在 NF-κB 和 TNF-α 通路的上游和下游均发挥重要作用,在炎症反应的启动和进展中起着重要作用。核因子红细胞 2 相关因子 2(Nrf2)与炎症中的氧化应激密切相关。Nrf2 在慢性肾损伤模型、喹啉酸诱导的神经元损伤模型和培养的小脑颗粒神经元中的作用已被证实。也有报道显示,Nrf2 和 NF-κB 相互调节,提示 Nrf2 具有抗炎作用。大量文献报道,Nrf2 与MAPK、NF-κB、PI3K 和 PKC 通路有关。因此,Nrf2 在多器官保护剂抗氧化损伤的病理学研究中,可能起着重要作用。此外,有证据表明,线粒体功能障碍是肾损伤、肥胖、糖尿病、肝和肺损伤的重要病理机制[27-40]。

PPARγ 是核受体超家族成员,由脂肪酸及其衍生物激活。它们是饮食中调节脂质和碳水化合物代谢的脂质传感器,在炎症中也起着重要作用。噻唑烷二酮类化合物(TZD)作为PPARγ 的合成配体已广泛应用于抗糖尿病药物中,其能激活 PPARγ,促进脂肪细胞分化。而且还能刺激分化的脂肪细胞中的葡萄糖摄取,并诱导脂联素(胰岛素敏感性促进因子)的产生,同时通过脂肪细胞中 PPARγ 的激活来抑制 TNF-α 的产生。因此,作为 PPARγ 配体的植物化学物质可以抗炎和抗糖尿病[27-31]。

基于上述证据,由药用植物及其活性化合物抑制肥胖脂肪组织促炎介质的产生可分为PPARγ 依赖机制和 PPARγ 非依赖机制[28]。表 4.1 和图 4.3 总结了饮食和药用植物衍生化食物的抗炎机制。

4.2.1 药用植物饮食通过 PPARγ 依赖通路的作用

据报道,几种药用植物和抗炎草药提取的活性成分可以调节脂肪组织的炎症反应,从而改善与肥胖相关的疾病,如胰岛素抵抗。这些影响被认为,至少在某种程度上,它们是通过PPARγ 来竞争活性。除了抗炎作用,它们还具有抗肥胖、抗氧化、抗炎和抗癌作用[26-29]。

姜黄(姜黄根茎):其是一种咖喱香料和药用植物,在中国以及希腊-阿拉伯和伊斯兰医学中作为治疗炎症的药物有着悠久的历史[15-19]。姜黄素类(姜黄素、去甲氧基姜黄素和双去甲氧基姜黄素)和挥发油(纳他酮、姜黄酮和姜萜酮)是姜黄中主要的活性成分(图 3.4)。如第 2章所述,超过 700 多个科学报道和 100 多项临床试验研究了姜黄素的抗氧化、抗炎、抗细胞凋亡、抗癌和抗菌作用的分子基础,并评估了姜黄素在治疗慢性疾病中的潜力,如糖尿病、癌症、自身免疫性疾病、心血管疾病、神经疾病,以及心理疾病[33-37]。

姜黄素通过抗炎和抗氧化机制发挥抗肥胖作用。姜黄素在肥胖以及肥胖相关的代谢疾病通过下调促炎因子 NF-κB、信号传导和活化转录因子 3(STAT3)和 Wnt/β-连环蛋白来发挥抗炎活性已被证实。它激活过氧物酶体增殖物激活受体 γ(PPARγ)和 Nrf2 细胞信号通路,这不仅能抑制疾病因子,包括 IL-6、TNF-α、瘦素、抵抗素和单核细胞趋化蛋白 1,而且也能上调脂联素和其他基因产物。姜黄素通过抗氧化活性降低瘦素的产生水平和慢性免疫介导的炎症反应。此外,它还能促进减肥,并降低肥胖相关疾病的发生率。例如,每天以 100mg 姜黄

表 4.1　日常饮食和药用植物及其活性化合物对肥胖相关炎症的抑制作用

植物和活性化合物	抗氧化剂	巨噬细胞迁移	PPAR	TNF-α	IL-6	MCP-1	NF-κB	脂联素
辣椒和辣椒素	+	+	+	+	+	+	+	+
姜和 6-姜烯酚	+		+	+				+
柑橘类水果和橙皮油素	+			+		+		+
水果和蔬菜和木樨草素	+			+	+		+	
葡萄和柑橘类水果和柚皮苷	+			+			+	
葡萄、苹果、蓝莓、豆类和花青素	+	+		+	+		+	+
葫芦巴和薯蓣皂苷元	+	+			+	+		
黑种草和百里香醌	+		+		+	+	+	
姜黄、姜黄素	+			+	+		+	+
石榴和石榴多酚	+			+			+	
葡萄、花生和许多浆果及白藜芦醇				+	+	+		+
茶叶和儿茶素	+			+	+	+	+	+
大豆和异黄酮	+		+	+	+	+		+
橄榄油和油酸	+			+	+		+	+
肉桂/肉桂醛	+			+			+	

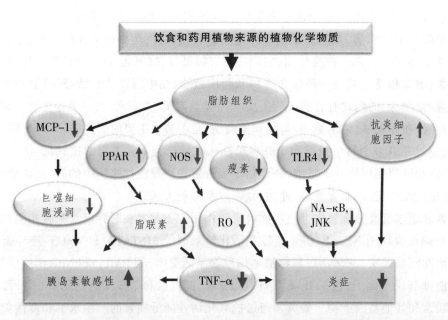

图 4.3　日常饮食及药用植物源性化合物的抗炎机制。NOS,一氧化氮合酶;ROS,活性氧;TLR4,toll 样受体4;MCP-1,单核细胞化学引诱物蛋白 1;PPARγ,过氧物酶体增殖物激活受体 γ。

素和磷脂酰胆碱混合治疗至少 4 周对糖尿病微血管病变和视网膜病变患者有帮助。此外,姜黄素通过降低糖尿病患者的胰岛素抵抗、甘油三酯、尿酸、内脏脂肪和全身脂肪来降低动脉粥样硬化风险。姜黄素还有助于改善 2 型糖尿病患者的相关代谢状况[36-40]。

茶叶(茶树):用不同的加工方法可以制备出 2 种主要类型的茶(绿茶、红茶)。新鲜的茶叶富含单分子儿茶素,这种单分子儿茶素被多酚氧化酶转化为二聚体和聚合物,即茶黄素和茶红素。通常,茶叶在干燥前要完全氧化。与绿茶相比,红茶中的茶黄素和茶红素的含量较高,而儿茶素(如表没食子儿茶素没食子酸酯)的含量则较低[41-43]。

绿茶来源的表没食子儿茶素没食子酸酯和红茶来源的茶黄素是研究最多的茶类活性植物化学成分。表没食子儿茶素没食子酸酯是绿茶中主要的多酚类化合物,在大量的细胞实验和动物实验中发现,其具有多种保健作用,包括抗氧化、抗炎、抗肥胖、抗糖尿病和抗癌活性。表没食子儿茶素没食子酸酯的抗炎特性,如抑制脂肪细胞产生的抵抗素,是通过细胞外信号调节激酶(ERK)依赖机制介导的(图 3.2)。在脂肪细胞中,儿茶素增强的脂联素的生成,至少在某种程度上是通过抑制 Kruppel 样因子 7(KLF7)蛋白质介导的,该蛋白下调脂联素的表达和其他脂肪细胞相关基因的表达,包括瘦素、PPARγ、CCAAT/增强子结合蛋白 α(C/EBPα)和脂肪细胞脂肪酸结合蛋白(aP2)[41-49]。

辣椒(辣椒果实):其衍生的辣椒素(反式 8-甲基-N-香草基-6-非琥珀胺)是一种天然存在的生物碱,是其辛辣味的来源。它是一种无味的脂溶性化合物,能迅速被皮肤吸收。除了作为食品添加剂,辣椒素目前还被用于治疗各种疾病。人们认为,通过消耗小纤维痛觉受器神经元中的 P 物质来诱导镇痛,其中瞬时受体电位作用通道(亚型 V)、1 型(TRPV1)主要位于小纤维痛觉感受器神经元上。它与辣椒素受体 TRPV1 结合,后者是化学和物理疼痛刺激的分子整合因子。局部应用辣椒素有助于减轻糖尿病神经病变和慢性肌肉骨骼疼痛。它也被用于增加膀胱容量和减少尿失禁患者的膀胱活性。辣椒素用于穴位时,可以减少术后恶心和呕吐,还可用于治疗肾衰竭性瘙痒症,保护胃免受非甾体抗炎药引起的胃炎。辣椒素类似物和 TRPV1 拮抗剂的开发,可能在未来能够研制出疗效更好和更为耐受的药物[22]。

此外,发现辣椒素在脂肪组织和独立的肥胖小鼠脂肪细胞中,能够下调单核细胞表达和化学引诱物蛋白 1(MCP-1,单核细胞和巨噬细胞迁移和浸润的调节趋化因子之一)和 IL-6 的分泌,而且它能增强脂联素基因和蛋白质的生产水平。这些作用是通过介导 NF-κB 的失活实现的,还可能是激活 PPARγ 来实现的。此外,辣椒素不仅抑制在脂肪组织条件培养基中诱导的巨噬细胞迁移,而且抑制其激活产生促炎细胞因子(图 4.4)。研究表明,使用辣椒素可改善肥胖诱导的胰岛素抵抗[50-53]。

生姜(姜科):其是世界上最常用的香料之一(图 3.8)。在传统医学中,它一直被用来治疗包括炎症在内的一些疾病。此外,它还具有多种药理活性,如抗溃疡、抗炎、抗氧化、抗血小板、降糖降脂、心血管和抗癌活性。生姜在减肥方面的作用是极其显著的;这很可能是由于生姜通过抑制膳食脂肪的水解作用从而抑制脂肪的吸收,因此可以减少脂肪组织的重量。生姜含有姜辣素、姜酮酚、姜烯醇等多种活性成分,具有多种特性。6-姜烯醇是姜的主要活性成分,具有抗炎作用。因为 6-姜烯醇是 PPARγ 强有力的激动剂,它不仅提高了脂联素的生产,

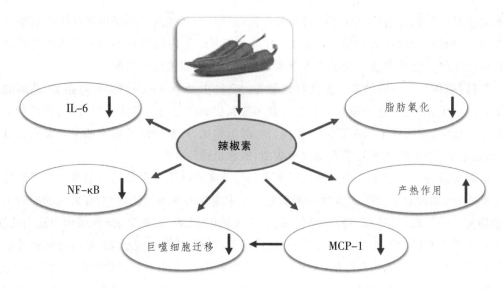

图 4.4　辣椒素在肥胖组织中的抗炎机制。IL-6,白细胞介素-6;MCP-1,单核细胞趋化蛋白-1。(见彩插)

还能抑制脂肪细胞中由于 TNF-α 诱导的脂联素生成减少[19,22]。

　　姜辣素是姜的另一主要活性化合物。据报道,6-姜辣素在脂肪组织中抑制 TNF-α 介导的脂联素抑制, 然而两者的抑制作用的途径不同。6-姜辣素在 TNF-α 诱导的脂肪细胞中抑制 JNK 信号机制,而不影响 PPARγ 反式激活,而 6-姜辣素的抗炎作用是具有 PPARγ 依赖性的。这些结果表明,微小的结构差异可能影响对 PPARγ 的亲和力和对 JNK 的信号机制的抑制[22,54]。

　　柑橘类水果:其提取物具有多种有益健康的功效(如抗癌、降压、抗心血管疾病)。柑橘衍生物橙皮油素(单萜衍生物),在果皮中高度浓缩,是 PPARα/γ 双重受体激动剂。在脂肪细胞中,橙皮油素调节 PPARγ 靶基因的转录,诱发脂联素的表达和分泌,并抑制 MCP-1 的合成。一些报道表明,联合应用 PPARα 和 PPARγ 受体激动剂或治疗双重受体激动剂会导致更有效地摄取葡萄糖,从而降低血糖水平且不增加体重。进一步的体内研究是很必要的,其可以阐明橙皮油素对肥胖引起的慢性全身炎症的抑制作用[22,55]。

4.2.2　药用植物饮食通过非 PPARγ 依赖通路的作用

　　药用植物和植物化学成分通过非 PPARγ 依赖通路抑制肥胖的脂肪组织中促炎介质的产生来发挥作用。黄酮类化合物是多酚类化合物的一个亚群,是最大的植物化学类群之一,包括 6000 多种已鉴定的化合物,其中许多存在于蔬菜和水果中。查尔酮是黄酮类化合物合成途径的第一个产物,是合成黄酮类化合物柚皮素的前体。大多数类黄酮被氧化和还原为黄酮、黄酮醇、二氢黄酮醇、白花色素苷、儿茶素和花青素。这些植物化学物质以其抗氧化和抗炎作用而闻名。最近,由于其对肥胖和代谢综合征的潜在有益作用,引起了研究者们相当大的兴趣[22]。

　　从水果、蔬菜和药用植物中提取的木樨草素:其是一种常见的黄酮类化合物,其在许多种类的植物中都有发现,包括水果、蔬菜和药用植物。富含木樨草素的草药已被用于治疗各种疾病,如炎症、高血压和癌症。木樨草素在许多方面显示出对身体有益,包括抗氧化、抗炎症、抗过敏和抗癌功效。木樨草素的药理作用在功能上也相互关联,如抗炎活性可能与其抗癌特性有关,其抗癌作用与诱导细胞凋亡、转移和血管生成有关。此外,木樨草素通过抑制细胞的生存途径,如磷脂酰肌醇 3 激酶(PI3K)/Akt、NF-κB 和细胞凋亡抑制蛋白(XIAP)以及刺激细胞凋亡通路,包括那些引起肿瘤抑制基因 p53 导致细胞毒性,从而使癌细胞敏化。这些观察结果表明,木樨草素可能是多种癌症的抗癌剂。此外,最近的流行病学研究认为,木樨草素具有预防癌症的特性。最近,木樨草素也被发现可以抑制脂肪细胞和巨噬细胞共培养引起的低级别慢性炎症。木樨草素不影响 IκBα 退化,因此可能不会影响 NF-κB 激活。然而,它抑制了巨噬细胞中巨噬细胞激活的 JNK 的磷酸化[21,22,56]。

葡萄和柑橘类水果中的柚皮苷:其是一种黄酮苷,具有葡萄柚汁独特的味道。柚皮苷和柚皮素都是强抗氧化剂。有证据表明,柚皮苷在空气袋模型显示出抗炎作用,这类黄酮使 TNF-α 浓度升高和炎性细胞浸润都趋向于正常化。已知肝脏会受到脂肪组织促炎症分泌的影响。补充柚皮苷能使 TNF-α 释放减少,从而改善大鼠的肝损伤。由于高葡萄糖的诱导,细胞黏附分子在入脐静脉内皮中的表达增加,经柚皮苷预处理后,其表达显著减弱(10~50mg/mL)。此外,柚皮苷抑制了高糖诱导的 NF-κB 表达的增加。核因子红细胞 2 相关因子 2 (Nrf2)介导细胞抗氧化产生的调节,其抗炎机制对多种退行性疾病的发生起重要作用。最近的证据表明,在 3-硝丙基酸诱导的老鼠中,柚皮苷能上调 NAD(P)H:醌氧化还原酶 1、HO-1、GSTP1 和 γ-glutamylcysteine 连接酶 mRNA 表达,然后激活 Nrf2 和减少促炎症介质的表达。与木樨草素一样,柚皮苷中的查尔酮也能抑制大鼠脂肪细胞和巨噬细胞共培养诱导的促炎症介质的产生。柑橘类水果中含量丰富的黄酮柚皮苷也能抑制共培养诱导的炎症;但是抑制作用不如柚皮苷中的查尔酮显著。这些黄酮类化合物似乎直接或间接影响 TLR4 的下游信号分子,而不是独立的激活 PPARγ[57-59]。

从水果和蔬菜中提取的花青素:其是一种类黄酮,存在于葡萄、苹果、蓝莓和茄子,以及许多水果、蔬菜和豆类中,是众所周知的强效抗氧化剂。花青素具有抗炎潜力,可降低单核细胞趋化蛋白 1 (表 MCP-1)、肿瘤坏死因子-α(TNF-α)和白细胞介素-6(IL-6)的表达,从而提高 2 型糖尿病和胰岛素抵抗。报道中所提出的花青素的降血糖活性,部分归因于激活胰岛素受体。花青素可以修饰脂肪细胞因子的表达,增强 GLUT4 的表达,降低 RBP4 的表达,刺激 AMPK,降低氧化应激,提高胰岛素敏感性,从而积极调节血糖控制。此外,还发现了花青素在肥胖的脂肪组织显示其非 PPARγ 依赖性的抗炎作用。花青素 3-葡萄糖苷(C3G)可以抑制维生素结合蛋白 4,而维生素结合蛋白 4 可以增加糖尿病小鼠白色脂肪组织的胰岛素敏感性。因此,C3G 通过非 PPARγ 依赖性的机制诱导的改善胰岛素敏感性,可能与抑制炎症介质和刺激 AMPK 活性有关[21,60]。

葫芦巴:其在希腊-阿拉伯和伊斯兰医学以及印度和中国医学中已经使用了几个世纪。葫芦巴的大部分药用特性都存在于种子中。碾碎或磨成粉末状的葫芦巴籽,可以作为药膏治疗疖子、荨麻疹、溃疡和湿疹。在传统医学中,葫芦巴籽还被用来降低血糖,增加泌乳,以及治疗糙皮病、食欲不振、消化不良、支气管炎、发烧、疝气、阳痿、呕吐、呼吸道黏膜炎和胃溃疡。葫芦巴籽也被认为能使女性更加丰满,还能治疗激素失调[16,19]。

在过去的 20 年里,葫芦巴在一些动物和人类身上都显示出了抗糖尿病的作用。研究表明,通过促进脂肪细胞分化和下调白色脂肪组织炎症反应,使脂肪细胞微型化,从而改善高脂饮食引起的糖代谢紊乱。葫芦巴皂苷元是葫芦巴皂苷的主要苷元,它能促进脂肪细胞分化,抑制 3T3-L1 细胞中几种与炎症相关的候选分子的表达。研究发现,以高脂肪饮食加 2% 葫芦巴治疗的小鼠可改善糖尿病。此外,葫芦巴还能使脂肪细胞微型化,提高脂肪组织中与分化相关基因的 mRNA 表达水平。此外,薯蓣皂苷元促进脂肪细胞分化,抑制与炎症相关的几种候选分子在 3T3-L1 细胞中的表达。提示葫芦巴通过促进脂肪细胞分化和抑制脂肪组织炎症反应来改善糖尿病,其作用是由薯蓣皂苷元介导的。含有薯蓣皂苷元的葫芦巴,可能有助于改善与肥胖相关的葡萄糖代谢紊乱[19,22,61,62]。

黑种草(黑籽):其是毛茛科的一种一年生草本植物,原产于中东,因其种子被添加到各种食物(如咖喱、糕点、蜂蜜、面包和奶酪)中,以赋予其独特的胡椒味。Avicenna(公元 980—1037 年)在《医学经典》中提到了黑籽,说其可以刺激身体的能量,帮助人们从疲劳和沮丧中恢复过来。在乌纳尼蒂布医学体系中,黑籽被认为是治疗多种疾病的有价值的药物。

黑籽的药理作用和毒理特性已得到广泛的研究。使用"Nigella sativa"或"black seed"搜索,可以发现超过 800 条引文。其中包括抗炎、抗氧化、抗糖尿病、低血压、抗伤害、抗组胺、免疫调节、抗癌和抗菌[16,19]。如第 2 章所述,黑籽中的活性化合物百里醌也显示出多种治疗活性,具有潜在的药用活性和营养价值,值得进一步研究。黑籽和百里醌已被发现能通过多种机制减轻肥胖对免疫系统的负面影响,包括刺激自然杀伤细胞活性和增殖、单核细胞功能、T 细胞免疫和巨噬细胞活性。例如,在啮齿动物模型中,黑籽被证明可以减弱过敏炎症反应。在卵清蛋白致敏处理的大鼠血清中,发现黑籽能够减少一氧化氮和 IL-4、IL-5、IL-6、IgE、IgG1、ova 特异性 IgG1 等炎症介质的产生。用黑籽处理的大鼠脾脏 T 细胞反应减弱,T 细胞增殖减少,但肺组织无组织病理学改变。未处理的黑籽对照组大鼠表现出肺泡壁增厚和杯状细胞数量增加。这些结果表明,黑籽可抑制 Th-2 诱导的 T 细胞增殖和分化,从而抑制炎症反应。研究发现,百里醌预处理可减少由 Th-2 细胞因子、肺嗜酸性粒细胞增多和杯状细胞增生介导的肺部炎症。此外,经百里醌处理的大鼠 COX-2 表达和 PGD2 表达均下降,而 COX-1 表达和 PGE2 表达略有抑制。COX-2 通过将花生四烯酸转化为促炎性前列腺素介导炎症反应,而 COX-1 介导构成性或调节炎症。长期升高的 COX-2 活性被认为是许多慢性炎症疾病的潜在原因,因此,在慢性炎症的情况下抑制 COX-2 是有利的,如类风湿性关节炎。黑籽和百里醌主要通过下调 COX-2 和 PGD2 的产生来发挥抗炎作用[63-65]。

石榴:其是一种古老、神秘、长寿的树种,种植于地中海地区,北至喜马拉雅山,南至东南亚。它在一些传统的医疗系统中用于预防和治疗各种疾病。一般来说,日常进食石榴是安全的,没有任何人类受试者不良反应的报道。石榴成分里的能量作用优于单一成分。在过去的 20 年中,大量关于石榴活性化合物的抗氧化、抗心血管、抗肥胖、抗糖尿病、抗癌、抗炎作用的研究已经发表。考虑到石榴的健康益处,经常补充石榴汁或提取物可以预防甚至纠正肥胖、糖尿病和心血管疾病。如第 2 章所述,通过抑制胰腺脂肪酶、抗氧化剂和炎症作用来降低能量摄入可能是石榴整体抗肥胖作用的重要机制(图 3.5)。

石榴衍生物安石榴苷、鞣花酸和花青素的抗氧化作用已在大量的体内和体外研究中得到证实。这些化合物在体外具有清除自由基和抑制脂质氧化的作用。石榴提取物和石榴汁也能有效增加血管内皮一氧化氮合酶和血浆一氧化氮水平,从而增加体外抵抗动脉对乙酰胆碱的反应,提示其在代谢综合征中的临床应用[16,19,66]。

如上所述,肥胖与脂肪细胞来源的炎症细胞因子有关。促炎因子 IL-6 通过多种途径对代谢起主要作用。它影响脂肪组织特异性基因表达、三酰基甘油释放、脂蛋白脂肪酶下调和胰岛素敏感性。石榴成分可以减少 IL-6 的产生,从而减少肥胖相关的情况。冷榨石榴籽油(CPSO)已被证明,可降低环氧化酶和脂氧化酶的活性。环氧化酶是花生四烯酸转化为前列腺素(重要的炎症介质)的关键酶,CPSO 可抑制约 40% 的环氧化酶。CPSO 抑制了 75% 的脂氧合酶,该酶催化花生四烯酸转化为白三烯,白三烯也是炎症的关键介质。一项临床研究确定了口服石榴提取物对超重和肥胖个体血浆炎症和氧化应激生物标志物以及血清代谢的影响。在这项随机、双盲、安慰剂对照的研究中,48 名肥胖和超重的参与者被随机分配每天服用 1000mg 的石榴提取物或安慰剂,持续 30 天。在基线时和治疗 30 天后,测量人体参数、饮食摄入量和血浆丙二醛、白介素-6 和超敏 C 反应蛋白浓度,以及血脂、血糖和胰岛素水平。30 天的石榴提取物补充可显著降低血糖、胰岛素、总胆固醇、LDL-C、血浆丙二醛(氧化应激的生物标志物)和 IL-6 的平均水平。这些结果表明,食用石榴提取物可以减少肥胖相关的并发症[66-68]。

葡萄、花生和许多浆果都含有白藜芦醇:这是一种非类黄酮多酚。白藜芦醇是一种非黄酮类多酚,属于二苯乙烯类,在一些植物受到伤害或真菌侵袭时自然产生。体外和动物实验表明,白藜芦醇会影响脂肪组织。然而,肝脏和骨骼肌的脂质代谢也受到白藜芦醇与脂肪组织建立的串扰的影响。这种串扰的所有方面都有助于这种多酚的抗肥胖作用(图 4.5)。

已发表的文献认为,白藜芦醇具有抗脂肪生成的作用。其参与下调 C/EBPα 和 PPARγ 的作用已被证实。体外研究表明,白藜芦醇能促进成熟脂肪细胞的凋亡。此外,白藜芦醇被发现靶向白色脂肪组织中,涉及三酰甘油代谢所涉及的不同代谢途径。白藜芦醇在脂肪组织对脂肪酸的吸收和脂蛋白脂肪酶介导脂肪生成的抑制中起到了重要作用。就脂解作用而言,白藜芦醇似乎无法影响脂解作用,但它能兴奋 β-肾上腺素从而增强脂解作用。其增加褐色脂肪组织的生热作用,从而使能量耗散,有助于解释白藜芦醇的降脂作用。白藜芦醇除了对脂肪组织有作用外,还可以作用于其他器官和组织。因此,它会增加骨骼肌和肝脏的脂肪酸氧化。多酚类化合物的这种作用也有助于减肥。

白藜芦醇是一种有效的抗炎植物化学物质,可以抑制脂肪组织炎症。这些抗炎作用是通过抑制 NF-κB 和调节激酶(ERK)活性和激活去乙酰化酶-1 的活性来实现的。在小鼠脂肪组织中,白藜芦醇减少了高脂肪饮食诱导的各种促炎症介质的产生。其包括生产 TNF-α、干扰素-α、干扰素-β(IFN-α 和 IFN-β)和白介素及其上游信号分子,包括 TLR2、TLR4、toll-白介素 1 受体(TIR)结构域的衔接蛋白质(TIRAP)、含有内介素 1 受体结构域的衔接诱导干扰素

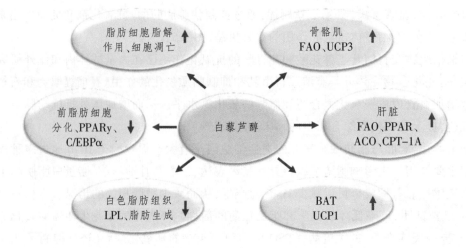

图4.5　白藜芦醇抗肥胖作用的主要机制。ACO acyl-CoA，乙酰辅酶氧化酶 α；BAT，褐色脂肪组织；C/EBP，CCAAT/增强结合蛋白；CPT，肉碱棕榈酰转移酶；FAO，脂肪酸氧化；LPL，脂蛋白脂肪酶；PPAR，过氧化物酶体增殖激活受体；UCP，解耦联蛋白；WAT，白色脂肪组织。

(TRIF)、TNF 受体相关因子 6(TRAF6)、干扰素调节因子 5(IRF5)、p-IRF3 和 NF-κB。此外，白藜芦醇对胰岛素抵抗和炎症的作用部分是通过抑制促炎脂肪因子，如抵抗素和维生素结合蛋白 4 (RBP4)来介导的。最近提出的白藜芦醇改善人体胰岛素敏感性的其他机制包括：减轻氧化应激和刺激 Akt 介导的胰岛素信号转导。

　　总而言之，白藜芦醇是一种很有前途的日常饮食生物活性化合物，可以很容易地纳入饮食中，以控制脂肪组织炎症和肥胖相关的代谢紊乱。关于体内方法，大多数研究是在啮齿动物身上进行的。这些研究表明，白藜芦醇通过抑制脂肪积累过程使刺激脂肪分解和氧化途径来减少体内脂肪。然而，将这些结果外推到人类身上是一个关注的热点问题：效果会不会像动物模型那样明显。因此，考虑到现有的人体研究是稀少的，需要更多的人体研究来支持这种多酚的抗肥胖和抗炎的作用[21,22,69,70]。

　　大豆(大豆属)：其是一种豆科植物，原产于东亚地区，是广泛种植的食用豆类。有证据表明，大豆具有抗肥胖、抗糖尿病和抗癌等有益作用，对骨质疏松症和更年期症状也有影响。大豆及其制品是众所周知的异黄酮(一组具有雌激素活性的二酚分子，也被称为植物雌激素)的来源。染料木素、糖素和大豆苷元是 3 种主要的大豆异黄酮，其中染料木素是大豆中含量最多、研究最多的异黄酮(图 4.6)[21]。

　　一些动物研究报道表明，大豆异黄酮和蛋白质，独立于食物摄入，进行 18 周的高频饮食喂养，其改善了脂质和代谢，减少胰岛素分泌，并且防止了胰岛素抵抗。

　　关于异黄酮的抗炎和代谢机制，雌激素和雌激素样受体(ER)是潜在的候选者，因为异黄酮和类固醇激素的结构相似。雌激素受体也可以表现出和 PPARγ 的双向交流，受体的发展与功能和脂肪组织以及胰岛素敏感性密不可分。不同的潜在途径可以用来解释染料木黄酮的抗脂肪生成作用，包括通过雌激素依赖机制刺激 Wnt 信号通路，以及通过 AMPK 激活

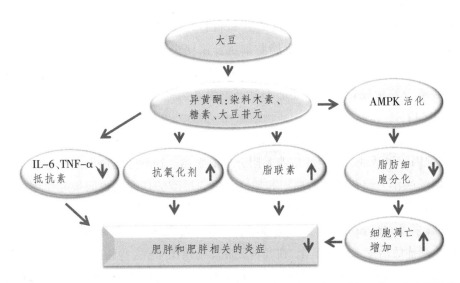

图 4.6　大豆异黄酮在肥胖组织中的抗炎机制。染料木素、糖素和大豆苷元是大豆中 3 种主要的异黄酮,其中染料木素是大豆中含量最多、研究最多的异黄酮。

抑制脂肪细胞分化导致成熟脂肪细胞凋亡。因此,异黄酮是一种很有前途的黄酮类化合物,可以减少脂肪组织炎症,从而给人体健康带来多方面的好处[21,22,71,72]。

　　除了异黄酮,越来越多的来自动物和人类营养干预研究的证据表明,饮食中的大豆蛋白对肥胖有有益的影响。正如第 3 章所讨论的一样,食用大豆蛋白可以很好地影响饱腹感,并减少肥胖动物和人类体内多余的脂肪(图 4.6)。大豆蛋白的摄入也可以改善胰岛素抵抗。大豆蛋白及其某些成分还可降低血浆脂质和脂肪在肝脏和脂肪组织中的积累,从而降低动脉粥样硬化和脂肪毒性,以及其他可能与肥胖相关的疾病的风险。大豆蛋白或其成分可能改善胰岛素抵抗、降低体脂和血脂的几种潜在机制,已在第 3 章中讨论,包括广泛的生物化学和分子活动,有利于能量平衡和脂肪代谢。此外,在肥胖动物模型中,膳食大豆蛋白和异黄酮似乎可以调节核转录因子的表达,即 PPAR 和 SREBP,它们是脂肪酸代谢和胆固醇稳态的主要调节因子[21,73]。

　　膳食脂肪:按其结构分为饱和脂肪酸、单不饱和脂肪酸和多不饱和脂肪酸。根据第一个双键的位置,多不饱和脂肪酸进一步分为 ω-3 和 ω-6 两类。就其对新陈代谢和炎症的影响而言,这些脂肪酸的结构也会导致功能上的差异。例如,饱和脂肪酸的摄入与心血管疾病风险的增加有关,部分原因是这些脂肪酸的促炎作用。相比之下,ω-3 多不饱和脂肪酸表现出抗炎活性,其摄入与降低心血管疾病风险有关。膳食脂肪酸在调节脂肪组织功能和糖-胰岛素稳态方面起着重要作用。摄入高饱和脂肪会诱发小鼠的肥胖相关炎症。而当这些高脂肪饮食受到能量限制时,这些影响可以部分减轻[21]。

　　最受欢迎的单不饱和脂肪酸的来源,除了橄榄油,一些坚果,特别是杏仁、腰果、花生和山核桃也是丰富的来源。几项临床研究表明,这些单不饱和脂肪酸,主要是油酸,对肥胖、胰岛素抵抗的人有积极的影响,并能降低胰岛素敏感性。在啮齿动物中,单不饱和脂肪酸可以防止高脂肪饮食引起的过度肥胖和脂肪组织中巨噬细胞和细胞毒性 T 细胞的浸润。此外，单不饱和脂肪酸会减少脂肪细胞分泌促炎细胞因子。例如，从高单不饱和脂肪酸喂养的大鼠体内分离出的脂肪细胞，与高饱和脂肪酸或多不饱和脂肪酸喂养的大鼠相比，其 IL-6 分泌量较低。油酸还能抑制抵抗素基因的表达，增加脂联素基因在 3T3-L1 脂肪细胞中的表达[74,75]。

足量摄取长链 n-3 多不饱和脂肪酸，如在深海鱼类和鱼油中发现的那样，会减少炎性类花生酸、细胞因子和活性氧的产生以及黏附分子的表达。这些脂肪酸既直接起作用（如通过取代花生四烯酸作为类花生酸的底物和抑制花生四烯酸的代谢），也间接起作用（如通过转录因子激活的作用改变炎症基因的表达）。长链 n-3 多不饱和脂肪酸也会产生一系列抗炎介质，称为分解素。因此，长链 n-3 多不饱和脂肪酸具有潜在的抗炎作用，所以可能被用于各种急性和慢性炎症的治疗上。事实上，在几种肥胖动物模型中，这些脂肪酸已被证明可以改善脂肪组织炎症。与 n-6 多不饱和脂肪酸，如花生四烯酸(AA)相比，n-3 多不饱和脂肪酸产生较少的炎性类花生酸。此外，n-3 多不饱和脂肪酸竞争性地减少花生四烯酸介导的炎性花生酸(PGE2)的形成[21,74,75]。

肉桂：其是世界各地人们最常用的香料之一。许多报道涉及肉桂的多种特性，如树皮、树皮粉、精油和独立的活性成分。肉桂不仅在世界范围内用于烹饪，而且用于传统和现代医学。肉桂主要含有重要的油和肉桂醛、肉桂酸和肉桂酸盐。除了作为抗氧化剂、抗炎、抗糖尿病、抗菌、抗癌、降脂和降低心血管疾病，肉桂也被报道对对神经系统功能障碍疾病有活性，如帕金森病和阿尔茨海默病[19,76]。

很多报道都支持肉桂的减肥效果。例如，给小鼠服用肉桂对血脂有积极的影响，可以降低高密度脂蛋白(HDL)胆固醇水平和血浆甘油三酯。另一项研究发现，服用肉桂粉(15%)35 天的大鼠的总胆固醇、甘油三酯和低密度脂蛋白(LDL)都趋于降低。此外，在服用肉桂的管理中发现，每天服用 1g、3g、6g 肉桂可以降低人体的血糖、甘油三酯、总胆固醇和低密度脂蛋白胆固醇水平[19,22,76]。

各种肉桂提取物，如乙醚、水和甲醇提取物，显示出显著的抗氧化活性。肉桂水提取物和甲醇提取物在体外对脂肪酸氧化和脂质过氧化有明显的抑制作用。从肉桂中分离得到的不同黄酮类化合物，具有清除自由基和抗氧化作用。研究肉桂醛和肉桂其他化合物对一氧化氮生成的抑制作用，发现肉桂醛具有抑制一氧化氮生成和诱导型一氧化氮表达的潜在活性[76]。

一些研究报道了肉桂及其精油的抗炎活性。最近的一项研究表明，从肉桂中分离出的 2-羟基肉桂醛通过抑制核转录因子 NF-κB 的活化，从而抑制一氧化氮的产生，这表明该化合物可以被用作抗炎剂。肉桂乙醇提取物通过 NF-κB 介导减少 Src/酪氨酸激酶的活化(Src/Syk-)，显示显著的抗炎作用。各种肉桂枝衍生化合物通过下调诱导型一氧化氮合酶(iNOS)、环氧合酶-2 (COX-2)和一氧化氮(NO)在中枢神经系统的表达而显示出抗炎作用。通过这一机制，肉桂枝可能成为治疗或预防炎症介导的神经退行性疾病的潜在来源。此外，肉桂水提取物可降低脂多糖诱导的血清 TNF-α 水平[19,22,76]。

4.3 基于药用植物和植物化学的预防肥胖相关高血压的策略

毫无疑问,肥胖相关的高血压有一个多因素和多基因的特征。几个潜在的途径导致肥胖人群的高血压升高。这些包括肾素-血管紧张素-醛固酮系统的激活、高胰岛素血症、某些脂肪因子(如瘦素)的水平异常,或作用于内皮细胞的细胞因子的水平异常。此外,一些遗传和表观遗传因素也在起作用。虽然高血压和肥胖的全部表现主要发生在成年期,但它们的根源可以追溯到儿童时期。

几项流行病学研究表明,超重预示着高血压的未来发展。在一般人群中,体重指数(BMI)与血压之间的关系几乎是线性的。根据第三次全国健康与营养调查(NHANES Ⅲ),可以看出超重和肥胖人群患高血压的风险显著增加。此外,最近有报道称,肥胖是高血压的主要决定因素之一。同样,高血压患者的血压、腰臀比和血浆胰岛素水平也在升高[77,78]。

近年来,有关肥胖发病的临床报道表明,脂肪堆积导致的体重增加并不一定是肥胖相关疾病发生的决定性因素,而体脂分布异常则是肥胖发病的更重要的因素。内脏脂肪(位于腹腔内),也称为器官或腹腔内脂肪,可能在高血压、高脂血症、糖尿病和动脉粥样硬化的发生中起重要作用,这不单单发生在肥胖者中。一些证据显示了腹腔内脂肪和周围皮下脂肪的遗传和生物学差异。这些差异也反映在肥胖相关心血管疾病的发病机制中,两者的作用也存在差异。腹腔内脂肪细胞和皮下脂肪细胞的功能差异可能与其解剖位置有关。内脏脂肪组织和脂肪组织寄居的巨噬细胞产生更多的炎性介质,如 TNF-α 和 IL-6,但脂联素等抗炎介质较少。这些介质的改变导致胰岛素抵抗,并在内皮功能障碍和随后的动脉粥样硬化的发病机制中发挥中心作用。此外,血管周围脂肪组织损伤的作用也被认为是血管周围脂肪细胞正常代谢和血管活性功能的紊乱。然而,肥胖和高血压之间关系的确切机制,仍未完全了解[77-79]。

毫无疑问,在肥胖相关高血压的诱导中,遗传和环境因素的相互作用也起着重要的作用。在过去的 10 年中,人们发现了一些与肥胖和高血压相关的基因,而与肥胖相关的基因数量,也在日益增加。表现遗传学可以部分解释饮食因素对肥胖相关高血压发生的影响。这些非遗传性的改变受 DNA 胞嘧啶残基甲基化和与 DNA 相关的组蛋白修饰(染色质重构)的控制,在环境刺激下改变基因表达时,其具有重要的调控作用。表观遗传的染色质重构是非常重要的,因为它改变了染色质对转录因子的可及性,促进了待表达基因和待沉默基因对这些基因的识别,无论是短暂的还是永久的。已有研究表明,表观遗传网络平衡的破坏可能导致几种主要疾病。然而,表观遗传学与肥胖和高血压的相关性尚不明确[77-79]。

接下来,我们将介绍抗高血压饮食和药用植物及其植物化学成分的有益作用,以及这些降压成分的作用机制。

黑种草(黑籽):其是一种很有发展前途的药用植物。除了上述良好的抗炎作用外,黑籽及其活性成分已被证明具有降血压、钙通道阻滞、抗氧化和利尿的特性(图 2.6 和图 4.7)。黑籽影响血压的确切途径还不清楚。黑籽的降压作用可能是由于其活性成分具有许多种协同作用，而且每一种都有自身的不同的作用机制。这些包括心脏抑制剂作用、抗氧作用、钙通道阻滞特性和利尿作用[63-65,80,81]。

关于心脏抑制作用，许多动物研究报道表明，挥发油和百里醌可以降低动脉血压和心率。阿托品（M2 胆碱受体阻滞剂）和赛庚啶（一种非选择性 5-羟色胺受体阻滞剂）逆转了这些作用，表明黑籽的保护活性主要是直接或间接地通过含 5-羟色胺受体和胆碱受体的机制介导的。黑籽对大鼠心脏的抑制作用被六甲铵（一种神经节阻滞剂）逆转，提示其作用机制与烟碱受体有关。此外，脊髓管道阻断髓内血管运动中心和神经节前交感神经之间的连接，可防止黑籽诱发的心血管效应。因此，黑籽的心脏抑制和降压作用似乎是通过中枢机制介导的，包括髓内的血管舒缩中枢和外周的交感神经流出[81,82]。

关于钙通道阻滞，已经发现黑籽来源的百里酚可以通过靶向钙离子通道来降低血压。其诱导大鼠离体主动脉，剂量依赖性舒张。黑籽诱导的内皮依赖性舒张可能通过抑制肌浆网钙离子释放、降低收缩系统钙离子敏感性和（或）阻断细胞钙离子内流等途径介导。百里酚对犬和豚鼠离体心脏均产生了剂量依赖性负性肌力作用。这些作用可能是通过阻断钙离子通道导致肌浆网钙离子含量下降的结果[81,82]。

肾脏在调节血压方面起着至关重要的作用。黑籽的利尿作用相当于 5mg/kg 的呋塞米（一种利尿剂）相比。利尿作用与尿中 Na^+、K^+、Cl^- 和尿素的增加有关。这表明，黑籽可能通过其利尿作用降低血压。电解质和水含量的减少导致血容量的减少，从而降低心排血量，这是血压调节的主要决定因素之一。此外，黑籽提取物还可导致肾小球滤过率、尿滤过率和电解

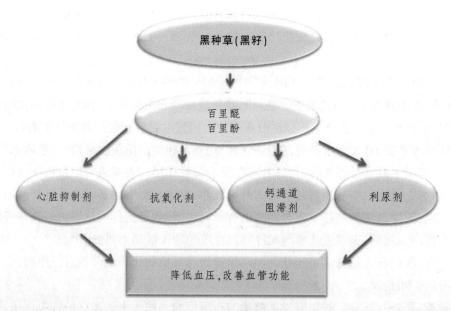

图 4.7 黑种草及其衍生物对心血管的有益作用。这些作用是通过心脏抑制剂、抗氧化剂、钙通道阻滞剂以及利尿剂进行调节。

质输出增加。肾素–血管紧张素–醛固酮系统可能通过控制血容量和周围血管阻力参与调节血压。但观察到的黑籽提取物对治疗 20 天后高血压大鼠血浆血管紧张素–1 转化酶(ACE)和肾素活性均无影响。因此,黑籽的降压作用似乎与肾素–血管紧张素–醛固酮系统无关。然而,还需要进行更多的研究来评估这一假设[81,82]。

综上所述,黑籽对高血压的心血管保护作用可能是通过其多种作用介导的,包括抗氧化剂、心脏抑制剂、利尿剂和钙通道阻滞剂。各种报道证实了黑籽对心血管系统的保护作用,使心血管系统免受各种活性氧的破坏,保护心脏免受心脏毒性,减少活性氧参与高血压的不良反应(图 4.7)。

生姜(姜科):据报道,其通过其活性成分 6–姜烯醇和 9–姜辣素,用于治疗和预防高血压和其他心血管疾病。它似乎可以抑制血管壁上黏性斑块的形成,并通过降低 LDL 和总胆固醇水平来增加动脉的弹性。一些对大鼠研究表明,生姜可直接和间接影响血压和心率（图3.8）。还有研究表明,生姜粗提取物可使麻醉大鼠的动脉血压呈剂量依赖性下降。此外,其在豚鼠成对的心房自发收缩的速度和力量中表现出心脏抑制作用, 而且在兔胸主动脉实验中能够松弛去甲肾上腺素(一种用于增加血压的苯乙胺类选择性肾上腺素受体激动剂)诱导全身的血管收缩,其剂量峰值可抗甲诱导剂量的 10 倍。

生姜粗提取物将钙离子剂量–反应曲线向右平移证实了粗提取物具有钙离子通道阻断剂的活性与维拉帕米(一种用于治疗高血压的钙通道阻滞剂)的作用相似。它还抑制正常钙离子附加和钙离子自由溶液中的去氧肾上腺素,表明它作用于膜结合和细胞内钙离子通道。生姜粗提取物的血管扩张作用被发现与内皮无关的,因为它没有被 L-NAME(一种非选择性的一氧化氮合酶抑制剂,实验中用于诱发高血压)或阿托品所抑制,而且能在相同剂量范围内的内皮剥脱剂中复制。这些结果表明,生姜的降血压作用是通过阻断电压依赖性钙通道来实现的。在另一个报道中,生姜水提物的降血压作用是通过双重抑制作用介导的,这种双重抑制作用是通过刺激胆碱受体和阻断钙离子通道实现的[16,19,54,83,84]。

4.4 地中海饮食

传统地中海饮食的特点是大量摄入橄榄油、蔬菜、坚果、水果和谷物,适量摄入鱼类,少量摄入红肉或加工肉类。由于地中海饮食有许多有益的作用,包括降低血压的作用,因此它可以帮助降低心血管疾病的发病率(图 4.8)。已被证明,其可以预防糖尿病、肥胖、乳腺癌、抑郁症、结肠直肠癌、哮喘和勃起功能障碍。众所周知,这种饮食还可以作为改善心血管疾病的代用品,如腰臀比、脂质和炎症介质。这些有益功能很容易与那些更成熟的用于对抗心血管疾病的药物和方法相媲美,如血管紧张素转换酶抑制剂、阿司匹林、β 受体阻滞剂和运动。然而,尚不清楚的是,这种饮食能否从其成分或协同作用中给心血管疾病带来益处。在下文,我们将重点关注地中海饮食的整体和部分的影响,包括以人口为基础的和强调心血管疾病发病率或死亡率的实验数据,以及在无法获得确切结果时的心血管疾病的替代品[16,19,85]。

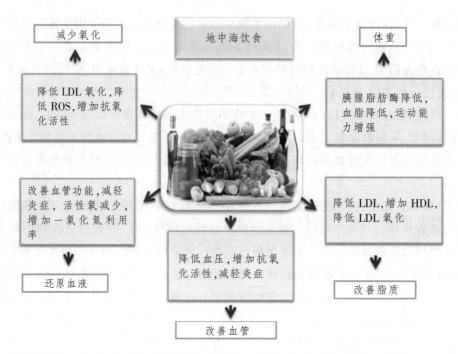

图 4.8　传统地中海饮食对心血管的有益作用。这种饮食的特点是大量摄入橄榄油、蔬菜、坚果、水果和谷物,适量摄入鱼类,少量摄入红肉或加工肉类。有益的心血管特性是通过降低血压、改善血脂、减少氧化应激和减轻体重来调节的。LDL,低密度脂蛋白;HDL,高密度脂蛋白;ROS,活性氧。(见彩插)

橄榄油在许多欧洲和地中海国家的传统饮食中被广泛使用。在过去的 30 年里,关于橄榄油的使用对心血管疾病预防影响的研究不断扩大。近年来,研究主要集中在橄榄叶提取物对高血压、动脉粥样硬化、癌症、糖尿病、心血管疾病的预防作用。橄榄叶含有几种不同的化合物,统称为橄榄生物酚,具有治疗作用。最丰富的生物酚是橄榄苦苷,其次是其他生物酚,如毛蕊花苷、木樨草素、芦丁、儿茶素和含量较低的羟基酪醇。

来自人和动物研究的数据表明, 食用橄榄油具有地中海原始橄榄油的大部分有益健康的效果,是不含任何添加剂或防腐剂的可食用脂肪,可以作为天然产品食用。许多前瞻性研究指出,富含橄榄油的饮食可以预防心血管疾病。大多数大型研究都是在欧洲国家进行的。例如,在西班牙人群中,橄榄油摄入量与全因死亡率和一般特定原因死亡率之间的关系被阐明。最大的益处是降低心血管疾病的风险。橄榄油摄入量的逐渐增加与心血管疾病死亡率的降低有关。在最近的两项前瞻性研究中,研究人员将橄榄油摄入量与冠心病发病率进行了比较。在欧洲癌症前瞻性调查研究的一个西班牙队列中, 观察到冠状动脉心脏病发病率较低(22%)的>1/4 被调查者食用橄榄油超过 28.9g/d。而每 2000 千卡的热量中摄入 10g/d 被调查者,患冠心病的风险下降了 7%。在法国进行的三城市研究中,密集使用橄榄油的参与者患脑卒中的风险比从不使用橄榄油的参与者要低 41%[19,85-92]。

最近,在西班牙进行了一项多中心试验,对象是心血管疾病风险高,但在登记时没有心血管疾病的参与者。参与者为 55~80 岁的男性和 60~80 岁的女性。他们要么患有 2 型糖尿病，要么至少有以下 3 种主要危险因素：吸烟、高血压、低密度脂蛋白(LDL)胆固醇水平升高、高密度脂蛋白(HDL)胆固醇水平降低、超重或肥胖，或有过早发冠心病家族史。参与者被分配到 3 种饮食中的一种：以食用橄榄油为补充的地中海饮食，以混合坚果为补充的地中海饮食，或控制饮食(建议减少饮食脂肪)。主要结果是主要心血管事件的发生率(心肌梗死、中风或死于心血管疾病)。根据中期分析的结果，该试验在中位随访 4.8 年后停止。这项多中心和一级预防试验的结果表明，能量不受限制的地中海饮食，辅以食用橄榄油或坚果，可以显著降低高危人群发生重大心血管事件的风险。该研究结果支持地中海饮食对心血管疾病有一级预防的益处[85]。

为了改善心血管健康，几乎每一种地中海饮食都推荐每天食用水果和蔬菜。欧洲心脏病学会(ESC)和美国心脏协会(AHA)基于广泛的观察性研究和几项荟萃分析，以及随机对照试验(RCT)数据，强烈建议摄入水果和蔬菜来降低心血管疾病的风险。此外，美国心脏协会强烈建议摄入多种水果和蔬菜，以预防心血管疾病。有趣的是，水果和蔬菜的潜在好处可能在于减少总热量负担或它们提供的大量营养。水果和蔬菜发挥其有益作用的主要作用机制包括：水果和蔬菜具有显著的抗氧化性能，增加植物类黄酮醇的摄入对健康有益，以及与以水果和蔬菜为主的饮食相关的体重减轻[85]。

许多观察数据显示，食用水果和蔬菜量增加的人，一般心血管疾病的发病率都在下降。2004 年，一项前瞻性队列研究的横断面分析发现，在地中海人群中，高蔬菜脂肪摄入量的人群中，水果和蔬菜的摄入量与血压呈负相关。另一项横断面研究也表明，水果和蔬菜摄入量的增加也与体重指数(BMI)的降低有关。2006 年，对近 200 000 名患者的荟萃分析显示，尽管结果受异质性和发表偏倚的影响略有偏差，但每天多吃一份蔬菜，心血管疾病的相对风险降低 4%，每天多吃一份水果，心血管疾病的相对风险降低 7%。另外，一项大型(超过 200 000 名患者)观察性研究的荟萃分析显示，每天食用 3~5 份水果和蔬菜，心血管疾病发病率降低了 7%。最近，欧洲癌症与营养前瞻性调查研究表明，在对 313 074 名无动脉粥样硬化的患者进行 8 年随访后发现，每天食用 8 份水果和蔬菜可降低 22%致命缺血性心脏病风险[93-95]。

有相当多的流行病学证据表明，膳食纤维摄入与心血管疾病风险呈负相关，谷物纤维比水果或蔬菜纤维的关联更强。几项研究还表明，全谷物摄入的增加与心血管疾病风险的降低有关。据此，最近的美国饮食指南支持增加食用富含纤维的全谷物(每天从天然食品中摄入25~30g)。纤维食物的每日消耗量，特别是来自谷物的纤维，可以通过多种途径改善心血管健康，包括改善葡萄糖代谢、降低血压、减轻炎症、降低血脂和减轻体重。各种观察性研究表明，膳食纤维通过改善葡萄糖代谢、减轻体重和抗氧化作用来实现。此外，膳食纤维可以减少脂肪和简单碳水化合物的吸收[85,95,96]。

综上所述，为了预防心血管疾病，还是应该增加全谷物的摄入量；然而，将其从地中海饮食中分离出来可能不会最大限度地发挥其真正的心脏保护潜力(图 4.9)。

增加坚果的摄入与降低心血管疾病和 2 型糖尿病的风险以及健康的血脂状况有关。它对各种心血管病的危险因素有积极的影响，包括改善甘油三酯、总胆固醇和低密度脂蛋白

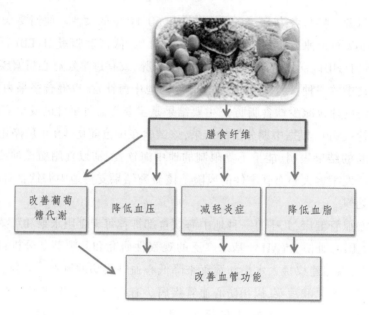

图 4.9　全谷物摄入对心血管疾病预防有益的特性。(见彩插)

胆固醇。此外,几项观察性研究表明,食用坚果可以降低患者冠状动脉疾病、2 型糖尿病和高血压的风险[85,97,98]。

　　综上所述,各种随机对照试验表明,地中海饮食加上坚果可以降低心血管疾病的风险。同样,这些益处被发现与地中海饮食的组成成分有关,所以仅仅把益处归于坚果是对数据的夸大。大量的队列研究和一些较小的随机对照试验表明,心血管发病率和死亡率的改善是通过降低血脂、减少活性氧、改善血管功能和降低血压来实现的。此外,这些令人信服的研究表明,定期食用坚果可以预防心血管疾病,这可能使坚果成为一种可以单独食用的饮食。但不可以当加入地中海饮食时,可以更好预防心血管疾病[85,95,96]。

　　与其他坚果一样,杏仁也获得了 FDA 的批准,因为其有显著降低心血管疾病风险的潜力。杏仁富含单不饱和脂肪、膳食纤维和维生素 E。一项脂肪中和潜能的荟萃分析表明,食用杏仁可降低血清胆固醇,并有降低低密度脂蛋白的强烈趋势,但不会影响高密度脂蛋白。这项荟萃分析中包括的杏仁试验,以及其他血脂浓度的试验,均在正常血脂、糖尿病前期和(或)糖尿病、肥胖和(或)高脂血症患者中进行。最近的一项随机对照试验表明,食用杏仁可以提高冠心病患者的血清高密度脂蛋白水平。这项临床试验在冠心病(CAD)患者中进行。即使冠心病患者的低密度脂蛋白维持良好, 低的高密度脂蛋白仍然是心血管疾病风险的独立指标。似乎近一半的冠心病患者在住院时有正常的低密度脂蛋白,而不是低的高密度脂蛋白。另一项随机对照临床试验评估了杏仁对低的高密度脂蛋白冠心病患者高密度脂蛋白的影响。这个随机对照试验中得出的结论为,杏仁显著增加高密度脂蛋白。在第 6 周和第 12 周,高密度脂蛋白比各自的基线高 12%。与以前的报道一致,血清总胆固醇、甘油三酯、低密度脂蛋白极低密度脂蛋白浓度与基线相比,在第 6 周和第 12 周,总胆固醇、高密度脂蛋白、低密度脂蛋白和高密度脂蛋白的比率及致动脉粥样硬化指数均有所降低。总之,早餐前吃少量杏仁(10g/d)可以增加高密度脂蛋白浓度,此外,还可以改善冠心病患者低血脂异常的其他指标[85,95,96]。

最近的一项研究调查了美国男性和女性两大群体中习惯性坚果摄入与炎症生物标志物的关系。它分析了来自 5013 名参加护士健康研究(NHS)和健康专家随访研究(HPFS)的参与的交叉数据。坚果摄入量,定义为花生和其他坚果的摄入量,是通过食物频率调查问卷估计的,并使用了 1986—1990 年国民健康保险制度(NHS)和 1990—1994 年 HPFS 的累积平均值。血浆生物标志物收集于 1989—1990 年国民健康保险制度(NHS)和 1993—1995 年 HPFS。频繁食用坚果与炎症生物标志物的健康状况有关。观察到坚果能降低炎症生物标记的一个子集,即 C 反应蛋白、IL-6、TNF-α 受体 2[99]。

番茄红素是番茄中发现的一种天然类胡萝卜素,是地中海饮食中的一个重要组成部分,虽然属于类胡萝卜素家族,但它不具有维生素 A 原的活性,而是具有许多其他生物活性,如抗氧化清除剂、促炎和促凝血脂原介质的抑制剂,因此对心血管疾病有潜在的益处。一些报道支持番茄红素在预防心血管疾病方面的作用。 主要基于流行病学的研究表明,番茄红素与心血管疾病之间存在剂量-反应关系。在介入试验中,出现一个不太清晰和更复杂的情况,其中一些工作已经报道了有相互矛盾的结果。虽然番茄红素在体内代谢、功能和临床适应证的许多方面仍有待阐明,但补充低剂量的番茄红素已被建议作为一种改善心血管疾病许多方面的预防措施[100,101]。

结论

肥胖治疗策略除了促进减肥外,还应考虑与肥胖相关的病理变化。近年来,关于脂肪细胞的生物学研究,特别是生理和生化研究的进展,逐渐明确了脂肪组织扩张失调伴随着脂肪细胞增生、肥大会导致肥胖。脂肪细胞被公认为内分泌细胞和脂肪储存细胞,其产生生物活性分子,如激素、细胞因子和其他因子,也可统称为脂肪细胞因子或脂肪因子。它们通过内分泌、旁分泌和自分泌信号网络参与调节脂肪细胞的功能和代谢,从而调节脂肪细胞的行为。脂肪因子包括 TNF-α、IL- 6、PAI-1、TGF-β、瘦素、脂联素、抵抗素和某些趋化因子,如 MCP-1、越来越多的研究强烈支持肥胖引发的炎症在肥胖相关疾病的发展中起着重要作用, 如胰岛素抵抗、心血管疾病、2 型糖尿病和一些免疫紊乱。在肥胖的脂肪组织,NF-κB 和 JNK 是 TLR4 下游炎症基因表达的重要调节剂,受 PPARγ 调节。上述所有食物成分都是有益的植物化学物质,通过以 PPARγ 依赖或非 PPARγ 依赖的方式抑制炎症信号,从而改善肥胖诱导的炎症反应和病理。特别是,PPARγ 受体激动剂可以直接减少脂肪细胞大小并诱导抗炎细胞因子的表达,如脂联素。市场上最容易买到的消炎食品是黑籽和柑橘类水果,包括橙子、葡萄柚和柠檬。另一方面,我们每天摄入的香料和草药仍然有限。对有效摄入量和摄入形式的进一步研究将有助于促进世界上所有这些食品的发展。

在心血管高危人群中,补充地中海饮食加上食用橄榄油或坚果,可以降低主要心血管疾病的发生率。观察性队列研究和二级预防试验表明，坚持地中海饮食和心血管风险之间存在相关关系。地中海饮食中许多成分对高血压的心血管保护作用可能是通过其多种作用介导的，包括抗氧化作用、心脏抑制作用、利尿作用和钙通道阻滞。许多报道已经证明了地中海饮食通过对抗各种活性氧对心血管系统的损伤的保护作用，不仅保护心脏免受毒性，而且减少高血压中活性氧的不良反应。然而，目前大多数已发表的证据只是来自体外或动物研究。故此，在临床研究中检验草药疗法的有效性和安全性是至关重要的。

参考文献

1. Rayalam S, Della-Fera MA, Baile CA (2008) Phytochemicals and regulation of the adipocyte life cycle. J Nutr Biochem 19:717–726
2. Visscher TL, Seidell JC (2001) The public health impact of obesity. Annu Rev Public Health 22:355–375
3. Graf BL, Raskin I, Cefalu WT, Ribnicky DM (2010) Plant-derived therapeutics for the treatment of metabolic syndrome. Curr Opin Investig Drugs 11:1107–1115
4. Billington CJ, Epstein LH, Goodwin NJ et al (2000) Overweight, obesity, and health risk. Arch Intern Med 160:898–904
5. Atkinson RL (2014) Current status of the field of obesity. Trends Endocrinol Metab 25:283–284
6. Goldstein DJ (1992) Beneficial health effects of modest weight loss. Int J Obes Relat Metab Disord 16:397–415
7. Astrup A (2001) Healthy lifestyles in Europe: prevention of obesity and type II diabetes by diet and physical activity. Public Health Nutr 4:499–515
8. Kruger J, Galuska DA, Serdula MK, Jones DA (2004) Attempting to lose weight: specific practices among U.S. adults. Am J Prev Med 26:402–406
9. Wadden TA (1993) Treatment of obesity by moderate and severe caloric restriction. Results of clinical research trials. Ann Intern Med 119:688–693
10. Stern JS, Hirsch J, Blair SN, Foreyt JP, Frank A, Kumanyika SK et al (1995) Weighing the options: criteria for evaluating weight-management programs. The Committee to Develop Criteria for Evaluating the Outcomes of Approaches to Prevent and Treat Obesity. Obes Res 3:591–604
11. Trivedi T, Liu J, Probst J, Merchant A, Jhones S, Martin AB (2015) Obesity and obesity-related behaviors among rural and urban adults in the USA. Rural Remote Health 15:3267
12. Jilka RL (2002) Osteoblast progenitor fate and age-related bone loss. J Musculoskelet Neuronal Interact 2:581–583
13. Newman AB, Lee JS, Visser M, Goodpaster BH, Kritchevsky SB, Tylavsky FA et al (2005) Weight change and the conservation of lean mass in old age: the health, Aging and Body Composition Study. Am J Clin Nutr 82:872–878
14. Knoke JD, Barrett-Connor E (2003) Weight loss: a determinant of hip bone loss in older men and women. The Rancho Bernardo Study. Am J Epidemiol 158:1132–1138
15. Saad B, Azaizeh H, Said O (2005) Tradition and perspectives of Arab herbal medicine: a review. eCAM 2:475–479
16. Saad B, Zaid H, Said O (2013) Tradition and perspectives of diabetes treatment in Greco-Arab and Islamic medicine. In: Watson RR, Preedy VR (eds) Bioactive food as dietary interventions for diabetes. Academic Press, San Diego, pp 319–326
17. Seyedan A, Alshawsh MA, Alshagga MA, Koosha S, Mohamed Z (2015) Medicinal plants and their inhibitory activities against pancreatic lipase: a review. eCAM 2015, Article ID 973143. doi:10.1155/2015/973143
18. Yang CS, Zhang J, Zhang L, Huang J, Wang Y (2016) Mechanisms of body weight reduction and metabolic syndrome alleviation by tea. Mol Nutr Food Res 60:160–174
19. Saad B, Said O (2011) Herbal medicine. In: Greco-Arab and Islamic herbal medicine: traditional system, ethics, safety, efficacy and regulatory issues. Wiley-Blackwell/Wiley, Hoboken, pp 47–71

20. Aherne SA, O'Brien NM (2002) Dietary flavonols: chemistry, food content, and metabolism. Nutrition 18:75–81

21. Siriwardhana N, Kalupahana NS, Cekanovac M, LeMieuxa M, Greerd B, Moustaid-Moussa N (2013) Modulation of adipose tissue inflammation by bioactive food compounds. J Nutr Biochem 24:613–623

22. Hirai S, Takahashi N, Goto T, Lin S, Uemura T, Yu R, Kawada T (2010) Functional food targeting the regulation of obesity-induced inflammatory responses and pathologies. Mediat Inflamm, Article ID 367838. doi:10.1155/2010/367838

23. Heilbronn K, Campbell LV (2008) Adipose tissue macrophages, low grade inflammation and insulin resistance in human obesity. Curr Pharm Des 14:1225–1230

24. Gustafson B (2010) Adipose tissue, inflammation and atherosclerosis. J Atheroscler Thromb 17:332–341

25. Hotamisligil GS (2006) Inflammation and metabolic disorders. J Nat 444:860–867

26. Gesta S, Tseng YH, Kahn CR (2007) Developmental origin of fat: tracking obesity to its source. J Cell 131:242–256

27. Zeyda M, Stulnig TM (2009) Obesity, inflammation, and insulin resistance – a mini-review. Gerontology 55:379–386

28. Chinetti G, Fruchart JC, Staels B (2000) Peroxisome proliferator-activated receptors (PPARs): nuclear receptors at the crossroads between lipid metabolism and inflammation. Inflamm Res 49:497–505

29. Glass CK (2001) Potential roles of the peroxisome proliferatoractivated receptor-γ in macrophage biology and atherosclerosis. J Endocrinol 169:461–464

30. Moore KJ, Rosen ED, Fitzgerald ML et al (2001) The role of PPAR-γ in macrophage differentiation and cholesterol uptake. Nat Med 7:41–47

31. Yamauchi T, Kamon J, Waki H et al (2001) The mechanisms by which both heterozygous peroxisome proliferator-activated receptor γ (PPARγ) deficiency and PPARγ agonist improve insulin resistance. J Biol Chem 276:41245–41254

32. Goto T, Takahashi N, Hirai S, Kawada T (2010) Various terpenoids derived from herbal and dietary plants function as PPAR modulators and regulate carbohydrate and lipid metabolism. PPAR Research 2010, Article ID 483958. doi:10.1155/2010/483958

33. He Y, Yue Y, Zheng X, Zhang K, Chen S, Du Z (2015) Curcumin, inflammation, and chronic diseases: how are they linked? Molecules 20:9183–9213

34. Reuter S, Gupta SC, Chaturvedi MM, Aggarwal BB (2010) Oxidative stress, inflammation, and cancer, how are they linked? Free Radic Biol Med 49:1603–1616

35. Durackova Z (2010) Some current insights into oxidative stress. Physiol Res 59:459–469

36. Ishibashi T (2013) Molecular hydrogen, new antioxidant and anti-inflammatory therapy for rheumatoid arthritis and related diseases. Curr Pharm Des 19:6375–6381

37. Debnath T, Kim da H, Lim BO (2013) Natural products as a source of anti-inflammatory agents associated with inflammatory bowel disease. Molecules 18:7253–7270

38. Malhotra A, Nair P, Dhawan DK (2012) Premature mitochondrial senescence and related ultrastructural changes during lung carcinogenesis modulation by curcumin and resveratrol. Ultrastruct Pathol 36:179–184

39. Anthwal A, Thakur BK, Rawat MS, Rawat DS, Tyagi AK, Aggarwal BB (2014) Synthesis, characterization and in vitro anticancer activity of C-5 curcumin analogues with potential to inhibit TNF-α-induced NF-κB activation. Biomed Res Int 2014:524161

40. Gupta SC, Tyagi AK, Deshmukh-Taskar P, Hinojosa M, Prasad S, Aggarwal BB (2014) Downregulation of tumor necrosis factor and other proinflammatory biomarkers by polyphenols. Arch Biochem Biophys 559:91–99

41. Brown AL, Lane J, Holyoak C, Nicol B, Mayes AE, Dadd T (2011) Health effects of green tea catechins in overweight and obese men: a randomised controlled cross-over trial. Br J Nutr 7:1–10

42. Zheng J, Yang B, Huang T, Yu Y, Yang J, Li D (2011) Green tea and black tea consumption and prostate cancer risk: an exploratory meta-analysis of observational studies. Nutr Cancer J 63:663–672

43. Sun CL, Yuan JM, Lee MJ, Yang CS, Gao YT, Ross RK, Yu MC (2002) Urinary tea polyphenols in relation to gastric and esophageal cancers: a prospective study of men in Shanghai, China. Carcinogenesis J 23:1497–1503

44. Ahmad N, Fayes DK, Nieminen AL, Agarwal R, Mukhtar H (1997) Green tea constituent epigallocatechin-3-gallate and induction of apoptosis and cell cycle arrest in human carcinoma cells. J Natl Cancer Inst 89:1881–1889

45. Bettuzzi S, Brausi M, Rizzi F, Castagnetti G, Peracchia G, Corti A (2006) Chemoprevention

of human prostate cancer by oral administration of green tea catechins in volunteers with high-grade prostate intraepithelial neoplasia: a preliminary report from a one-year proof-of-principle study. J Cancer Res 66:1234–1240

46. Kao YH, Hiipakka RA, Liao S (2000) Modulation of obesity by a green tea catechin. Am J Clin Nutr 72:1232–1234

47. Kao YH, Hiipakka RA, Liao S (2000) Modulation of endocrine systems and food intake by green tea epigallocatechin gallate. Endocrinol J 141:980–987

48. Dulloo AG, Seydoux J, Girardier L, Chantre P, Vandermander J (2000) Green tea and thermogenesis: interactions between catechin-polyphenols, caffeine and sympathetic activity. Int J Obes (Lond) 24:252–258

49. Kakuda T, Nozawa A, Unno T, Okamura N, Okai O (2000) Inhibiting effects of theanine on caffeine stimulation evaluated by EEG in the rat. Biosci Biotechnol Biochem 64:287–293

50. Surh Y-J (2002) Anti-tumor promoting potential of selected spice ingredients with antioxidative and anti-inflammatory activities: a short review. Food Chem Toxicol 40:1091–1097

51. Kang J-H, Kim C-S, Han I-S, Kawada T, Yu R (2007) Capsaicin, a spicy component of hot peppers, modulates adipokine gene expression and protein release from obese mouse adipose tissues and isolated adipocytes, and suppresses the inflammatory responses of adipose tissue macrophages. FEBS Lett 581:4389–4396

52. Woo HM, Kang JH, Kawada T, Yoo H, Sung MK, Yu R (2007) Active spice-derived components can inhibit inflammatory responses of adipose tissue in obesity by suppressing inflammatory actions of macrophages and release of monocyte chemoattractant protein-1 from adipocytes. Life Sci 80:926–931

53. Kim CS, Kawada T, Kim BS et al (2003) Capsaicin exhibits anti-inflammatory property by inhibiting IkB-a degradation in LPS-stimulated peritoneal macrophages. Cell Signal 15:299–306

54. Isa Y, Miyakawa Y, Anagisawa MY et al (2008) 6-shogaol and 6-gingerol, the pungent of ginger, inhibit TNF-α mediated downregulation of adiponectin expression via different mechanisms in 3T3-L1 adipocytes. Biochem Biophys Res Commun 373:429–434

55. Takahashi N, Kang M-S, Kuroyanagi K et al (2008) Auraptene, a citrus fruit compound, regulates gene expression as a PPARα agonist in HepG2 hepatocytes. Biofactors 33:25–32

56. Ando C, Takahashi N, Hirai S et al (2009) Luteolin, a food derived flavonoid, suppresses adipocyte-dependent activation of macrophages by inhibiting JNK activation. FEBS Lett 583:3649–3654

57. Ashraful Alam M, Subhan N, Mahbubur Rahman M, Uddin SJ, Reza HM, Sarker SD (2014) Effect of citrus flavonoids, naringin and naringenin, on metabolic syndrome and their mechanisms of action. Adv Nutr 5:404–417

58. Jain M, Parmar HS (2011) Evaluation of antioxidative and anti-inflammatory potential of hesperidin and naringin on the rat air pouch model of inflammation. Inflamm Res 60:483–491

59. Gopinath K, Sudhandiran G (2012) Naringin modulates oxidative stress and inflammation in 3-nitropropionic acid-induced neurodegeneration through the activation of Nrf2 signalling pathway. Neuroscience 227:134–143

60. Riaz M, Zia Ul Haq M, Saad B (2016) Anthocyanins and human health: biomolecular and therapeutic aspect. Springerbrief, Springer, The Netherlands

61. Uemura T, Hirai S, Mizoguchi N, Goto T, Lee LY, Taketani K, Nakano Y, Jinji SJ, Hoshino S, Tsuge N, Narukami T, Takahashi N, Kawada T (2010) Diosgenin present in fenugreek improves glucose metabolism by promoting adipocyte differentiation and inhibiting inflammation in adipose tissues. Mol Nutr Food Res 54:1596–1608

62. Yeh WC, Cao Z, Classon M, McKnight SL (1995) Cascade regulation of terminal adipocyte differentiation by three members of the C/EBP family of leucine zipper proteins. Genes Dev 9:168–181

63. Salem ML, Hossain MS (2000) Protective effect of black seed oil from *Nigella sativa* against murine cytomegalovirus infection. Int J Immunopharmacol 22:729–740

64. Gilani AH, Jabeen Q, Khan M (2004) A review of medicinal uses and pharmacological activities of *Nigella sativa*. Pak J Biol Sci 7:441–451

65. Salem ML (2005) Immunomodulatory and therapeutic properties of the *Nigella sativa* L. seed. Int Immunopharmacol 5:1749–1770

66. Hosseini B, Saedisomeolia A, Wood LG, Yaseri M, Tavasoli S (2016) Effects of pomegranate extract supplementation on inflammation in overweight and obese individuals: a randomized controlled clinical trial. Complement Ther Clin Pract 22:44–50

67. Lansky EP, Newman RA (2007) *Punica granatum* (pomegranate) and its potential for prevention and treatment of inflammation and cancer. J Ethnopharmacol 109:177–206

68. Shaygannia E, Bahmani M, Zamanzad B, Rafieian-Kopaei M (2015) A review study on *Punica granatum L.* JEBCAM 2015. doi:10.1177/2156587215598039

69. Kim S, Jin Y, Choi Y, Park T (2011) Resveratrol exerts anti-obesity effects via mechanisms involving down-regulation of adipogenic and inflammatory processes in mice. Biochem Pharmacol 81:1343–1351

70. Aguirre L, Fernández-Quintela A, Arias N, Portillo MP (2014) Resveratrol: anti-obesity mechanisms of action. Molecules 19:18632–18655

71. Kim M, Park J, Seo M, Jung L, Lee Y, Kang K (2010) Genistein and daidzein repress adipogenic differentiation of human adipose tissue-derived mesenchymal stem cells via Wnt/beta-catenin signalling or lipolysis. Cell Prolif 2:594–605

72. Davis J, Higginbotham A, O'Connor T, Moustaid-Moussa N, Tebbe A, Kim YC et al (2007) Soy protein and isoflavones influence adiposity and development of metabolic syndrome in the obese male ZDF rat. Ann Nutr Metab 51:42–52

73. Velasquez MT, Bhathena SJ (2007) Role of dietary soy protein in obesity. Int J Med Sci 4:72–82

74. Kennedy A, Martinez K, Chuang CC, LaPoint K, McIntosh M (2009) Saturated fatty acid mediated inflammation and insulin resistance in adipose tissue: mechanisms of action and implications. J Nutr 139:1–4

75. Granados N, Amengual J, Ribot J, Palou A, Luisa BM (2011) Distinct effects of oleic acid and its trans-isomer elaidic acid on the expression of myokines and adipokines in cell models. Br J Nutr 105:1226–1234

76. Rao PV, Gan SH (2014) Cinnamon: a multifaceted medicinal plant. Evid Based Complement Alternat Med, Article ID 642942. doi:10.1155/2014/642942

77. Vaneckova I, Lenka ML, Behuliak M, Veronika NV, Zicha J, Kunes J (2014) Obesity-related hypertension: possible pathophysiological mechanisms. J Endocrinol 223:R63–R78

78. Hall JE, da Silva AA, do Carmo JM, Dubinion J, Hamza S, Munusamy S, Smith G, Stec DE (2010) Obesity-induced hypertension: role of sympathetic nervous system, leptin, and mela-nocortins. J Biol Chem 285:17271–17276

79. Di Chiara T, Argano C, Corrao S, Scaglione R, Licata G (2012) Hypoadiponectinemia: a link between visceral obesity and metabolic syndrome. J Nutr Metab, Article ID 175245. doi:10.1155/2012/175245

80. Vanamala J, Kester AC, Heuberger AL, Reddivari L (2012) Mitigation of obesity-promoted diseases by *Nigella sativa* and thymoquinone. Plant Foods Hum Nutr 67:111–119

81. Leong XF, Mustafa MR, Jaarin K (2013) *Nigella sativa* and its protective role in oxidative stress and hypertension. Evid Based Complement Alternat Med, Article ID 120732, 9 pages. doi:10.1155/2013/120732

82. El-Tahir KEH, Al-Ajmi MF, Al-Bekairi AM (2003) Some cardiovascular effects of the dethymoquinonated *Nigella sativa* volatile oil and its major components α-pinene and p-cymene in rats. Saudi Pharm J 11:104–110

83. Gamboa-Gómez CI, Rocha-Guzmán NE, Gallegos-Infante JA, Moreno-Jiménez MR, Vázquez-Cabral BD, González-Laredo RF (2015) Plants with potential use on obesity and its complications. EXCLI J 14:809–831

84. Ali BA, Blunden G, Tanira MO, Nemmar A (2008) Some phytochemical, pharmacological and toxicological properties of ginger (*Zingiber officinale* Roscoe): a review of recent research. Food Chem Toxicol 46:409–420

85. Widmer RJ, Flammer AJ, Lerman LO, Lerman A (2015) The Mediterranean diet, its components, and cardiovascular disease. Am J Med 128:229–238

86. Shen Y, Song SJ, Keum N, Park T (2014) Olive leaf extract attenuates obesity in high-fat diet-fed mice by modulating the expression of molecules involved in adipogenesis and thermo-genesis, eCAM 2014, Article ID 971890

87. de Bock M, Derraik JGB, Brennan CM, Biggs JB, Morgan PE et al (2013) Olive (*Olea europaea L.*) leaf polyphenols improve insulin sensitivity in middle-aged overweight men: a randomized, placebo-controlled, crossover trial. PLoS One 8(3):e57622. doi:10.1371/journal.pone.0057622

88. Saad B, Azaizeh H, Said O (2008) Arab herbal medicine. In: Watson RR, Preedy VR (eds) Botanical medicine in clinical practice. CABI, Wallingford

89. Saad B (2014) Greco-Arab and Islamic herbal medicine, a review. European J Med Plant 4:249–258

90. Said O, Saad B, Fulder S, Amin R, Kassis E, Khalil K (2009) Hypolipidemic activity of extracts from *Eriobotrya japonica* and *Olea europaea*, traditionally used in the Greco-Arab medicine in maintaining healthy fat levels in the blood. Open Complement Med J 1:84–91

91. Susalit E, Agus N, Effendi I, Tjandrawinata RR, Nofiarny D et al (2011) Olive (*Olea euro-paea*) leaf extract effective in patients with stage-1 hypertension: comparison with captopril. Phytomedicine 18:251–258

92. Said O, Fulder S, Khalil K, Azaizeh H, Kassis E, Saad B (2008) Maintaining a physiological blood glucose level with "Glucolevel", a combination of four anti-diabetes plants used in traditional Arab herbal medicine. eCAM 5:421–428

93. Alonso A, de la Fuente C, Martín-Arnau AM, de Irala J, Martínez JA, Martínez-González MA (2004) Fruit and vegetable consumption is inversely associated with blood pressure in a Mediterranean population with a high vegetable-fat intake: the Seguimiento Universidad de Navarra (SUN) study. Br J Nutr 92:311–319

94. Lin B, Morrison RM (2002) Higher fruit consumption linked with lower body mass index. Food Rev 25:28–32

95. Crowe F, Roddam AW, Key TJ et al (2011) European Prospective Investigation into Cancer and Nutrition (EPIC)-heart study collaborators. Fruit and vegetable intake and mortality from ischaemic heart disease: results from the European Prospective Investigation into Cancer and Nutrition (EPIC)-heart study. Eur Heart J 32:1235–1243

96. Good C, Holschuh N, Albertson AM, Eldridge AL (2008) Whole grain consumption and body mass index in adult women: an analysis of NHANES 1999–2000 and the USDA pyramid servings database. J Am Coll Nutr 27:80–87

97. Jamshed H, Sultan FA, Iqbal R, Gilani AH (2015) Dietary almonds increase serum HDL cholesterol in coronary artery disease patients in a randomized controlled trial. J Nutr. doi:10.3945/jn.114.207944

98. Kingwell BA, Chapman MJ, Kontush A, Miller NE (2014) HDL-targeted therapies: progress, failures and future. Nat Rev Drug Discov 13:245–264

99. Yu Z, Malik VS, Keum N, Hu FB, Giovannucci ED, Stampfer MJ, Willett WC, Fuchs CS, Bao Y (2016) Associations between nut consumption and inflammatory biomarkers. Am J Clin Nutr. doi:10.3945/ajcn.116.134205

100. Burton-Freeman B, Sesso H (2014) Whole food versus supplement: comparing the clinical evidence of tomato intake and lycopene supplementation on cardiovascular risk factors. Adv Nutr 5:457–485

101. Sesso HD, Wang L, Ridker PM, Buring JE (2012) Tomato-based food products are related to clinically modest improvements in selected coronary biomarkers in women. J Nutr 142:326–333

第 5 章
草药类抗肥胖化合物及其作用机制

5.1 引言

在过去几十年中，许多证据显示出植物化学物质在预防和治疗肥胖及肥胖相关慢性疾病方面的潜力。通常，由多种植物化合物组合产生的药用植物在治疗效果上可能会产生协同或累加效应，从而增加其生物利用度以及对多个细胞和分子靶点的作用，与基于合成药物的治疗相比，具有更多优势。草药的药理作用对于特定的植物物种或种群是独特的，因为在某种特定植物中，次级产物的浓度和组合往往是不同的，这与初级产物(如碳水化合物、脂类、蛋白质、叶绿素和核酸等)形成鲜明对比。初级产物是所有植物共有的，并参与构建和维持植物细胞的初级代谢途径。许多科学报告指出，次级代谢产物在细胞或组织的正常生长、发育和繁殖过程中并非不可或缺，更多的是为了保护植物免受环境因素和物种间水平上可能的伤害。例如，有些次级代谢产物可以作为信息素吸引昆虫授粉，还有些则是用来防止细菌和真菌攻击的毒素。因此，次级代谢产物通常是在植物中合成，以满足某种植物的特殊需要，如调节生化代谢以适应当地食草动物、授粉者和微生物组成的生物圈。次级代谢产物通常可以由初级代谢产物通过修饰合成途径产生，或共享初级代谢产物来源的底物。植物一直在通过遗传编码及多样的次级代谢产物合成酶来进化，以适应环境。此外，最近有证据表明，次级代谢产物在植物发育中还有其他作用。数以千计的植物化学物质已在几个类别中被鉴定出来，它们的数量继续呈指数增长。一般来说，植物化学物质被细分为 3 大类，即生物碱、萜类和酚类，其中很多具有有益的预防和治疗作用(图 5.1)[1-4]。

萜类化合物：其也被称为异戊二烯类化合物，是植物次级代谢产物中最大的一类，包括 20 000 多种化合物。现已发现多种萜类化合物可用作药物，如青蒿素和紫杉醇可以分别作为抗疟疾和抗癌药物。如第 3 章所述，不同萜类化合物可调节配体依赖性转录因子的活性，即过氧化物酶体增殖物激活受体(PPAR)。由于 PPAR 是控制能量稳态的饮食脂质传感器，每日食用这些萜类化合物可能有助于改善肥胖引起的代谢性疾病，如 2 型糖尿病、高脂血症、胰岛素抵抗和心血管疾病等[1,2,5]。

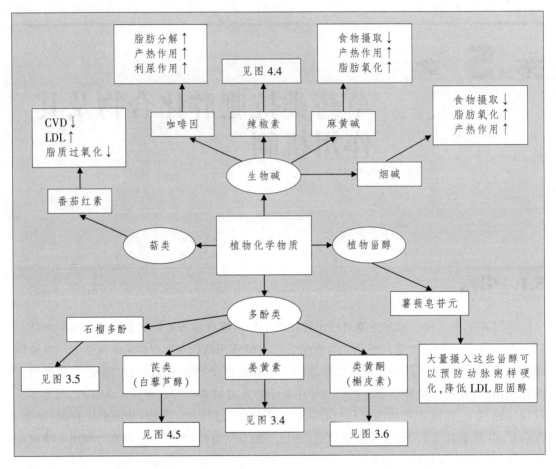

图 5.1　主要植物化学成分及其抗肥胖作用。低密度脂蛋白(LDL)。

多酚：迄今已鉴定出 8000 多种不同的多酚类物质。尽管这些多酚类物质有相似的化学结构,但也有一些明显的区别。基于这些差异,多酚可分为两类:黄酮类和非黄酮类,如鞣酸[33]。最近有证据表明,膳食中的多酚类物质在肥胖和肥胖相关慢性病的治疗中起重要作用。常见的多酚,如绿茶儿茶素,特别是表没食子儿茶素没食子酸酯、白藜芦醇和姜黄素,已经被证实在治疗肥胖和肥胖相关炎症方面是有效的。分子和细胞层面的研究表明,这些草本来源的多酚可降低脂肪细胞的活力和前脂肪细胞的增殖,抑制脂肪细胞的分化和甘油三酯的积累,促进脂肪分解和脂肪酸 β-氧化,减轻炎症。此外,多酚还影响信号转导机制。其中包括过氧化物酶体增殖物激活受体 γ、CCAAT/增强子结合蛋白 α、腺苷单磷酸激活蛋白激酶、过氧化物酶体增殖物激活受体 γ 共激活因子 1α、去乙酰化酶 1、甾醇调节元件结合蛋白 1c、解耦联蛋白 1 和 2 以及调节脂肪形成、抗氧化和抗炎反应的 NF-κB。动物研究表明,本章描述的草本来源多酚通过增加能量消耗、脂肪利用以及调节葡萄糖稳态来降低体重、脂质和甘油三酯,从而发挥其减肥作用和抗肥胖活性。除了动物研究,该领域也进行了多项人体研究,结果表明草本来源多酚的抗肥胖效果参差不齐,这可能是由于不同的研究设计、受试者之间的差异、所使用的多酚化学形式,以及其他因素(如减肥剂等)导致的。我们可以通过随机对照试验来澄清植物化学物质的前期临床疗效与非决定性临床结果之间的差异(图 5.1)[1,2,6,7]。

　　生物碱:生物碱是在几乎所有植物中以最低浓度存在的最丰富和多样的次级代谢产物之一。除氮外,生物碱还可能含有硫、氧两种元素,但很少含有氯、磷、溴等其他元素。生物碱也是由多种生物产生的,如细菌、真菌和动物。大多数生物碱对其他生物有毒,并具有多种药理活性。生物碱和其他含氮天然化合物之间的界限并不明确。与大多数其他种类的植物化学物质不同,生物碱具有很大的结构多样性,并且没有统一的分类,是由酪氨酸等氨基酸合成的。吗啡的生物合成就是一个很典型的例子,其中包括与苄基异喹啉生物碱有关的苯酚耦联反应。有些生物碱(如咖啡因),对神经系统有刺激作用,而蓖麻碱会导致消化系统的毒性,引起剧烈的刺激,典型表现为腹泻和呕吐。此外,生物碱被证明具有血管靶向作用,例如从萝芙木中提取出的利血平,可降低血压,因此被用于治疗高血压。同样的,东莨菪碱也能促进代谢,促进肥胖人群的体液排出。咖啡因、辣椒素和麻黄碱通过刺激脂肪分解、产热和降低食欲来发挥抗肥胖作用(图 7.1)[1,2,7,8]。

　　本章重点介绍了植物化学物质发挥其抗肥胖作用的主要作用机制,即降低食欲、刺激产热和脂质代谢、抑制胰脂肪酶活性、防止脂肪生成和促进脂肪分解。

5.2　用于治疗肥胖的植物化学物质

　　尽管在当今社会中, 用于控制体重和减轻体重的药物以及药用植物和饮食已变得极为普遍。但据估计,通过节食减肥的人中超过90%以上者在 5 年内恢复了原来的体重。正如本书前几章所讨论的,几种植物(如奶蓟、柳树、罂粟、黑种草、洋地黄、芦荟和大蒜)已通过反复的体外试验、动物试验和临床试验,被证实具有药用价值。许多植物提取物[如绿茶、大蒜和共轭亚油酸(CLA)等]已经被证实,可通过对脂肪组织的直接作用,而产生抗肥胖和抗糖尿病的作用。我们对草药衍生物活性成分及其减肥作用方面的认识已经取得了实质性进展。多酚是植物次级代谢产物中普遍存在的一类物质[20]。它们广泛存在于草药以及水果、蔬菜、谷类和豆类中。大量的体外、动物和临床研究阐明了染料木黄酮、大豆苷元、氰化物、葡萄籽原花青素提取物、芹菜素和木樨草素、山奈酚、杨梅素和槲皮素以及表没食子儿茶素没食子酸酯等多酚类化合物的抗肥胖特性。同样相关类胡萝卜素(如香豆素衍生物),包括七叶皂苷、岩藻黄质和植物抗毒素(如白藜芦醇等)也被用于研究对脂质代谢的影响。具有抗肥胖特性的食品的其他生物活性成分还包括植物甾醇、多不饱和脂肪酸和有机硫化合物等(图 5.1)[1,9-21]。

　　一般来说,草药及其衍生化合物可以通过以下基本机制发挥减肥作用(图 7.2):控制食欲,刺激产热和脂质代谢,抑制胰脂肪酶活性,防止脂肪生成,促进脂肪分解。后者发生在脂肪组织中,涉及由前体细胞形成新的成熟脂肪细胞,进而增加脂肪细胞的大小。脂肪的产生构成了脂肪细胞的生命周期, 而其对脂肪细胞大小和数量的调节则为治疗肥胖提供了更好的途径。随着体重的减轻,脂肪组织质量的减少可能涉及通过脂质的凋亡和(或)动员脂肪分解而减少成熟的脂肪细胞。虽然中年人是肥胖发展的主力军,但老年人体内脂肪含量是相对增加的,伴随着其他组织(主要是肌肉和骨髓)中脂肪细胞的积累。骨髓中脂肪细胞的积累破坏了骨组织的正常血液供应，抑制了成骨细胞的增殖。因此，抑制骨髓脂肪发生和减少骨髓脂肪细胞数量的治疗对骨骼健康有巨大的益处。此外，老年人的体重减轻与骨骼和肌肉组织的损失加速有关；因此，在保留肌肉和骨组织的基础上，选择性去除脂肪细胞的治疗可以对预防老年人骨质疏松症和肥胖产生积极的影响[21-23]（图5.2）。

5.3　主要的抗肥胖机制

降低食欲：人参中的皂苷、藤黄中的羟基柠檬酸(HCA)、山茶中表没食子儿茶素没食子酸酯(EGCG)、蝴蝶亚仙人掌(Hoodia Gordonii)和多毛蝴蝶亚(Hoodia Pilifera)中的甾体苷、菜豆(Phaseolus Vulgaris)凝集素和麻黄属(Ephedra)麻黄碱等植物化学物质，被发现可以通过降低食欲来发挥其减肥功效。正如本书第3章所讨论的那样，食欲减退是通过大约40种的厌食性、食欲性激素、神经肽、酶及其相关受体等多因素混合作用于体重的调节（食欲和饱腹感）。这些介质在下丘脑以及胃肠道、肝脏和脂肪组织中产生。短期内食欲可以通过胃肠道的神经和激素信号来调节，胃肠道是人体最大的内分泌器官，可通过分泌多种调节肽激素在食欲调节中发挥重要作用。肽类激素[促生长激素释放多肽(Ghrelin)]是一种主要产于胃内的促

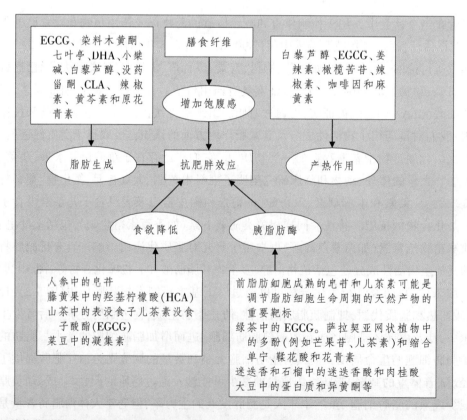

图5.2　植物化学物质的抗肥胖作用机制。DHA，二十二碳六烯酸；CLA，共轭亚油酸；HCA，羟基柠檬酸；EGCG，表没食子儿茶素没食子酸酯。

食欲激素,与下丘脑中高表达的促生长激素分泌受体结合,通过脑干产生的拮抗作用来抑制食欲。因此,胃肠道的肽类激素被认为是治疗肥胖的潜在靶点。此外,黑色素浓缩激素受体的拮抗作用也是通过食欲调节治疗肥胖的一个潜在靶点。另外,脂肪酸合成酶是一种催化乙酰辅酶 A 和丙二酰辅酶 A 合成长链脂肪酸的酶,抑制脂肪酸合成酶是抑制食欲和减轻体重的另一个潜在治疗靶点。事实上,脂肪酸合成酶抑制剂的治疗可以减少实验动物的食物摄入量和体重。在这方面,许多草药及其提取物已经被发现可以降低或抑制脂肪酸合成酶的活性,从而降低食欲[1,24,25]。表 3.1 是关于天然食欲抑制剂的例子。

酶的抑制:抑制饮食中的脂肪及碳水化合物的消化和吸收是治疗和预防超重或肥胖的一个重要目标。由于脂肪比碳水化合物和蛋白质对多余能量的积累贡献更大,抑制脂肪吸收可以被认为是降低能量摄入的最重要的目标。因此,脂肪消化吸收抑制剂的开发是通过抑制胰脏脂肪酶来减少能量摄入的重要策略。胰脂肪酶催化饮食中的甘油三酯分解为甘油和脂肪酸,其负责 50%~70% 的膳食脂肪的分解,这些脂肪酸被结合到胆汁酸–磷脂胶束中,并在小肠刷状边缘的水平上被进一步吸收,最终以乳糜微粒的形式进入外周循环。抑制脂肪的分解导致摄入脂类的利用率降低,因此脂肪酶的抑制降低了脂肪的吸收。药用植物及其提取物对胰脂肪酶的抑制作用已被广泛研究。到目前为止,许多草药及其提取物以及分离的化合物因其对胰脂肪酶的抑制作用而被报道。表 3.2 概述了药用植物的抗胰脂肪酶特性。绿茶中的皂苷和儿茶素(表没食子儿茶素没食子酸酯,图 3.2);多酚(如芒果苷、儿茶素)和萨拉契亚网状植物(Salacia reticulate)以及缩合单宁;石榴中的小茴香素、鞣花酸和花青素(图 3.5);迷迭香中的迷迭香酸和胡萝卜酸;大豆中的蛋白质和异黄酮等都是具有减肥功效的植物化学物质,它们通过抑制胰脂肪酶发挥作用[26-31]。

产热刺激因子:棕色脂肪组织是能量消耗的重要组成部分,它以热的形式产生能量,这一过程被称为产热。减肥成功后,由于代谢、神经内分泌、行为和自主神经反应的协同作用,超过 80% 的体重恢复到减肥前的水平,这些反应可以将身体的能量储存(即脂肪)维持在中枢神经系统所定义的理想状态。这种适应性的产热作用为体重恢复创造了理想的环境,对想要保持体重的较瘦人群和肥胖人群都是有效的,上述这种对持续减重的抑制在很大程度上是由脂肪细胞衍生激素(即瘦素)介导的。线粒体在适应性产热中发挥重要作用,由过氧化物酶体增殖物激活受体 γ 辅激活物 1α(PGC-1α)调控,是脂肪特异性代谢途径的关键所在。该途径通过解耦联蛋白-1(UCP-1)产生 ATP,使线粒体电子传递链解耦联,从而氧化脂质并散热。产热作用在富含线粒体的棕色脂肪组织中增加,在含有棕色细胞的白色脂肪组织中可以观察到。食物、饮食中的碳水化合物和脂肪中存在的植物化学物质或大分子对产热作用有影响。白藜芦醇、表没食子儿茶素没食子酸酯、姜辣素、橄榄苦苷、辣椒素、咖啡因和麻黄碱等植物化学物质已经被提议作为超重和肥胖的治疗方法。咖啡因通过抑制磷酸二酯酶诱导的细胞内 cAMP(环磷酸腺苷)降解来调节产热效应,并通过减少食物摄入量来减少能量摄入。麻黄碱是一种生物碱,它可以通过增强交感神经释放去甲肾上腺素和肾上腺素来增加能量的消耗。尽管如此,由于心血管副作用,咖啡因明显增加了麻黄碱的产热效应。因此,FDA 禁止出售含有麻黄碱的产品。表没食子儿茶素没食子酸酯(一种黄酮类化合物)和辣椒素(一种生物碱)也被证明可以促进人体的产热。辣椒素剂量依赖性地促进肾上腺髓质中儿茶酚胺的分泌,以发挥其产热作用,而表没食子儿茶素没食子酸酯(EGCG)则通过抑制儿茶酚胺甲基转移酶(一种降解去甲肾上腺素的酶)[1,32-37]来刺激产热。

增加饱腹感:最近有长期研究证实了膳食纤维在预防和治疗肥胖以及与肥胖相关的疾病方面的作用。研究表明,无论是在用餐期间还是两餐之间,富含纤维的食物比低纤维食物提供了更强的饱腹感。膳食纤维有助于肥胖者减轻与维持体重,并与较低的体重指数有关。膳食纤维(如果胶、树胶、胶浆、纤维素、半纤维素和木质素,以及可溶性纤维)存在于许多全植物食品中。小麦、玉米和米糠中不溶性纤维含量高。用凝胶形成的纤维(如瓜尔豆胶)补充正常食物会导致饱腹感增加,这可能是由于胃排空较慢所致。膳食纤维通常不能被人体的消化系统所消化,但可以被肠道微生物发酵。膳食纤维分为可溶性纤维或可发酵纤维以及不溶性纤维,它们可通过肠道微生物发酵提供大量营养。可溶性纤维是天然水凝胶形成的纤维,如果胶、树胶和胶浆。而不溶性纤维则是结构纤维,如纤维素、木质素和一些半纤维素。众所周知,不溶性纤维通过水凝胶效应降低食欲,减少饮食摄入量,从而减缓富含能量的大分子物质的吸收。

多项临床实验表明, 高水平的纤维摄入减少了用餐期间食物的摄入量以及下一餐的食物摄入量。含有果胶的食物会导致胃排空延迟和饱腹感增强。最近的研究表明,饱腹感与厌食(导致食欲减退)或食欲刺激(刺激食欲产生)的激素变化相关,超过 20 种肠道激素参与了饮食行为的调节,不同的纤维对肠道激素分泌的影响目前尚不清楚。系统测量关键肠道激素对不同类型和不同配方纤维的反应很可能为我们对这一领域的理解做出重要贡献。在不改变高密度脂蛋白胆固醇含量的情况下, 水凝胶形成纤维在降低低密度脂蛋白胆固醇升高方面有显著效果,糖耐量受损或明显的糖尿病也得到改善。这些效应可能与纤维延缓吸收过程的胶凝性能有关[1]。

5.4 靶向脂肪组织

通过抑制脂肪生成和(或)诱导脂肪细胞凋亡等途径,开发以脂肪组织为靶点的天然产物有望成为抗肥胖药物的潜在候选药物。在细胞水平上,肥胖的本质是间充质干细胞衍生的脂肪细胞的数量或大小的增加。脂肪细胞的生命周期包括细胞形态的改变和生长停滞、克隆性扩增,以及导致脂质储存和最终细胞死亡的一系列复杂的基因表达序列(图 5.3)。在脂肪细胞的分化末期,甘油二酯代谢相关酶(如脂肪酸合成酶、甘油-3-磷酸脱氢酶和甘油醛-3-磷酸脱氢酶)的 mRNA 水平显著升高。虽然我们过去认为脂肪细胞的总数在一生中保持不变,但新的证据表明,新的脂肪细胞可以通过凋亡形成或去除[1,38,39]。

影响前脂肪细胞凋亡的植物化学物质:诱导脂肪细胞凋亡的草药衍生化合物可以减少体脂量,其效果可以比单纯的脂肪分解和脂质动员所引起的体脂减少持续更长的时间。细胞凋亡是一种程序性细胞死亡的过程,在维持细胞内稳态方面起着重要作用,有时需要消除过多的细胞和阻碍细胞发育的细胞。有许多刺激能诱导细胞凋亡,主要的信号通路有两条:死

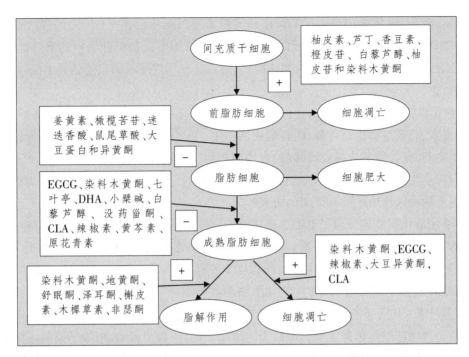

图 5.3　植物化学物质及其对脂肪细胞生命周期的影响。DHA,二十二碳六烯酸;CLA,共轭亚油酸;HCA,羟基柠檬酸;EGCG,表没食子儿茶素没食子酸酯。

亡受体通路和线粒体通路。一系列的分子步骤导致 caspase(含半胱氨酸的天冬氨酸蛋白水解酶)在这两条途径中的激活[40]。

　　成熟的前脂肪细胞是调节脂肪细胞生命周期的天然产物的重要靶点。许多植物化学物质已经被证明可以抑制前脂肪细胞的增殖并诱导细胞凋亡。例如,黄酮类化合物诱导前脂肪细胞凋亡与其抗氧化作用有关。柚皮素、芦丁、橙皮苷、白藜芦醇、柚皮苷和染料木黄酮等黄酮类化合物对前脂肪细胞有抑制作用。槲皮素(常见果蔬中含量最高的黄酮类化合物之一)、绿茶多酚 EGCG 和来源于辣椒的辣椒素均可诱导前脂肪细胞凋亡。诱导前脂肪细胞凋亡是通过激活 caspase-3、Bax 和 Bak,然后通过 PARP 的裂解和 Bcl-2 的下调来实现的。此外,用邻香豆酸、间香豆酸和绿原酸等酚酸处理的前脂肪细胞会以时间和剂量依赖性的方式诱导细胞周期停滞于 G1 期。最近发现,CLA 能促进人前脂肪细胞凋亡。EGCG 在胰岛素处理过程中也能诱导成熟前脂肪细胞凋亡,但其生化机制尚不清楚。由于前脂肪细胞在分化的前 2 天经历了多次复制,因此在融合后分化细胞中诱导凋亡将导致脂肪细胞数量的减少[1,41-52]。

　　影响脂肪细胞凋亡的植物化学物质:EGCG、染料木黄酮、辣椒素、大豆异黄酮和共轭亚油酸在动物研究中被证实具有减少体脂的作用,但其在脂肪细胞中发挥诱导凋亡作用的肌动蛋白机制最近才被研究。EGCG 诱导的细胞凋亡可能是由蛋白-1、核因子-κB(NF-κB)、p53 和 caspase-3 介导的。虽然共轭亚油酸(CLA)对体脂的影响尚未完全阐明,但我们认为解耦联蛋白-2(UCP-2)处理脂肪细胞后所观察到的 TNFα mRNA 的显著增加是 CLA 诱导细胞凋亡[1,48-54]的原因之一。

染料木黄酮、阿霍烯(Ajoene)、EGCG 和辣椒素通过刺激活性氧(ROS)的释放而发挥凋亡作用。ROS 可以激活 AMP 活化蛋白激酶(AMPK)，AMPK 是抗肥胖治疗的重要靶标分子。阿霍烯还通过产生 ROS 诱导白血病细胞凋亡，最近研究发现阿霍烯也能诱导 ROS 介导的脂肪细胞凋亡[1,49-55]。

植物化学物质的协同诱导凋亡作用：已经报道了与草药衍生化合物(如姜黄素、染料木黄酮、槲皮素、儿茶素和白藜芦醇)组合的协同作用。EGCG 对肺癌细胞凋亡的诱导作用与其他化学预防药物(如他莫昔芬和舒林酸)有协同作用。此外，姜黄素可增强顺铂对卵巢癌细胞的抗肿瘤和凋亡作用。上述研究都是在癌细胞中进行的，但植物化学物质与其他天然产物在脂肪细胞上的协同作用还没有详细的研究[56,57]。

Bcl-2 家族由凋亡调节因子 Bcl-2 及其调控线粒体外膜的同源物组成。它们既可以起到促凋亡作用(如 Bax、Bak 和 Bok 等)，也可以起到抗凋亡作用(如 Bcl-2、Bcl-xL 和 Bcl-w)。Bcl-2 家族蛋白通过细胞内液向线粒体的易位及细胞色素 c 的释放发挥促凋亡作用。最近有报道称，CLA 增强了阿霍烯诱导的 3T3-L1 脂肪细胞凋亡。CLA 和阿霍烯作为单独的化合物，对细胞色素 c 均无影响。而阿霍烯增加 Bax 的表达，CLA 对 Bax 的表达无影响。阿霍烯和 CLA 的联合作用使细胞色素 c 和 Bax 的表达增加。同样，维生素 D_3 增强了染料木黄酮在成熟的 3T3-L1 前脂肪细胞中诱导凋亡和抑制脂肪生成的作用。染料木黄酮与维生素 D_3 联合作用可使 3T3-L1 脂肪细胞中 VDR 蛋白水平升高 100% 以上，而维生素 D_3 单独作用仅使 VDR 蛋白水平升高 40%，单独使用染料木黄酮对 VDR 蛋白水平无明显影响。这种对 VDR 的影响与联合治疗时凋亡增加相关。这些协同效应的发现表明，通过使用较低剂量的两种或两种以上的化合物，可以达到对脂肪细胞的预期效果，从而减少潜在的毒性作用。虽然体外和动物研究的结果不能直接推断出临床效果，但这些研究将有助于理解各种分子和细胞途径，通过这些途径选择的植物化学物质，无论是单一的还是联合的，都可能通过脂肪细胞凋亡和抑制脂肪生成而有效地治疗肥胖症[1,58,59]。

脂肪生成：许多研究表明，白藜芦醇、没药甾酮、CLA、辣椒素、黄芩素、EGCG、染料木黄酮、七叶亭、DHA、小檗碱和原花青素等草药衍生化合物可抑制脂肪生成。在经辣椒素、染料木黄酮、小檗碱和 EGCG 处理的脂肪细胞中，两种转录因子 CCAAT/增强子结合蛋白(C/EBPα)和过氧化物酶体增殖物激活受体(PPAR)γ 的蛋白表达降低。这两种转录因子参与了脂肪细胞分化所需的前脂肪细胞生长阻滞。多不饱和脂肪酸(PUFA)通过下调甾醇调节元件结合蛋白的表达和抑制脂肪细胞的后期分化而抑制脂肪的生成。研究发现，白藜芦醇通过上调 Sirt1 基因的表达，进而抑制 PPARγ 激活脂肪动员来减少脂肪生成。辣椒素、染料木黄酮和 EGCG 通过激活 AMP 活化蛋白激酶(AMPK)[1,12,59-62]抑制脂肪细胞分化。

脂肪分解：脂肪细胞内的脂肪分解(脂解)以及脂肪酸和甘油的释放是调节能量稳态所必不可少的。激素敏感脂肪酶 (HSL) 是催化脂解最重要的脂肪酶。脂解是由蛋白激酶 A (PKA)激活刺激的，蛋白激酶 A(PKA)磷酸化 HSL，或 G 蛋白耦联受体和环磷酸腺苷激活的细胞外信号调节激酶(ERK)磷酸化 HSL。几种天然化合物刺激脂肪细胞的脂解。黄酮类化合物染料木黄酮、大豆素、香豆素和玉米烯酮可促进大鼠脂肪细胞脂解的剂量依赖性增加。槲皮素、木樨草素和漆黄素可引起大鼠脂肪细胞脂解的剂量和时间依赖性增加,与肾上腺素具有协同作用,而且这些有效的脂多糖黄酮类化合物也是有效的磷酸二酯酶(PDE)抑制剂。葡萄籽来源的原花青素通过增加 3T3-L1 脂肪细胞的 cAMP 和蛋白激酶 A 来促进长期的脂解。共轭亚油酸(CLA)可提高人脂肪细胞和 3T3-L1 前脂肪细胞的基础脂解。二十二碳六烯酸(一种 ω-3 脂肪酸)在成熟脂肪细胞[1,63-66]中也能促进脂解。

结论

　　肥胖正在全球范围内成为导致各种不同疾病的主要潜在因素,而其中一些疾病是致命的。本章旨在简要介绍可作为合成抗肥胖药物的替代品或补充物的植物化学物质,并简要讨论其作用机制及其使用的安全性和有效性。信息是从科学报告中收集的。药用植物可以通过控制食欲、促进产热和脂质代谢、抑制胰脂肪酶活性、抑制脂肪生成、促进脂肪分解 5 个基本机制抗肥胖。根据对现有文献的回顾,以单一形式和最佳剂量食用推荐的药用植物可以成为治疗肥胖的一种安全有效的补充疗法。

　　脂肪组织的减少可以通过抑制脂肪细胞的生长或通过凋亡[7,152,153]途径实现。在脂肪细胞生命周期的不同阶段,诱导细胞凋亡和抑制脂肪生成可能是治疗肥胖的靶点途径。膳食中的活性物质和草药衍生的活性化合物对脂肪组织表现出不同的作用,如诱导细胞凋亡、减少脂质积累和刺激脂肪分解。由于许多复杂的相互联系的细胞信号通路参与调控上述所有通路,因此用多种天然产物处理脂肪细胞可产生增强效应。这一策略可以通过脂肪细胞在生命周期中作用于单个或多个靶点上的植物化学物质的相加或协同作用来实现,与细胞和生化过程(如凋亡、脂肪生成和脂肪分解)相关。此领域进行的人体研究表明,草药衍生化合物的抗肥胖效果不一致,这可能是由于不同的研究设计和长度、受试者之间的差异、所使用的植物化学物质的化学形式以及其他因素(如减肥剂)导致的。未来的随机对照试验需要澄清这些植物化学物质的临床前效果和不确定的临床结果之间的差异。

参考文献

1. Rayalam S, Della Fera MA, Baile CA (2008) Phytochemicals and regulation of the adipocyte cycle. J Nutr Biochem 19:717–726
2. Kabera JN, Semana E, Mussa AR, Xin H (2014) Plant secondary metabolites: biosynthesis, classification, function and pharmacological properties. J Pharm Pharmacol 2:377–392
3. Riaz M, Zia Ul Haq M, Saad B (2016) Anthocyanins and human health: biomolecular and therapeutic aspect. Springer, Switzerland
4. Verpoorte R (1998) Exploration of nature's chemodiversity: the role of secondary metabolites as leads in drug development. Drug Discov Today 3:232–238
5. Goto T, Takahashi N, Hirai S, and Kawada T (2010) Various terpenoids derived from herbal and dietary plants function as PPAR modulators and regulate carbohydrate and lipid metabolism. PPAR Res 2010:483958, 9 pages. doi:10.1155/2010/483958
6. Park ES, Moon WS, Song MJ, Kim MN, Chung KH, Yoon JS (2001) Antimicrobial activity of phenol and benzoic acid derivatives. Int Biodeterior Biodegrad 47:209–214
7. Pengelly A (2004) The constituents of medicinal plants: an introduction to the chemistry and therapeutics of herbal medicine. CABI Publishing, Wallingford
8. Aniszewski T (2007) Alkaloids-secrets of life: alkaloid chemistry, biological significance, applications and ecological role. Elsevier, Amsterdam-Oxford; Harborne JB (1989) Methods

in plant biochemistry. I. Plant phenolics. Academic Press, London

9. Han LK, Sumiyoshi M, Zheng YN, Okuda H, Kimura Y (2003) Anti-obesity action of Salix matsudana leaves (part 2). Isolation of anti-obesity effectors from polyphenol fractions of Salix matsudana. Phytother Res 17:1195–1198

10. Yu SF, Shun CT, Chen TM, Chen YH (2006) 3-O-beta-D-glucosyl-(1–N6)-beta-D-glucosyl-kaempferol isolated from Sauropus androgenus reduces body weight gain in Wistar rats. Biol Pharm Bull 2006(29):2510–2513

11. Kwon O, Eck P, Chen S, Corpe CP, Lee JH, Kruhlak M et al (2007) Inhibition of the intestinal glucose transporter GLUT2 by flavonoids. FASEB J 21:366–377

12. Kim HK, Nelson-Dooley C, Della-Fera MA, Yang JY, Zhang W, Duan J et al (2006) Genistein decreases food intake, body weight, and fat pad weight and causes adipose tissue apoptosis in ovariectomized female mice. J Nutr 136:409–414

13. Naaz A, Yellayi S, Zakroczymski MA, Bunick D, Doerge DR, Lubahn DB et al (2003) The soy isoflavone genistein decreases adipose deposition in mice. Endocrinology 144:3315–3320

14. Dang Z, Lowik CW (2004) The balance between concurrent activation of ERs and PPARs determines daidzein-induced osteogenesis and adipogenesis. J Bone Miner Res 19:853–861

15. Tsuda T, Ueno Y, Kojo H, Yoshikawa T, Osawa T (2005) Gene expression profile of isolated rat adipocytes treated with anthocyanins. Biochim Biophys Acta 1733:137–147

16. Preuss HG, Wallerstedt D, Talpur N, Tutuncuoglu SO, Echard B, Myers A et al (2003) Effects of niacin-bound chromium and grape seed proanthocyanidin extract on the lipid profile of hypercholesterolemic subjects: a pilot study. J Med 31:227–246

17. Nakagawa Y, Iinuma M, Matsuura N, Yi K, Naoi M, Nakayama T et al (2005) A potent apoptosis-inducing activity of a sesquiterpene lactone, arucanolide, in HL60 cells: a crucial role of apoptosis-inducing factor. J Pharmacol Sci 97:242–252

18. Wolfram S, Raederstorff D, Preller M, Wang Y, Teixeira SR, Riegger C et al (2006) Epigallocatechin gallate supplementation alleviates diabetes in rodents. J Nutr 136:2512–2518

19. Maeda H, Hosokawa M, Sashima T, Funayama K, Miyashita K (2005) Fucoxanthin from edible seaweed, Undaria pinnatifida, shows antiobesity effect through UCP1 expression in white adipose tissues. Biochem Biophys Res Commun 332:392–397

20. Yang JY, Della-Fera MA, Hartzell DL, Nelson-Dooley C, Hausman DB, Baile CA (2006) Esculetin induces apoptosis and inhibits adipogenesis in 3 T3-L1 cells. Obesity (Silver Spring) 14:1691–1699

21. Picard F, Kurtev M, Chung N, Topark-Ngarm A, Senawong T, Machado De Oliveira R et al (2004) Sirt1 promotes fat mobilization in white adipocytes by repressing PPAR-gamma. Nature 429:771–776

22. Sorisky A, Magun R, Gagnon AM (2000) Adipose cell apoptosis: death in the energy depot. Int J Obes Relat Metab Disord 24:S3–S7

23. Jilka RL (2002) Osteoblast progenitor fate and age-related bone loss. J Musculoskelet Neuronal Interact 2:581–583

24. Seyedan A, Alshawsh MA, Alshagga MA, Koosha S, Mohamed Z (2015) Medicinal plants and their inhibitory activities against pancreatic lipase: a review. Evid Based Complement Alternat Med 2015:973143, 13 pages. http://dx.doi.org/10.1155/2015/973143

25. Van Heerden FR (2008) Hoodia gordonii: a natural appetite suppressant. J Ethnopharmacol 119:434–437

26. Birari RB, Bhutani KK (2007) Pancreatic lipase inhibitors from natural sources: unexplored potential. Drug Discov Today 12:879–889

27. Lunagariya NA, Patel NK, Jagtap SC, Bhutani KK (2014) Inhibitors of pancreatic lipase: state of the art and clinical perspectives. EXCLI J 13:897–921

28. Tsujita T, Matsuura Y, Okuda H (1996) Studies on the inhibition of pancreatic and carboxylester lipases by protamine. J Lipid Res 37:1481–1487

29. Tsujita T, Takaichi H, Takaku T, Aoyama S, Hiraki J (2006) Antiobesity action of ϵ-polylysine, a potent inhibitor of pancreatic lipase. J Lipid Res 47:1852–1858

30. Sumiyoshi M, Kimura Y (2006) Low molecular weight chitosan inhibits obesity induced by feeding a high-fat diet long-term in mice. J Pharm Pharmacol 58:201–207

31. Marrelli M, Loizzo MR, Nicoletti M, Menichini F, Conforti F (2013) Inhibition of key enzymes linked to obesity by preparations from Mediterranean dietary plants: effects on α-amylase and pancreatic lipase activities. Plant Foods Hum Nutr 68:340–346

32. Dulloo AG (1993) Ephedrine, xanthines and prostaglandin-inhibitors: actions and interactions in the stimulation of thermogenesis. Int J Obes Relat Metab Disord 17:S35–S40

33. Racotta IS, Leblanc J, Richard D (1994) The effect of caffeine on food intake in rats—involve-

ment of corticotropin-releasing factor and the sympathoadrenal system. Pharmacol Biochem Behav 48:887–892

34. Astrup A, Breum L, Toubro S, Hein P, Quaade F (1992) The effect and safety of an ephedrine caffeine compound compared to ephedrine, caffeine and placebo in obese subjects on an energy restricted diet—a double blind trial. Int J Obes 16:269–277

35. Diepvens K, Westerterp KR, Westerterp-Plantenga MS (2007) Obesity and thermogenesis related to the consumption of caffeine, ephedrine, capsaicin, and green tea. Am J Physiol Regul Integr Comp Physiol 292:R77–R85

36. Dulloo AG, Duret C, Rohrer D, Girardier L, Mensi N, Fathi M et al (1999) Efficacy of a green tea extract rich in catechin polyphenols and caffeine in increasing 24-h energy expenditure and fat oxidation in humans. Am J Clin Nutr 70:1040–1045

37. Dulloo AG, Seydoux J, Girardier L, Chantre P, Vandermander J (2000) Green tea and thermogenesis: interactions between catechin-polyphenols, caffeine and sympathetic activity. Int J Obes Relat Metab Disord 24:252–258

38. Gregoire FM (2001) Adipocyte differentiation: from fibroblast to endocrine cell. Exp Biol Med (Maywood) 226:997–1002

39. Paulauskis JD, Sul HS (1998) Cloning and expression of mouse fatty acid synthase and other specific mRNAs. Developmental and hormonal regulation in 3 T3-L1 cells. J Biol Chem 263:7049–7054

40. Gupta S (2001) Molecular steps of death receptor and mitochondrial pathways of apoptosis. Life Sci 69:2957–2964

41. Hsu CL, Yen GC (2006) Induction of cell apoptosis in 3 T3-L1 preadipocytes by flavonoids is associated with their antioxidant activity. Mol Nutr Food Res 50(11):1072–1079

42. Hsu CL, Huang SL, Yen GC (2006) Inhibitory effect of phenolic acids on the proliferation of 3 T3-L1 preadipocytes in relation to their antioxidant activity. J Agric Food Chem 54:4191–4197

43. Harmon A, Harp J (2001) Differential effects of flavonoids on 3 T3-L1 adipogenesis and lipolysis. Am J Physiol Cell Physiol 280:C807–C813

44. Kim HK, Della Fera MA, Lin J, Baile CA (2006) Docosahexaenoic acid inhibits adipocyte differentiation and induces apoptosis in 3 T3-L1 preadipocytes. J Nutr 136(12):2965–2969

45. Roncari DA, Lau DC, Kindler S (1981) Exaggerated replication in culture of adipocyte precursors from massively obese persons. Metabolism 30:425–427

46. Scott RE, Florine DL, Wille JJ Jr, Yun K (1982) Coupling of growth arrest and differentiation at a distinct state in the G1 phase of the cell cycle:GD. Proc Natl Acad Sci U S A 79:845–849

47. Evans M, Geigerman C, Cook J, Curtis L, Kuebler B, McIntosh M (2000) Conjugated linoleic acid suppresses triglyceride accumulation and induces apoptosis in 3 T3-L1 preadipocytes. Lipids 35:899–910

48. Lin J, Della-Fera MA, Baile CA (2005) Green tea polyphenol epigallocatechin gallate inhibits adipogenesis and induces apoptosis in 3 T3-L1 adipocytes. Obes Res 13:982–990

49. Kao YH, Hiipakka RA, Liao S (2000) Modulation of obesity by a green tea catechin. Am J Clin Nutr 72:1232–1234

50. Hsu CL, Yen GC (2007) Effects of capsaicin on induction of apoptosis and inhibition of adipogenesis in 3 T3-L1 cells. J Agric Food Chem 55:1730–1736

51. Iliakis G, Wang Y, Guan J, Wang H (2003) DNA damage checkpoint control in cells exposed to ionizing radiation. Oncogene 22:5834–5847

52. Fischer-Posovszky P, Kukulus V, Zulet MA, Debatin KM, Wabitsch M (2007) Conjugated linoleic acids promote human fat cell apoptosis. Horm Metab Res 39:186–191

53. West DB, Delany JP, Camet PM, Blohm F, Truett AA, Scimeca J (1998) Effects of conjugated linoleic acid on body fat and energy metabolism in the mouse. Am J Phys 275:R667–R672

54. Tsuboyama-Kasaoka N, Takahashi M, Tanemura K, Kim HJ, Tange T, Okuyama H et al (2000) Conjugated linoleic acid supplementation reduces adipose tissue by apoptosis and develops lipodystrophy in mice. Diabetes 49:1534–1542

55. Dirsch VM, Gerbes AL, Vollmar AM (1998) Ajoene, a compound of garlic, induces apoptosis in human promyeloleukemic cells, accompanied by generation of reactive oxygen species and activation of nuclear factor kappaB. Mol Pharmacol 53:402–407

56. Suganuma M, Okabe S, Kai Y, Sueoka N, Sueoka E, Fujiki H (1999) Synergistic effects of (−)-epigallocatechin gallate with (−)-epicatechin, sulindac, or tamoxifen on cancer-preventive activity in the human lung cancer cell line PC-9. Cancer Res 59:44–47

57. Chan MM, Fong D, Soprano KJ, Holmes WF, Heverling H (2003) Inhibition of growth and sensitization to cisplatin-mediated killing of ovarian cancer cells by polyphenolic chemopre-

ventive agents. J Cell Physiol 194:63–70

58. Yang JY, Della-Fera MA, Hausman DB, Baile CA (2007) Enhancement of ajoene-induced apoptosis by conjugated linoleic acid in 3 T3-L1 adipocytes. Apoptosis 12(6):1117–1128

59. Adams JM, Cory S (1998) The Bcl-2 protein family: arbiters of cell survival. Science 281:1322–1326

60. Huang C, Zhang Y, Gong Z, Sheng X, Li Z, Zhang W et al (2006) Berberine inhibits 3 T3-L1 adipocyte differentiation through the PPARgamma pathway. Biochem Biophys Res Commun 348:571–578

61. Sisk MB, Hausman DB, Martin RJ, Azain MJ (2001) Dietary conjugated linoleic acid reduces adiposity in lean but not obese Zucker rats. J Nutr 131:1668–1674

62. Cha MH, Kim IC, Lee BH, Yoon Y (2006) Baicalein inhibits adipocyte differentiation by enhancing COX-2 expression. J Med Food 9:145–153

63. Kandulska K, Nogowski L, Szkudelski T (1999) Effect of some phytoestrogens on metabolism of rat adipocytes. Reprod Nutr Dev 39:497–501

64. Szkudelska K, Szkudelski T, Nogowski L (2002) Daidzein, coumestrol and zearalenone affect lipogenesis and lipolysis in rat adipocytes. Phytomedicine 9:338–345

65. Kuppusamy UR, Das NP (1992) Effects of flavonoids on cyclic AMP phosphodiesterase and lipid mobilization in rat adipocytes. Biochem Pharmacol 44:1307–1315

66. Pinent M, Blade MC, Salvado MJ, Arola L, Ardevol A (2005) Intracellular mediators of procyanidin-induced lipolysis in 3 T3-L1 adipocytes. J Agric Food Chem 53:262–266

第 **3** 篇

抗糖尿病药用植物的安全性、有效性及作用机制

第 6 章
抗糖尿病药用植物

6.1 引言

糖尿病是影响发达国家和发展中国家儿童和青少年的一种常见的全球性慢性疾病。1型糖尿病和2型糖尿病是糖尿病的主要类型。前者是自身免疫性疾病,导致胰腺 β 细胞功能障碍,从而导致胰岛素分泌不足。后者是靶组织(即骨骼肌、肝脏和脂肪组织)对胰岛素的敏感性降低以及胰岛素分泌不足引起的。在这两种情况下,共同的结果是持续的高血糖。长期不受控制的高血糖会导致供应身体器官的血管退化,导致心脏、眼、肾脏和神经系统受损。例如,大血管(动脉粥样硬化)和微血管(视网膜病变和肾病)疾病是糖尿病患者发病和死亡的主要原因。因此,我们可以理解糖尿病并不是一种单一的疾病,而是代谢紊乱的综合征[1]。

尽管西方医学取得了巨大的进步,但大多数发达国家和发展中国家的人们仍然经常使用草药。在过去30年里,由于其可持续性,草药制剂在世界范围内的受欢迎程度越来越高。此外,草药的价格相对便宜,并被认为比合成药物更安全(草药的安全性在第2章讨论)。根据最近的民族植物学调查,最受欢迎的草药制剂是那些用于治疗不孕症、阳痿、糖尿病、肥胖、皮肤病和心身问题的制剂。

根据世界卫生组织的数据,2010年全世界有超过2.2亿人患有糖尿病,到2040年这一数字将增加1倍。中东地区的糖尿病患病率最高,2000年糖尿病患者人数达到1520万,30年内几乎增加了2倍(从2000年的1520万人增至2030年的4260万人)。

在阿拉伯-伊斯兰地区,中世纪时的医生已经认识到糖尿病,其主要症状是口渴、尿频和疲劳。正如我们在第2章讨论过的一样,中世纪的医生和实践者采用了一系列的药用植物来治疗这些综合症状,此外,还强调了食用特定食物和轻度运动的重要性。例如,阿拉伯-伊斯兰文明黄金时代的著名医生 Ibn Sina(Avicenna,980-1037年),在他的著作 *Al-Canon fial tibb* (*The Canon of Medicine*)中描述了糖尿病,并提到坏疽和性功能障碍是这种疾病的并发症。本章重点介绍草药治疗的基础上进行糖尿病治疗。特别是,我们讨论了在糖尿病治疗方案中使用的草药疗法和膳食补充剂(图6.1)。这些指导方针可为今后的研究和实践者提供建议,为他们的患者提供咨询意见。

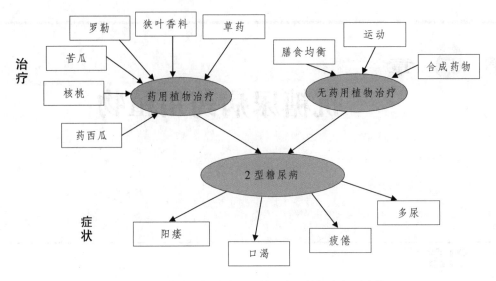

图 6.1 有无药用植物治疗 2 型糖尿病及糖尿病主要症状。

6.2 以草药为基础的糖尿病药物

如今,由于糖尿病治疗费用昂贵以及药物的禁忌证,许多人发现了以草药为基础的糖尿病替代疗法的奇妙之处。通常,这些药物是不受管制的,而且不是标准化的,这对它们的使用构成了风险。一般来说,除非大量服用,否则天然成分不会对健康有害。但是任何药物,无论是草药还是化学药物,都应适量服用(详情请参阅第 2 章[2])。

植物一直被用来治疗各种疾病。世界上有些人完全依赖传统医学。目前可获得的大多数药物都是直接或间接从植物[2,3]中提取的。民族植物学资料表明,大约 800 种植物可能具有抗糖尿病的潜力。根据民族植物学的报道,大多数药物对 2 型糖尿病的治疗都是有益的。然而,在科学实验室中很少对体外和体内糖尿病模型进行测试。其中有些植物已被研究,其生物活性成分被提取用于治疗各种人类疾病。我们最近于实验室在体外和体内测试了几种民族植物学报道的抗糖尿病植物。大蒜、洋葱、滨藜(盐生灌木)、肉桂、核桃、黑种草(黑籽)、罗勒、橄榄、狭叶香科、胡芦巴和荨麻是强烈推荐作为抗糖尿病和抗氧化剂的几种药用植物[4-6]。

2 型糖尿病的治疗主要是通过控制血糖水平来实现的(葡萄糖的产生、摄入、消耗,或通过增加胰岛素的分泌和有效性)。其可以通过减少能量摄入或增加能量消耗来治疗。正如在下一章中所讨论的,大多数治疗糖尿病的草药都集中在降低血糖水平和减少疾病的副作用上。胰岛素增敏剂类草药是增加肌肉、肝细胞(包括调节肝糖原代谢的植物)和脂肪对葡萄糖的吸收与处理的植物(图 6.2)。在糖尿病大鼠模型中,阿拉伯金合欢(Acacia Arabica)增加糖尿病大鼠模型的胰岛素分泌并降低循环血糖;洋葱和大蒜通过使肝脏葡萄糖-6-磷酸酶、己糖激酶和活性恢复正常从而降低血糖[7]。黑种草和肉桂通过增强独立于胰岛素的胰岛素信号传导途径,被认为具有胰岛素模拟特性[8]。我们对这些草药的抗糖尿病的作用以及其他功能

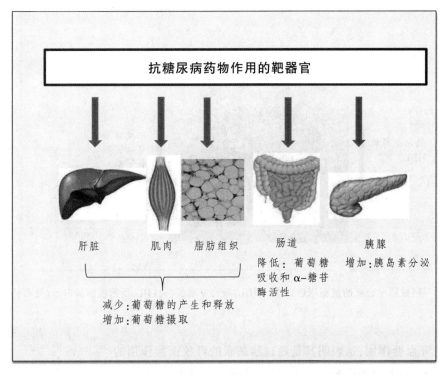

图 6.2　药用植物治疗 2 型糖尿病及其体内靶器官的作用机制。(见彩插)

在本章及第 6 章进行详细讨论。图 6.2 描述了抗糖尿病药用植物的共同作用机制。本部分对文献中多次报道的抗糖尿病药用植物进行了综述,并在图 6.3、图 6.4、图 6.5、图 6.6 和图 6.7 中总结了一些植物的作用机制。

　　阿拉伯金合欢(豆科)是非洲北部和阿拉伯的本土植物,用于生产阿拉伯树胶。已知 3 种主要的渗出胶:阿拉伯胶、黄蓍胶、刺梧桐胶[9]。渗出胶在 5000 年前曾被用作增稠剂和稳定剂,是药品、黏合剂、纸张、纺织等工业应用的重要组成部分。在这 3 种天然渗出胶中,阿拉伯胶是最古老和最著名的,可以追溯到古埃及时期(公元前 3000 年)。阿拉伯胶被用作黏合剂,制作用于木乃伊防腐处理的亚麻包装,以及化妆品和油墨中的黏合剂。在中世纪(土耳其),阿拉伯胶被命名为土耳其树胶。阿拉伯胶主要由复合多糖(和一些金属:钙、镁和钾)[10,11]组成。

　　可观察阿拉伯金合欢氯仿提取物对糖尿病大鼠模型的降糖作用。糖尿病大鼠以 250mg/kg 和 500mg/kg 的剂量口服 2 周后血糖水平明显降低,甘油三酯(TG)、胆固醇(TC)、低密度脂蛋白(LDL)和高密度脂蛋白(HDL)水平也明显降低。在相同的糖尿病大鼠模型中,罗勒、冬瓜果实、麻风树叶子和金果榄茎的氯仿提取物具有相似的作用[12]。

　　用阿拉伯金合欢(约 94%种子饲料)喂食大鼠,可增加大鼠胰岛素释放,并产生降血糖作用。喂食阿拉伯金合欢种子粉 2g/kg、3g/kg 和 4g/kg 时,其通过启动胰腺 β 细胞释放胰岛素而导致正常家兔低血糖(图 6.3)[13]。然而,同样的饮食在四氧嘧啶处理的大鼠(175mg/kg)中没有

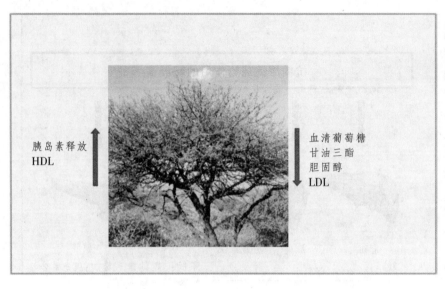

图6.3　阿拉伯金合欢的抗糖尿病活性。HDL,高密度脂蛋白;LDL,低密度脂蛋白。(见彩插)

表现出任何降血糖作用,这表明其是通过胰岛素的释放而起作用的[14]。

　　大蒜和洋葱:大蒜和洋葱非常受欢迎,是厨房里最常用的蔬菜之一。它们也常用于各种疾病的预防和治疗,包括但不限于感染、癌症和糖尿病[6,15]。大蒜瓣和洋葱鳞茎在糖尿病的治疗和预防方面都是有效的。这两种植物有许多相似的活性化合物(例如烯丙基和二烯丙基硫化物),它们可以增加胰腺的胰岛素分泌。但是,过量食用洋葱和大蒜可能会对人体造成有害影响[6,15]。据报道,大蒜和洋葱通过使肝脏己糖激酶和葡萄糖-6-磷酸酶活性正常化来降低血糖水平(图6.4)[16]。每日口服100mg/kg大蒜提取物可提高血浆胰岛素水平,降低血糖水平[17]。大蒜水提取物(10% v/v)促进葡萄糖诱导的离体胰腺的胰岛素分泌[18]。

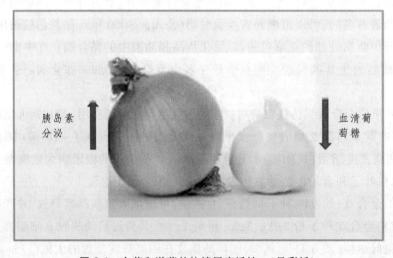

图6.4　大蒜和洋葱的抗糖尿病活性。(见彩插)

将大蒜乙醚萃取物以每日 0.25mg/kg 剂量喂食给大鼠时,可增加胰岛素样作用,并呈现降血糖活性[19]。给正常和四氧嘧啶诱导的糖尿病大鼠和兔口服大蒜乙醇提取物可降低血糖水平,增加胰岛素分泌[20]。大蒜活性成分也具有抗糖尿病作用。例如,据报道大蒜素具有显著的降血糖活性,这是由于肝脏代谢增加和胰腺 β 细胞释放胰岛素增加所致。此外,大蒜素前体 S–烯丙基半胱氨酸亚砜(SACS)在体外刺激正常大鼠 β 细胞分泌胰岛素。SACS 也是公认的抗氧化剂和具有促分泌活性的物质[21]。

芦荟(百合科):芦荟是芦荟属的一种多汁植物,它原产于世界各地的热带气候区。如今,芦荟被用于医疗、美容和农业等领域。芦荟具有抗糖尿病作用,因为它能刺激大鼠 β 细胞合成和释放胰岛素[13]。芦荟中的两种活性成分(伪原肌醇皂苷 A Ⅲ 和原肌醇皂苷 A Ⅲ)刺激葡萄糖摄取和胰岛素释放。其降血糖作用可归因于对肝脏糖异生或糖原分解的作用。芦荟提取物每日给药对四氧嘧啶诱导的糖尿病大鼠具有降血糖作用,并且对血脂、低密度脂蛋白(LDL)和高密度脂蛋白(HDL)具有调节作用[22]。此外,芦荟凝胶在体外表现出抗氧化倾向,抑制了胰腺脂肪酶和葡萄糖在透析管中的移动[23]。在未经治疗的糖尿病前期和早期糖尿病患者中,芦荟被认为能降低空腹血糖、糖化血红蛋白、甘油三酯、总胆固醇和 LDL,并提高 HDL 水平(图6.5)[24]。

穿心莲:其是一年生优良植物,属于爵床科。穿心莲原产于斯里兰卡和印度,广泛种植于东南亚和南亚。穿心莲的叶和根传统上用于治疗多种疾病,包括但不限于糖尿病[25]和感染,尤其是上呼吸道感染[26]。

将穿心莲乙醇提取物 100mg/kg 和 200mg/kg 口服给药糖尿病大鼠,30 天后大鼠血糖水平明显降低,甘油三酯、总胆固醇、磷脂、糖化血红蛋白、天冬氨酸转氨酶(AST)、酸性磷酸酶(ACP)、丙氨酸转氨酶(ALT)和碱性磷酸酶(ALP)水平[25]明显降低。

滨藜(盐生灌木):目前已经鉴定出 400 多种滨藜。地中海盆地有 40~50 种滨藜,主要分布在南部和东部边境地区的干旱和半干旱国家,被广泛用作稀缺时期的饲料储备和补充饲料资源。滨藜是公认的并广泛用于治疗糖尿病的植物,特别是在中东地区[4]。

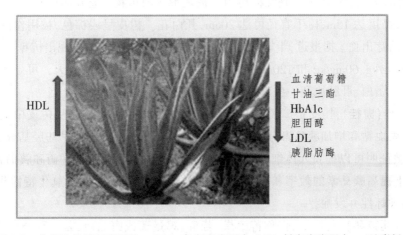

图 6.5　芦荟的抗糖尿病活性。HDL,高密度脂蛋白;LDL,低密度脂蛋白。(见彩插)

糖尿病和肥胖症的动物模型证明,滨藜是一种非常有效的抗糖尿病的草本植物,并显示出胰岛素增强作用。沙鼠以标准实验动物饲料组成的饲料喂养,包括有或无滨藜两组。喂食滨藜的沙鼠血糖水平降低,胰岛素分泌增加[27,28]。同时,我们最近已经证明,滨藜(与核桃、荨麻和油橄榄叶混合)能有效降低糖尿病患者的血糖水平。此外,我们的体外实验表明,在厌氧发酵过程中,这种混合物可以促进葡萄糖进入酵母细胞。这一观察归因于混合物中滨藜含量的影响[29]。

白花蛇舌草(紫茉莉科):其是白花草属植物,原产于美国南部和印度[30]。它是一种开花的植物,果实小而黏。植物地上部分和根部被报道用于治疗糖尿病[31]。它还用于治疗胃痛、贫血、咳嗽,同时也是蛇和大鼠咬伤的一种有效解毒剂[32]。白花蛇舌草提取物含有几种已知的有效成分, 如 boeravinones A-H、eupalitin、punarnavine、β-谷甾醇和 β-谷甾醇-β-D-葡萄糖苷[33]。

四氧嘧啶化糖尿病大鼠口服白花蛇舌草乙醇提取物 500mg/kg 30 天, 血糖水平显著降低。白花蛇舌草的抗糖尿病作用与二甲双胍治疗后的变化相当[34]。

白花蛇舌草叶氯仿提取物在链脲佐菌素诱导的糖尿病大鼠中表现出抗糖尿病活性,其主要作用是降低血糖水平和增加胰岛素敏感性[35]。在正常和四氧嘧啶诱导的糖尿病大鼠中,以每天 200mg/kg 的剂量连续 4 周给药,白花蛇舌草叶水提取物的降血糖和抗高血糖活性使胰岛素水平升高并改善糖耐量[19]。

山茶(山茶科):山茶是山茶科中的常绿灌木,其叶片和叶芽主要用于生产茶叶,尤其是在中国。它被称为"茶木"或"茶树"。山茶原产于东亚和东南亚,但在世界各地都有种植,特别是在热带和亚热带地区。茶叶在中药中已经被用于治疗哮喘、冠状动脉和周围血管疾病以及心绞痛。作为多酚类物质的来源,它具有很强的抗氧化能力[36]。

茶花中的表没食子儿茶素没食子酸酯能提高链脲佐菌素诱导的糖尿病大鼠胰岛素活性,防止氧化损伤[19]。在实验条件下,低剂量的山茶对高脂饲料喂养 2 周的大鼠表现出胰岛素样作用[37]。儿茶素(山茶的活性成分之一)被证明是 PPARγ 的激动剂,而 PPARγ 是治疗 2 型糖尿病的药理靶点[38]。但山茶抗糖尿病活性存在争议,因为它对糖尿病患者无效[39,40]。

十雄角果木:十雄角果木是红树科的一种热带亚洲植物。它在印度和孟加拉国作为灌木自然生长,高可达 15m,树干直径可达 30cm,开白花。树皮呈浅棕色,被用作网球的原料。传统上用于治疗出血。据报道,十雄角果木的乙醇提取物在大鼠中表现出抗糖尿病活性。将提取物以 30mg/kg、60mg/kg 和 120mg/kg 的剂量给糖尿病大鼠口服 30 天, 可导致血糖下降,并可调节血红蛋白、肝糖原和一些碳水化合物代谢酶[41]。

锡兰肉桂(肉桂):桂皮是樟科的一种,原产于斯里兰卡。肉桂是从树皮中提取出来的,被认为是平衡血糖和增加胰岛素分泌的有效成分[42]。此外,有效成分甲基羟基查尔酮聚合物(MHCP)已被证明可以提高人体细胞对胰岛素的敏感性。其对葡萄糖平衡和胰岛素分泌双重作用,有助于提高胰岛素的效率和增加葡萄糖的处理。肉桂还具有抗氧化特性[43],有助于减少糖尿病的破坏性并发症[44]。

药西瓜(葫芦科):药西瓜,俗称苦苹果、苦瓜、鸡蛋藤或野葫芦,是一种原产于亚洲和地中海的沙漠藤蔓植物。它看起来像一种普通的西瓜,但果实坚硬而小,果肉苦涩。果肉和种子是该植物的主要药用成分。果胶、药西瓜素和葫芦素(高氧四环糖苷)是其果肉中的主要植物化学成分。不挥发油和蛋白类已从其种子中分离出来[45,46]。

每天 1 次使用 125mg 药西瓜瓤(每胶囊一整粒干果粉)2 个月,可降低 2 型糖尿病患者的平均糖化血红蛋白水平和空腹血糖水平,且无任何副作用[47]。给糖尿病受试者直接服用干燥植物(1g) 30 天[47],可获得相似的结果。此外,糖尿病患者口服 0.5g 干燥植物胶囊(每日 2 次,共 30 天)可降低血液参数水平:胆固醇、甘油三酯、高密度脂蛋白胆固醇及胆固醇水平分别降低 35%、6%、6% 和 5%[48]。

口服药西瓜果肉提取物 300mg/kg,发现四氧嘧啶诱导的糖尿病大鼠胰岛素水平明显升高,血糖水平降低。治疗组大鼠胰岛 β 细胞胰岛素含量明显高于对照组[49]。药西瓜无核果肉乙醇提取物以 300mg/kg 口服给四氧嘧啶诱导的糖尿病大鼠表现出胰岛素样作用[50]。而水提取物在离体胰岛中的胰岛素释放呈剂量依赖性增加[13]。

山茱萸(山茱萸科):山茱萸是一种原产于东亚的落叶乔木[51]。它具有滋补、止痛和利尿的性质,通常在传统的治疗条件下被使用,如背痛和高血压[52]。药理研究表明山茱萸具有抗高血糖、抗氧化、免疫调节和抗炎作用[53,54]。此外,果实中还含有苹果酸、酒石酸、熊果酸、葡萄糖苷和脂肪酸等多功能化合物。一些研究表明,这些化合物具有抗氧化和抗炎活性[55]。

山茱萸乙醇提取物可增加非胰岛素依赖型糖尿病大鼠模型中 GLUT4 mRNA 和蛋白的表达。除促进葡萄糖转运外,它还能促进胰岛的增殖,增加餐后胰岛素的分泌[20]。另一方面,甲醇提取物对磷酸烯醇丙酮酸羧激酶的表达有较强的胰岛素模拟活性[56]。

孟加拉榕(桑科):其是一种印度或巴基斯坦本土的大树,它有向下生长的繁殖的区域根。树上结出的无花果被鸟吃掉。树乳液外敷可治疗瘀伤和疼痛,同时也是治疗牙痛的良药。口服孟加拉榕提取物可提高健康大鼠和糖尿病大鼠血清胰岛素水平。血清胰岛素水平升高的主要原因是肝脏和肾脏胰岛素酶活性受到抑制[34,57]。从孟加拉榕树干中分离出的无色花青素具有治疗糖尿病的潜力。从树皮中分离出来的亮蓝蛋白二甲氧基衍生物在 250mg/kg 的剂量时,对正常大鼠和糖尿病大鼠具有降血糖活性,这主要是由于其胰岛素样活性[19]。此外,从树皮中分离出的白花蛇舌草苷对糖尿病大鼠有明显的降血脂、降血糖和提高血清胰岛素水平的作用。将健康和四氧嘧啶诱导的糖尿病犬用白藜芦醇-3-O-α-L-鼠李糖苷二甲氧基醚(100mg/kg)治疗,在 2 小时内,记录到明显的降血糖和模拟胰岛素活性[57]。近期研究证明,孟加拉榕树叶提取物能抑制一些引起糖尿病的酶[58]。

山羊豆(法国丁香):山羊豆原产于中东。如今,它已在亚洲和欧洲被广泛种植。虽然它被用作药用植物,但具有很高的毒性,可引起胸腔积液、低血压、气管炎症、肺水肿、瘫痪,甚至死亡[59]。

山羊豆自 10 世纪以来一直以缓解糖尿病的症状而闻名。经过过去几十年的植物化学分析,发现其含有与胍或异戊烯胍有关的化合物。胍是一种可以减少胰岛素抵抗的有效成分。但是,它的毒性很大,并且可以导致严重的副作用[60]。山羊豆碱是一种活性生物碱,其毒性比胍低。在 20 世纪二三十年代糖尿病患者的临床试验中,对此进行了评估[61]。其他相关化合物

(如双胍衍生物)也在过去的十年中进行了临床测试。这个研究最终导致发现了二甲双胍，即目前用于治疗糖尿病的二甲双胍(格华止)[61]和旧药物苯乙双胍[62]。现在人们认识到，20世纪上半叶对半乳糖及相关化合物的广泛研究是有价值的。这是口服抗糖尿病药物治疗发展的一个重要里程碑[59]。

匙羹藤：其是原产于印度和斯里兰卡热带森林的一种草本植物。它是亚洲最常用的抗糖尿病植物之一，也是抗肥胖的药用植物[63]。其还可作为泻药和利尿剂，治疗关节炎、贫血、骨质疏松症、高胆固醇血症、哮喘、心肌病、便秘、消化不良、微生物感染和抗炎等[64]。糖尿病患者口服半克胶囊(每天2次，持续30天)可降低以下血液参数：葡萄糖37%、甘油三酯5%、胆固醇13%、低密度脂蛋白(LDL)19%[48]。

2型糖尿病患者补充匙羹藤可修复或再生胰腺β细胞，补充后患者血清中胰岛素水平升高支持了这一结论[57]。匙羹藤酸分子，二羟匙羹藤三乙酸酯，有能力通过刺激再生过程和更新剩余的β细胞来促进胰岛素的释放。匙羹藤叶子的水溶性提取物在体外刺激小鼠细胞和离体人胰岛的胰岛素分泌，但不影响细胞活力[65]。匙羹藤叶子的水提物可能通过促进胰腺β细胞在体外和体内的再生而释放胰岛素[66]。口服匙羹藤提取物可使糖尿病大鼠胰岛细胞和β细胞数量增加以及胰岛素水平升高，提示内分泌胰腺有修复或再生的可能[67]。

在肌肉L6肌管细胞培养中，匙羹藤叶子提取物促进PPARγ和葡萄糖转运蛋白-4(GLUT4)基因的表达。有趣的是，当提取物与环己酰亚胺共同存在时，其葡萄糖摄取活性被完全消除，进一步表明该提取物的葡萄糖摄取活性与PPARγ和GLUT4的表达增强有关。此外，同一提取物还能增强瘦素和脂联素的表达，从而证实了匙羹藤对胰岛素抵抗的改善作用(图6.6)[68]。

核桃叶(普通核桃叶)：核桃叶在传统的希腊-阿拉伯医学中被广泛用作保健，是一种可止泻、抗真菌、抗蠕虫和降血糖的草药[29,69-71]。核桃叶中的主要活性成分为萘醌类化合物和黄酮类化合物、胡桃酮类化合物(5-羟基-1,4-萘醌类)、肉桂酸类化合物、黄酮类化合物和5-咖啡酰奎宁酸。核桃叶中的单宁和多酚类化合物具有较强的抗氧化活性，对超氧物和羟基自

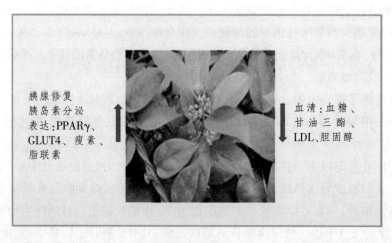

图6.6 匙羹藤的抗糖尿病活性。GLUT4,葡萄糖转运蛋白-4；LDL,低密度脂蛋白。(见彩插)

由基均有较强的清除活性。槲皮素和其他黄酮类化合物可保护人体淋巴细胞免受化学诱导引起的 DNA 损伤,并可提高血浆总抗氧化能力[72,73]。在 2 型糖尿病小鼠模型中对核桃叶的抗氧化能力进行了体内研究,结果表明其对糖尿病受试者有益[29,74]。

苦瓜(葫芦科):苦瓜属葫芦科,被称为苦瓜,是一种热带和亚热带的攀缘灌木。它主要分布在亚洲、非洲、亚马孙和加勒比海地区。在一些文化中,苦瓜果实被当作烹饪蔬菜;它也是被用作治疗各种疾病的传统药用植物[75]。在其药用方面,在许多国家中这种植物最常见的传统用途是治疗糖尿病。它还用于治疗其他疾病,包括但不限于湿疹、月经过多、黄疸、痛经、催乳、痛风、肾(结石)、麻风病、痔疮、白带异常、肺炎、疥疮、风湿病和牛皮癣[75]。也有研究称,其具有驱虫、流产、避孕、抗疟药和泻药的特性[76]。苦瓜提取物在体内和体外均具有潜在的抗菌和抗病毒活性[76]。此外,还发现其对癌症、溃疡、疟疾、疼痛和炎症、牛皮癣、血脂异常和高血压有效[76]。

在苦瓜提取物中检测到几种活性化合物,如糖苷、皂苷、生物碱、不挥发油、三萜类、蛋白质和类固醇[77]。到目前为止,已从植物的不同部位分离出其他几种具有生物活性的化学成分,包括叶、果肉和种子[76]。苦瓜中含有许多生物活性成分,如皂苷、多糖、蛋白质和类黄酮[78]。SUN 报道称,其可以减少葡萄糖和胰岛素分泌[79]。据研究人员解释,苦瓜多糖显著降低血糖,影响胰岛素分泌,提高胰岛素抵抗指数,降低胰岛素敏感指数。苦瓜总皂苷通过增加外周组织 GLUT4 表达,促进肝糖原合成,抑制肝糖原分解,进而增强胰岛素敏感性[80]。

用苦瓜汁治疗糖尿病大鼠,血糖水平明显降低,血浆胰岛素浓度升高。观察到的效果是由于与未经治疗的动物相比,处理过的动物中 β 细胞数量增加。植物化学成分苦瓜素、苦瓜苷和其他化合物,如半乳糖结合凝集素和胰岛素样蛋白,从植物不同部位分离出来,已被证明具有胰岛素模拟活性。苦瓜未成熟果实的水提取物也被证明部分刺激肥胖高血糖小鼠 β 细胞的胰岛素释放,提示胰岛素释放作用是膜功能紊乱的结果。苦瓜促进胰腺部分细胞的更新,或可能使部分受损细胞得以恢复,并刺激胰腺胰岛素分泌[12]。

口服苦瓜汁可显著降低 STZ 诱导的糖尿病大鼠肠黏膜对葡萄糖的 Na^+/K^+ 依赖性吸收[81]。此外,这些提取物还可能抑制糖类代谢酶,如 α-淀粉酶、α-葡萄糖苷酶和胰脂肪酶,从而限制葡萄糖通过肠壁的吸收[76]。有研究表明,植物提取物提高了细胞对葡萄糖的摄取,从而增加了葡萄糖的代谢。口服植物补充剂增加了肌肉中促进型葡萄糖转运蛋白-4(GLUT4)的数量,这可能是改善 KK-Ay 小鼠口服葡萄糖耐量的原因之一(KK-Ay 小鼠是 2 型糖尿病的高胰岛素血症动物模型[82])。在独立的研究中,取得了类似的结果在给予饮食诱导的高血糖大鼠中,植物提取物增加了骨骼肌中 GLUT4 mRNA 表达和 GLUT4 含量[83]。

几项体外研究证实苦瓜鲜汁、水和乙醇提取物具有抗糖尿病作用。水溶性提取物提高了 3T3-L1 脂肪细胞在次优胰岛素浓度下的葡萄糖摄取[84]。同样,植物鲜汁增加了肌管骨骼肌细胞 L6[85]对氨基酸和葡萄糖的吸收。伴随着这些结果,苦瓜的水提取物和氯仿提取物也增加了葡萄糖摄取,并上调了 L6 肌管中 GLUT4、PPARγ 及磷脂酰肌醇-3 激酶(PI3K)的表达[86]。

观察苦瓜汁对糖尿病大鼠胰腺细胞分布和数量的影响,我们发现与未经治疗的糖尿病大鼠相比,苦瓜汁能显著增加糖尿病大鼠 β 细胞的数量(对 α 细胞无影响)[87]。以 150mg/kg

体重的剂量口服给药于 STZ 诱导的糖尿病大鼠 30 天后，植物种子提取物可防止胰岛变性，并恢复胰岛功能[88]。剂量为 25mg/kg、50mg/kg 和 100mg/kg 的植物果粉丙酮提取物影响胰岛 β 细胞恢复的不同阶段，并使相关细胞功能正常化。此外，果粉提取物促进了胰岛细胞沿腺泡组织的重新形成[76]。

其他科学家也报道了这种植物的胰岛素促分泌特性。苦瓜果肉分离出的蛋白提取物皮下给药 4 小时后，血浆胰岛素浓度增加 2 倍。果肉蛋白提取物对大鼠胰腺的胰岛素分泌也有促进作用，但对胰高血糖素无明显影响。最近的报道还表明，在新生的 STZ 诱导的 2 型糖尿病大鼠中，苦瓜果肉乙醇提取物处理的大鼠与未处理的 2 型糖尿病大鼠相比，其胰岛大小、β 细胞面积、β 细胞数和胰岛素水平均有增加[76,89]。

苦瓜提取物改善高胰岛素血症的胰岛素敏感性。植物补充剂降低了高脂饮食喂养的糖尿病大鼠的血清胰岛素和瘦素(如，改善胰岛素抵抗)[90]。它通过增加高脂喂养大鼠骨骼肌胰岛素刺激的 IRS-1 酪氨酸磷酸化来改善骨骼肌的胰岛素敏感性[91]。当从植物中分离的多肽与胰岛素受体结合并调节下游胰岛素信号通路时，这一结果得到进一步证实。

黑种草：毛茛科的植物黑种草是最常用的药用植物之一，几个世纪以来一直被用作香料和食品防腐剂，以及对多种疾病的保护和治疗药物。胸腺醌、二胸腺醌、胸腺氢醌和百里香酚是影响黑种草种子疗效的主要活性成分。许多科学报告讨论了含有黑种草的植物混合物的抗糖尿病作用。这些研究表明，降血糖作用是由于抑制了肝脏的糖异生作用。例如，含有黑种草的植物混合物的水提取物在口服后可显著降低血糖水平。此外，腹腔内注射黑种草籽油对正常和四氧嘧啶诱导的糖尿病兔具有明显的降血糖作用。在用黑种草和其他植物提取物混合处理的大鼠中也观察到类似的结果。

一项使用链脲佐菌素和烟酰胺诱导的糖尿病仓鼠的研究表明，用黑种草籽油治疗 4 周后，血糖水平显著下降，同时人血白蛋白水平显著升高。这些结果表明，黑种草籽油至少部分是通过刺激 β 细胞与血清胰岛素水平升高相一致来发挥降血糖作用的，并且在 2 型糖尿病的模型中具有促胰岛素性质。在另一项研究中，黑种草的降血糖作用被认为是通过胰腺外作用而不是通过刺激胰岛素释放[93-95]来实现的。

罗勒(唇形科)：罗勒是唇形科的一种烹饪草本植物。"巴兹尔(basil)"这个名字来源于希腊语的"basilikón phutón"，意思是王室或国王。因此，罗勒也被称为"草药之王"和"皇家草药"。关于罗勒的起源存在一些争论；有人认为罗勒起源于印度[96]。自古以来，希腊人和罗马人也知道它。如今，罗勒在世界各地特别是在中东种植[6]。

由于变种及其他相近植物的存在，罗勒的不同名称可能会令人困惑。最常见的便是许多意大利食物中使用的罗勒，它通常被称为甜罗勒或热那亚罗勒。其他不同类型的罗勒在亚洲更常用，如：圣罗勒、柠檬罗勒和泰国罗勒(百里香属)。

罗勒传统上被用作香料和医药工业中的可食用香料。罗勒的叶子和花冠被认为具有抗痉挛、消炎止痛、催乳和缓解胃痛的功效。罗勒精油用于治疗多种疾病和症状，特别是氧化应激以及真菌和微生物感染[97]。

罗勒提取物的植物化学筛选显示其存在还原糖、强心苷、单宁、皂苷、糖苷、黄酮和类固醇[98]。根据化学类型、叶和花的颜色、香气和植物的起源，罗勒精油表现出各种各样的化学成分。其主要成分包括甲基胡椒酚或雌二醇、芳樟醇和丁香酚[97]。

罗勒的抗糖尿病活性仅在过去十年中有报道[5]。2007 年，有报道称口服罗勒可显著降低链脲佐菌素(STZ)糖尿病大鼠的血糖水平[99]。2012 年报道，植物区域部分水提取物在体外抑制 α-葡萄糖苷酶和 α-淀粉酶的活性[98]。丁香酚、肉桂酸甲酯、丁香酚甲酯、柠檬醛、芳樟醇[100]、香芹酮和异松茨酮[101]、芳樟醇和(Z)-肉桂酸甲酯[102]、α-松油醇和 β-丁香烯[103]，以及芳樟醇和甲基丁香酚[100]是罗勒中的主要化学物质。然而，这些化合物均未被报道具有抗糖尿病活性。

在用餐期间，葡萄糖会在骨骼肌中被释放，而在脂肪和肝脏中的作用较小。葡萄糖在肌肉中的摄取是通过葡萄糖转运蛋白-4(即 GLUT4)进行的。GLUT4 主要被隔离在细胞内，远离质膜。胰岛素会在餐后释放到循环中，并结合到肌肉表面，发送信号，最终增加 GLUT4 在细胞膜上的丰度。最近，我们应用化学和生物物理的方法来鉴定罗勒中引起 GLUT4 易位的活性化合物，该细胞系在其第一个外环(GLUT4myc)中稳定地表达带有 myc 表位的 GLUT4。采用硅烷化衍生技术通过 GC/MS 对甲醇、己烷和二氯甲烷提取物进行植物化学分析，发现17 种新化合物和 36 种已知化合物。使用在外环稳定表达 myc 表位的 L6-GLUT4myc 肌肉细胞评价提取物的细胞毒性和抗糖尿病特性(GLUT4)。MTT 和 LDH 渗漏试验显示，在 0.25mg/mL 的提取物中，被处理的细胞没有观察到细胞毒性。用罗勒提取物处理 20 小时后，在无胰岛素和存在胰岛素的情况下，GLUT4 向质膜的易位分别增加 3.5 倍和 7 倍[5]。

橄榄叶： 几千年前，在希腊、阿拉伯和其他国家内，橄榄叶被报道作为药用草本植物[104]，主要用于治疗疟疾和相关发热[105,106]。橄榄叶的主要活性成分为芹菜素-7-葡萄糖苷、咖啡酸、对香豆酸、薯蓣皂苷、羟酪氨酸、木樨草素、木樨草素-7-葡萄糖苷、橄榄苦苷、酪醇、橄榄多酚、芦丁、芦荟苷和香草酸、香草醛[105,107,108]。橄榄多酚和酚类化合物在 16mg/kg 的剂量下表现出明显的降血糖作用，同时具有降压和降血脂的特性。据报道，它们具有抗氧化能力和抗菌作用[109,110]。橄榄叶提取物也具有多种有益作用。临床证据已经证明了橄榄叶提取物[111]的降压作用，以及抗衰老、抗氧化和免疫刺激作用，此外，还具有抗生素、抗菌、抗真菌和抗炎等作用[104,112]。我们在十年前曾报道过，橄榄粉(与核桃、荨麻和滨藜的混合物)减少了大鼠和糖尿病患者的肠道中葡萄糖吸收，降低了血糖水平[29]。

狭叶香料(唇形科)： 狭叶香料是一种野生开花植物，主要分布在亚洲西南部、北非和欧洲。传统上，它一直用于治疗不同的疾病，如糖尿病、胃肠疾病、炎症、风湿病[113]。最近有报道称，狭叶香料在多种文化地区(包括希腊-阿拉伯地区)被用作抗糖尿病的草药[4,6]。在动物模型上评价了狭叶香料的抗糖尿病活性。一些糖尿病动物模型的研究表明，静脉注射、腹腔注射或口服狭叶香料的粗提取物可显著降低 STZ 诱导的糖尿病大鼠的血糖水平[114-116]。给大鼠灌胃和口服水提取物，可提高大鼠离体胰岛的胰岛素分泌[117]，同时提高大鼠血清分泌和胰岛素水平[114,117]。乙酸乙酯提取物降低蔗糖诱导的胰岛素抵抗大鼠血清、肝脏和肌肉中甘油三酯的含量[118,119]。

在体外研究中，我们最近报道了水/乙醇、甲醇和正己烷狭叶香料提取物可显著增加 L6

肌肉细胞中 GLUT4 易位（稳定表达 GLUT4myc 的外环，即 L6-GLUT4myc），用 MTT 法和 LDH 渗漏试验测定无细胞毒浓度(图 6.7)。用 GC/MS 法对狭叶香料提取物中的甲醇和正己烷进行植物化学分析，发现甲醇提取物中有 10 种化合物，正己烷提取物中有 10 种化合物。两种提取物中只含有棕榈酸。在稳定表达 myc 标记的 GLUT4(L6-GLUT4myc)的 L6 肌肉细胞上，用细胞 ELISA 法检测了这些植物提取物促进 GLUT4 向质膜转位的效果。体外实验结果表明，水/乙醇(50%、50%)、甲醇和正己烷三种狭叶香料提取物的安全(无毒)浓度，分别达到 63μ/mL、63μg/mL 和 250μg/mL。正己烷提取物对 GLUT4 易位促进作用最强，水/乙醇提取物作用最小。在无胰岛素和存在胰岛素的情况下，正己烷提取物在 32μg/mL 时，GLUT4 的易位率是对照组的 2 倍和 3 倍。用 63μg/mL 的甲醇提取物获得了类似的结果。在无胰岛素的情况下，用 32μg/mL 的水/乙醇提取物实现了 GLUT4 易位的轻微增加(20%)(具体数据不详)。

胡芦巴：在传统医学中，胡芦巴已被用于治疗多种疾病，包括糖尿病、咽喉痛以及用于治疗疮和脓肿。近年来对其药用特性的研究表明，它不仅可以预防糖尿病等慢性疾病，而且可以促进正常的生理过程，特别是在运动表现方面。胡芦巴种子是非常丰富的膳食纤维来源，可以调节肠道对糖和胆固醇的吸收。因此，它可以预防糖尿病、心脏病和肥胖[4]。

临床和实验研究表明，胡芦巴种子对体内葡萄糖代谢有积极作用。糖尿病动物模型和患者的研究清楚地表明，胡芦巴的摄入降低了血糖水平[120,121]。胡芦巴种子含有凝胶状的可溶性纤维，与胆汁酸结合，可降低甘油三酯和低密度脂蛋白胆固醇水平。为最大限度地发挥其药用作用，胡芦巴种子被切碎，用作调味品或用水浸泡一夜。胡芦巴种子脱脂部分所含的烟酸、生物碱、葫芦巴碱和香豆素是其抗糖尿病作用的主要活性成分。

在临床试验中，低剂量对糖尿病患者空腹血糖(FBG)无明显影响。然而，高剂量(100g)脱脂种子粉 10 天显示出 FBG 值的改善[122]。从胡芦巴种子中分离纯化了几种活性成分。从胡芦巴种子中分离出的一些化合物(如胡芦巴碱和烟碱，GII)具有抗糖尿病的特性。用一种名为 GII 的新活性成分(100mg/kg，持续 3 周)治疗中度糖尿病兔，可使其空腹血糖降至接近正常范围[123]。

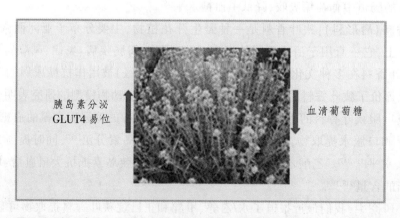

图 6.7 狭叶香料的抗糖尿病活性。GLUT4，葡萄糖转运蛋白-4。(见彩插)

荨麻:它的拉丁名称"荨麻"的来源,意为"烧伤我",指的是叶上含有甲酸和组胺的腺毛引起的刺痛,这两种物质在接触后可引起刺痛和皮肤刺激。荨麻叶作为一种草药和营养补充剂,有着悠久的历史。荨麻叶富含必需氨基酸、抗坏血酸、多种矿物质元素和维生素,如铁、维生素 A 和维生素 C[124,125]。荨麻被认为具有抗癌、抗溃疡、抗氧化、抗炎、免疫抑制和抗风湿[126-128]的作用。也有证据表明,荨麻提取物具有降血糖和改善葡萄糖耐量的作用[29]。

叙利亚枣(Zizyphus spina-Christi)(鼠李科):其又称棘枣,是热带苏丹的一种茂密的带刺乔木。其多于 9 月至 11 月开花结果。它的花是生产野生蜂蜜的重要原料。果实是可食用的,但质量不高。它的用途很多,隶属于鼠李科植物,是一种重要的栽培树种,也是阿拉伯少数几个真正的本土树种之一,与许多新引进的外来植物一起生长[129,130]。《古兰经》中两次提到这种树(LIII,13-18;LVI,28-32)。叙利亚枣在巴勒斯坦被称为 Sidr 或 Lote 树。自古以来,叙利亚枣被广泛作为水果植物和药用植物[131]。贝都因人珍视这种水果,称其为"纳巴克"。它可以晒干后保存至冬天,或制成糊状,用于制作面包。在耶路撒冷,叙利亚枣制成的王冠被卖给朝圣者[132]。

这些花是生产野生蜂蜜的重要原料。在秋冬季节,野生蜜蜂开始从"纳巴克"花中提炼蜂蜜。"纳巴克"蜂蜜除了味道好外,还有多种药用价值。Sidr 树是亚洲和非洲重要的水果作物之一,它富含维生素 C、生物碱、黄酮类化合物、单宁、白桦酸和三萜皂苷[133]。

本文研究了叙利亚枣的正丁醇提取物及其主要皂苷(christin-A)对糖尿病大鼠血糖和胰岛素水平的影响,并对非糖尿病对照组大鼠糖诱导胰岛素释放的影响进行了研究[134]。用叙利亚枣的正丁醇提取物治疗 4 周后,糖尿病大鼠的血清胰岛素和胰脏 cAMP 水平显著升高。

6.3 用植物科学地控制血糖

正如上文提到,过去的内科医生除了对糖尿病患者进行饮食和运动干预外,也会使用一系列的药用植物来治疗糖尿病。Rhazes 医生指出:"如果医生能够使用食物而非药物来治愈疾病,那么他就成功了。当然,如果医生必须使用药物来治疗疾病,那么,他也应该用一些简单的方式而不需要采用复杂的处理措施。"正如第 9 章详细讨论的那样。鉴于传统使用药用植物混合物治疗糖尿病,许多科学研究都探讨了植物混合物的抗糖尿病作用。例如,我们的团队根据希腊-阿拉伯医学体系广泛的草药知识,开发了一种由四种抗糖尿病草药组成的混合物[29]。该混合物的安全性和有效性都已在体外和体内研究中进行了测试。该混合物包括滨藜叶、核桃叶、油橄榄叶和荨麻叶。收集叶片,阴干,清洗,蒸汽灭菌 2 小时,粉碎后用乙醇:水(1:1)溶液提取并且使用离心机过滤。将药物放置胶囊中,采用双盲对照研究,每日给糖尿病患者口服 7~10g 药物[29]。通过测定体外成纤维细胞乳酸脱氢酶(LDH)释放量和大鼠体内半数致死量(LD50)评价其安全性。无论是延长潜伏期还是增加浓度,乳酸脱氢酶的释放均无明显变化。该混合物的半数致死量(LD50)为 25g/kg[4]。

在 16 名(年龄 48~67 岁)受试者中进行了临床试验,评价了这种混合物的抗糖尿病作用。在研究期间,受试者均未服用其他药物。他们被要求继续保持其日常活动和饮食习惯不变，并坚持按照每日 3 次，每次 1 片的剂量服用该混合物。他们还被要求在为期 1 个月的研究期间限制服用任何药物。每名受试者都获得了知情同意，并免费获得 1 个装有 90 片该混合物的盒子。未发现任何副作用，所有受试者均能耐受。在服药的第 1 周，基线血糖水平从 $290\pm40mg/dL$ 降至 $210\pm20mg/dL$。根据基线血糖水平，11 名受试者的血糖水平低于 $300mg/dL$，另一亚组的血糖水平 $\geqslant300mg/dL$。

6.4 抗糖尿病植物化学物质

草药提取物和产品含有大量活性化合物，这些活性化合物可通过相加或协同机制影响多个生物学途径并预防或治疗糖尿病及其相关并发症，从而提供多方面的益处。正如本书前几章所讨论的，这一观点并不新鲜，因为在胰岛素发现之前和之后，具有降血糖作用的草药和衍生植物化学物质很久以前就被用于传统医学。口服降糖药二甲双胍在全世界范围内被广泛应用于糖尿病的治疗，是对这一概念的支持。它最初是从富含胍的强效抗糖尿病植物 Galega officinalis 中开发出来的[135-137]。二甲双胍于 1957 年在欧洲和加拿大用于治疗 2 型糖尿病，但直到 1995 年才在美国获准上市，原因是担心出现乳酸酸中毒，这是一种与苯乙双胍相似的罕见但致命的并发症。据估计，在肾功能衰竭的情况下，由于使用二甲双胍所引起的乳酸酸中毒的发生率为 1/100 000。二甲双胍通过纠正葡萄糖毒性改善胰岛细胞对葡萄糖负荷的响应性，并通过增强肌肉对葡萄糖的摄取、增强胰岛素受体酪氨酸激酶活性和增强 GLUT4 转位和转运活性改善外周葡萄糖的利用。二甲双胍还通过抑制此途径中的关键酶和线粒体消耗糖异生所需的能量来减少肝糖异生。二甲双胍对接受胰岛素治疗的糖尿病患者有长期的减肥和心血管保护作用。对正常体重、超重和肥胖的 2 型糖尿病患者同样有效。鉴于其成本效益和长期的安全性，二甲双胍通常被认为是治疗 2 型糖尿病的一线药物[135-137]。

植物化学物质的降血糖作用主要归因于减少肠道对食物中碳水化合物的吸收。调节参与糖代谢的酶，改善 β 细胞功能和胰岛素作用，刺激胰岛素分泌（图 6.8）。这些影响将在下一章详细讨论。

结论

糖尿病自古以来就被人们所认识，其主要症状是口渴、尿频、容易感到疲劳。糖尿病主要分为两种类型：1 型糖尿病，一种自身免疫性疾病，导致产生胰岛素的 β 细胞广泛破坏；2 型糖尿病，由于胰岛素作用缺陷（即胰岛素抵抗）和肝脏产生过多的葡萄糖，导致高血糖水平，最终导致胰岛素分泌减少。有几种类型的降糖药物[138]包括：胰岛素增敏剂（双胍类药物、二甲双胍、噻唑烷二酮类），胰岛素促泌剂（磺酰脲类药物、氯茴苯酸类）和 α 葡萄糖苷酶抑制剂（米格列醇和阿卡波糖）。然而，大多数降糖药物都存在副作用，如严重低血糖、特异性肝细胞损伤、乳酸酸中毒、永久性神经功能缺损、消化不良、头痛和头晕[139]。因此，科学家的责任是寻找可能没有副作用或较少副作用的新药物。

以药用植物为基础的药物发现为各种药理靶标提供了重要的线索。例如，在 2001 年和

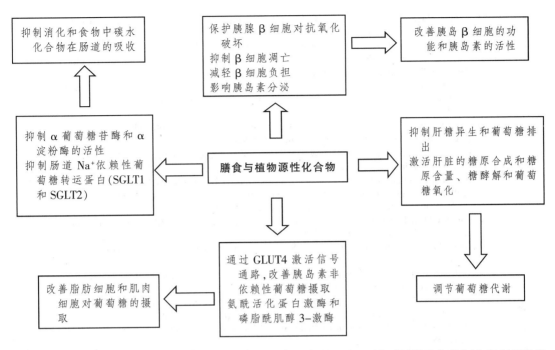

图 6.8 降血糖植物化学物质的作用是通过抑制肠道对葡萄糖的吸收、增加胰腺的胰岛素分泌、抑制肝细胞产生葡萄糖或通过葡萄糖转运蛋白(GLUT)增加外周组织对葡萄糖的摄取来实现的。

2002 年,全世界最畅销的药物中大约 1/4 是天然产品或从天然产品中提取的[140]。传统医药中使用的大量植物现已成为现代世界卫生保健系统中的一部分[71,141]。由于现代分离、结构鉴定、筛选以及生物和化学信息学等技术的发展,天然新药的开发已成为可能[3,142-145]。

传统的医生除了对饮食和运动进行干预以外,还会使用一系列的药用植物来治疗糖尿病。降血糖草药被广泛用于 2 型糖尿病的非处方治疗[29,71,146]。例如,希腊-阿拉伯草药已有 100 年的历史,无论是以其天然的形式,还是以草药茶、糖浆和粉末的形式,都被用于治疗和预防各种疾病,包括糖尿病。

由于人们对草药的兴趣越来越浓厚,对许多疾病有效治疗的需求也越来越大,特别是在糖尿病等流行病的影响下,药用植物已成为工业界和学术界研究的热点,以验证传统药物的有效性和评估其安全性[2,3,71,141,146]。随着每年进行和发表的大量基础和临床试验,已被证实的草药相继被医疗机构认可。如今,草药类药物和添加剂已在一些知名机构中得到应用,相关研究也得到了国际机构的支持。

参考文献

1. Zaid H, Antonescu CN, Randhawa VK, Klip A (2008) Insulin action on glucose transporters through molecular switches, tracks and tethers. Biochem J 413:201–215
2. Newman DJ (2008) Natural products as leads to potential drugs: an old process or the new hope for drug discovery? J Med Chem 51:2589–2599

3. Zaid H, Rayan J, Nasser A, Saad B, Rayan A (2010) Physicochemical properties of natural based products versus synthetic chemicals. Open Nutra J 3:194–202

4. Zaid H, Saad B (2013) State of the art of diabetes treatment in Greco-Arab and Islamic medicine. In: Watson RR, Preedy VR (eds) Bioactive food as dietary interventions for diabetes. Academic Press, San Diego/London, pp 327–335

5. Kadan S, Saad B, Sasson Y, Zaid H (2016) In vitro evaluation of anti-diabetic activity and cytotoxicity of chemically analysed Ocimum basilicum extracts. Food Chem 196:1066–1074

6. Saad B, Said O (2011) Greco-Arab and Islamic herbal medicine: traditional system, ethics, safety, efficacy, and regulatory issues. Wiley, Hoboken

7. Sheela CG, Augusti KT (1992) Antidiabetic effects of S-allyl cysteine sulphoxide isolated from garlic Allium sativum Linn. Indian J Exp Biol 30:523–526

8. Benhaddou-Andaloussi A, Martineau LC, Vallerand D, Haddad Y, Afshar A et al (2008) Multiple molecular targets underlie the antidiabetic effect of Nigella sativa seed extract in skeletal muscle, adipocyte and liver cells. Diabetes Obes Metab 12:148–157

9. Philips GO, Williams PA (2001) Tree exudates gums: natural and versatile food additives and ingredients. Food Ingred Anal Int 23:26–28

10. Anderson DMW, Stoddart JF (1966) Studies on uronic acid materials. Carbohydr Res 2:104–114

11. Verbeken D, Dierckx S, Dewettinck K (2003) Exudate gums: occurrence, production, and applications. Appl Microbiol Biotechnol 63:10–21

12. Patel DK, Prasad SK, Kumar R, Hemalatha S (2012) An overview on antidiabetic medicinal plants having insulin mimetic property. Asian Pac J Trop Biomed 2:320–330

13. Singh LW (2011) Traditional medicinal plants of Manipur as anti-diabetics. J Med Plant Res 5:677–687

14. Singh N, Singh SP, Vrat S, Misra N, Dixit KS et al (1985) A study on the anti-diabetic activity of Coccinia indica in dogs. Indian J Med Sci 39(27–29):42

15. Zaid H, Rayan A, Said O, Saad B (2010) Cancer treatment by Greco-Arab and Islamic herbal medicine. Open Nutraceuticals J 3:203–212

16. Sheela CG, Kumud K, Augusti KT (1995) Anti-diabetic effects of onion and garlic sulfoxide amino acids in rats. Planta Med 61:356–357

17. Grover JK, Yadav S, Vats V (2002) Medicinal plants of India with anti-diabetic potential. J Ethnopharmacol 81:81–100

18. Mustafa SSS, Eid NI, Jafri SA, El-Latif HAA, Ahmed HMS (2007) Insulinotropic effect of aqueous ginger extract and aqueous garlic extract on the isolated perfused pancreas of streptozotocin induced diabetic rats. Pak J Zool 39:279–284

19. Ayodhya S, Kusum S, Anjali S (2010) Hypoglycaemic activity of different extracts of various herbal plants Singh. Int J Ayurveda Res Pharm 1:212–224

20. Chauhan A, Sharma PK, Srivastava P, Kumar N, Duehe R (2010) Plants having potential antidiabetic activity: a review. Der Pharm Lett 2:369–387

21. Modak M, Dixit P, Londhe J, Ghaskadbi S, Devasagayam TP (2007) Indian herbs and herbal drugs used for the treatment of diabetes. J Clin Biochem Nutr 40:163–173

22. Singh V, Singh SP, Singh M, Gupta AK, Kumar A (2015) Combined potentiating action of phytochemical(s) from Cinnamomum tamala and Aloe vera for their anti-diabetic and insulinomimetic effect using in vivo rat and in vitro NIH/3 T3 cell culture system. Appl Biochem Biotechnol 175:2542–2563

23. Taukoorah U, Mahomoodally MF (2016) Crude Aloe vera gel shows antioxidant propensities and inhibits pancreatic lipase and glucose movement in vitro. Adv Pharmacol Sci 2016:3720850

24. Zhang Y, Liu W, Liu D, Zhao T, Tian H (2016) Efficacy of Aloe vera supplementation on prediabetes and early non-treated diabetic patients: a systematic review and meta-analysis of randomized controlled trials. Nutrients 8(7). pii: E388

25. Ravikumar R, Krishnamoorthy P, Kalidoss A (2010) Antidiabetic and antioxidant efficacy of Andrographis paniculata in alloxanized albino rats. Int J Pharm Technol 2:1016–1027

26. Akbar S (2011) Andrographis paniculata: a review of pharmacological activities and clinical effects. Altern Med Rev 16:66–77

27. Adler JH, Lazarovici G, Marton M, Levy E (1986) The diabetic response of weanling sand rats (Psammomys obesus) to diets containing different concentrations of salt bush (Atriplex halimus). Diabetes Res 3:169–171

28. Aharonson Z, Shani J, Sulman FG (1969) Hypoglycaemic effect of the salt bush (Atriplex halimus)–a feeding source of the sand rat (Psammomys obesus). Diabetologia 5:379–383

29. Said O, Fulder S, Khalil K, Azaizeh H, Kassis E et al (2008) Maintaining a physiological blood glucose level with 'glucolevel', a combination of four anti-diabetes plants used in the traditional Arab herbal medicine. Evid Based Complement Alternat Med 5:421–428

30. Patil KS, Bhalsing SR (2015) Efficient micropropagation and assessment of genetic fidelity of Boerhaavia diffusa L- high trade medicinal plant. Physiol Mol Biol Plants 21:425–432

31. Murti K, Panchal MA, Lambole V (2010) Pharmacological properties of Boerhaavia diffusa – a review. Int J Pharm Sci Rev Res 5:107–110

32. Roy PK (2008) Rapid multiplication of Boerhaavia diffusa L through in vitro culture of shoot tip and nodal explants. Plant Tiss Cult Biotech 18:49–56

33. Chaudhary G, Dantu PK (2011) Morphological, phytochemical and pharmacological studies on Boerhaavia diffusa L. J Med Plants Res 5:2125–2130

34. Singh PK, Baxi D, Doshi A, Ramachandran AV (2011) Antihyperglycaemic and renoprotective effect of Boerhaavia diffusa L. in experimental diabetic rats. J Complement Integr Med 8(1):1533

35. Malviya N, Jain S, Malviya S (2010) Antidiabetic potential of medicinal plants. Acta Pol Pharm 67:113–118

36. Gramza-Michalowska A, Kobus-Cisowska J, Kmiecik D, Korczak J, Helak B et al (2016) Antioxidative potential, nutritional value and sensory profiles of confectionery fortified with green and yellow tea leaves (Camellia sinensis). Food Chem 211:448–454

37. Islam MS, Choi H (2007) Green tea, anti-diabetic or diabetogenic: a dose response study. Biofactors 29:45–53

38. Wang L, Waltenberger B, Pferschy-Wenzig EM, Blunder M, Liu X et al (2014) Natural product agonists of peroxisome proliferator-activated receptor gamma (PPARgamma): a review. Biochem Pharmacol 92:73–89

39. Ferreira MA, Silva DM, de Morais AC Jr, Mota JF, Botelho PB (2016) Therapeutic potential of green tea on risk factors for type 2 diabetes in obese adults – a review. Obes Rev 17(12):1316–1328

40. Lasaite L, Spadiene A, Savickiene N, Skesters A, Silova A (2014) The effect of Ginkgo biloba and Camellia sinensis extracts on psychological state and glycemic control in patients with type 2 diabetes mellitus. Nat Prod Commun 9:1345–1350

41. Nabeel MA, Kathiresan K, Manivannan S (2010) Antidiabetic activity of the mangrove species Ceriops Decandra in alloxan-induced diabetic rats. J Diabetes 2:97–103

42. Khan A, Safdar M, Ali Khan MM, Khattak KN, Anderson RA (2003) Cinnamon improves glucose and lipids of people with type 2 diabetes. Diabetes Care 26:3215–3218

43. Mancini-Filho J, Van-Koiij A, Mancini DA, Cozzolino FF, Torres RP (1998) Antioxidant activity of cinnamon (Cinnamomum zeylanicum, Breyne) extracts. Boll Chim Farm 137:443–447

44. Shalaby MA, Saifan HY (2014) Some pharmacological effects of cinnamon and ginger herbs in obese diabetic rats. J Intercult Ethnopharmacol 3:144–149

45. Shafaei H, Rad JS, Delazar A, Behjati M (2014) The effect of pulp and seed extract of *Citrullus colocynthis*, as an antidiabetic medicinal herb, on hepatocytes glycogen stores in diabetic rabbits. Adv Biomed Res 3:258

46. Shi C, Karim S, Wang C, Zhao M, Murtaza G (2014) A review on antidiabetic activity of Citrullus colocynthis Schrad. Acta Pol Pharm 71:363–367

47. Barghamdi B, Ghorat F, Asadollahi K, Sayehmiri K, Peyghambari R et al (2016) Therapeutic effects of Citrullus colocynthis fruit in patients with type II diabetes: a clinical trial study. J Pharm Bioallied Sci 8:130–134

48. Li Y, Zheng M, Zhai X, Huang Y, Khalid A et al (2015) Effect of-Gymnema sylvestre, Citrullus colocynthis and Artemisia absinthium on blood glucose and lipid profile in diabetic human. Acta Pol Pharm 72:981–985

49. Dallak MA, Bin-Jaliah I, Al-Khateeb MA, Nwoye LO, Shatoor AS et al (2010) In vivo acute effects of orally administered hydro-ethanol extract of Catha edulis on blood glucose levels in normal, glucose-fed hyperglycemic, and alloxan-induced diabetic rats. Saudi Med J 31:627–633

50. Dallak M, Bashir N, Abbas M, Elessa R, Haidara M et al (2009) Concomitant down regulation of glycolytic enzymes, upregulation of gluconeogenic enzymes and potential hepato-nephro-protective effects following the chronic administration of the hypoglycemic, insulinotropic Citrullus colocynthis pulp extract. Am J Biochem Biotechnol 5:153–161

51. Joo SJ, Park JH, Seo BI (2007) Effects of Korean Corni fructus on treatment of osteoporosis in ovariectomized rats. The Korea J Herbology 22:83–95

52. Kim DK, Kwak JH (1998) A furan derivative from Cornus officinalis. Arch Pharm Res

21:787–789

53. Lee NH, Seo CS, Lee HY, Jung DY, Lee JK et al (2012) Hepatoprotective and antioxidative activities of Cornus officinalis against acetaminophen-induced hepatotoxicity in mice. Evid Based Complement Alternat Med 2012:804924

54. Akhavan N, Feresin R, Johnson S, Pourafshar S, Elam M et al (2015) Cornus officinalis Modulates the production of pro-inflammatory molecules in lipopolysaccharide-activated RAW264.7 macrophages. FASEB J 29:922–930

55. Hwang KA, Hwang YJ, Song J (2016) Antioxidant activities and oxidative stress inhibitory effects of ethanol extracts from Cornus officinalis on raw 264.7 cells. BMC Complement Altern Med 16:196

56. Chen CC, Hsu CY, Chen CY, Liu HK (2008) Fructus Corni suppresses hepatic gluconeogenesis related gene transcription, enhances glucose responsiveness of pancreatic beta-cells, and prevents toxin induced beta-cell death. J Ethnopharmacol 117:483–490

57. Bnouham M, Ziyyat A, Mekhfi H, Tahri A, Legssyer A (2006) Medicinal plants with potential antidiabetic activity-a review of ten years of herbal medicine research (1990–2000). Int J Diabetes Metab 14:1–25

58. De B, Bhandari K, Singla RK, Katakam P, Samanta T et al (2015) Chemometrics optimized extraction procedures, phytosynergistic blending and in vitro screening of natural enzyme inhibitors amongst leaves of Tulsi, banyan and Jamun. Pharmacogn Mag 11:S522–S532

59. Bailey CJ, Campbell IW, Chan JCN, Davidson JA, HCS H et al (2007) Metformin: the gold standard. A scientific handbook. Wiley, Chichester. Chapter 1

60. Witters LA (2001) The blooming of the French lilac. J Clin Invest 108:1105–1107

61. Nathan DM, Buse JB, Davidson MB, Ferrannini E, Holman RR et al (2009) Medical management of hyperglycemia in type 2 diabetes: a consensus algorithm for the initiation and adjustment of therapy: a consensus statement of the American Diabetes Association and the European Association for the Study of diabetes. Diabetes Care 32:193–203

62. Salpeter S, Greyber E, Pasternak G, Salpeter E (2006) Risk of fatal and nonfatal lactic acidosis with metformin use in type 2 diabetes mellitus. Cochrane Database Syst Rev (4): CD002967

63. Kim HJ, Hong SH, Chang SH, Kim S, Lee AY et al (2016) Effects of feeding a diet containing Gymnema sylvestre extract: attenuating progression of obesity in C57BL/6 J mice. Asian Pac J Trop Med 9:437–444

64. Tiwari P, Mishra BN, Sangwan NS (2014) Phytochemical and pharmacological properties of Gymnema sylvestre: an important medicinal plant. Biomed Res Int 2014:830285

65. Rao MU, Sreenivasulu M, Chengaiah B, Reddy KJ, Chetty CM (2010) Herbal medicines for diabetes mellitus: a review. Int J PharmTech Res 2:1883–1892

66. Saxena A, Vikram NK (2004) Role of selected Indian plants in management of type 2 diabetes: a review. J Altern Complement Med 10:369–378

67. Kaczmar T (1998) Herbal support for diabetes management. Clin Nutr Insights 6:1–4

68. Kumar PM, Venkataranganna MV, Manjunath K, Viswanatha GL, Ashok G (2016) Methanolic leaf extract of Gymnema sylvestre augments glucose uptake and ameliorates insulin resistance by upregulating glucose transporter-4, peroxisome proliferator-activated receptor-gamma, adiponectin, and leptin levels in vitro. J Intercult Ethnopharmacol 5:146–152

69. Erdemoglu N, Kupeli E, Yesilada E (2003) Anti-inflammatory and antinociceptive activity assessment of plants used as remedy in Turkish folk medicine. J Ethnopharmacol 89:123–129

70. Cruz-Vega DE, Verde-Star MJ, Salinas-Gonzalez N, Rosales-Hernandez B, Estrada-Garcia I et al (2008) Antimycobacterial activity of Juglans regia, Juglans Mollis, Carya Illinoensis and Bocconia frutescens. Phytother Res 22:557–559

71. Saad B, Azaizeh H, Said O (2008) Arab herbal medicine. Bot Med Clin Pract 4:31–39

72. Tieppo J, Vercelino R, Dias AS, Silva Vaz MF, Silveira TR et al (2007) Evaluation of the protective effects of quercetin in the hepatopulmonary syndrome. Food Chem Toxicol 45:1140–1146

73. Pereiraa JA, Oliveiraa I, Sousaa A, Valentãob R, Andradeb PB et al (2007) Walnut (Juglans regia L.) leaves: phenolic compounds, antibacterial activity and antioxidant potential of different cultivars. Food Chem Toxicol 45:2287–2295

74. Fukuda T, Ito H, Yoshida T (2004) Effect of the walnut polyphenol fraction on oxidative stress in type 2 diabetes mice. Biofactors 21:251–253

75. Grover JK, Yadav SP (2004) Pharmacological actions and potential uses of Momordica charantia: a review. J Ethnopharmacol 93:123–132

76. Alam MA, Uddin R, Subhan N, Rahman MM, Jain P et al (2015) Beneficial role of bitter

melon supplementation in obesity and related complications in metabolic syndrome. J Lipids 2015:496169

77. Raman A, Lau C (1996) Anti-diabetic properties and phytochemistry of Momordica charantia L. (Cucurbitaceae). Phytomedicine 2:349–362

78. Chen ZH (2014) Advance on hypoglycemic function of bitter gourd components. J Food Ind 35:250–252

79. Sun FQ, Zhang G, Huang B, Bai J, Yu X (2000) Clinical observation of using bitter melon to treat DM. Liaoning J Pract Diabetol 8:34–35

80. Chen H, Guo J, Pang B, Zhao L, Tong X (2015) Application of herbal medicines with bitter flavor and cold property on treating diabetes mellitus. Evid Based Complement Alternat Med 2015:529491

81. Ahmed I, Adeghate E, Cummings E, Sharma AK, Singh J (2004) Beneficial effects and mechanism of action of Momordica charantia juice in the treatment of streptozotocin-induced diabetes mellitus in rat. Mol Cell Biochem 261:63–70

82. Miura T, Itoh C, Iwamoto N, Kato M, Kawai M et al (2001) Hypoglycemic activity of the fruit of the Momordica charantia in type 2 diabetic mice. J Nutr Sci Vitaminol (Tokyo) 47:340–344

83. Shih CC, Lin CH, Lin WL, Wu JB (2009) Momordica charantia Extract on insulin resistance and the skeletal muscle GLUT4 protein in fructose-fed rats. J Ethnopharmacol 123:82–90

84. Roffey BW, Atwal AS, Johns T, Kubow S (2007) Water extracts from Momordica charantia increase glucose uptake and adiponectin secretion in 3 T3-L1 adipose cells. J Ethnopharmacol 112:77–84

85. Cummings E, Hundal HS, Wackerhage H, Hope M, Belle M et al (2004) Momordica charantia Fruit juice stimulates glucose and amino acid uptakes in L6 myotubes. Mol Cell Biochem 261:99–104

86. Kumar R, Balaji S, Uma TS, Sehgal PK (2009) Fruit extracts of Momordica charantia potentiate glucose uptake and up-regulate glut-4, PPAR gamma and PI3K. J Ethnopharmacol 126:533–537

87. Ahmed I, Adeghate E, Sharma AK, Pallot DJ, Singh J (1998) Effects of Momordica charantia fruit juice on islet morphology in the pancreas of the streptozotocin-diabetic rat. Diabetes Res Clin Pract 40:145–151

88. Sathishsekar D, Subramanian S (2005) Beneficial effects of Momordica charantia seeds in the treatment of STZ-induced diabetes in experimental rats. Biol Pharm Bull 28:978–983

89. Yibchok-anun S, Adisakwattana S, Yao CY, Sangvanich P, Roengsumran S et al (2006) Slow acting protein extract from fruit pulp of Momordica charantia with insulin secretagogue and insulinomimetic activities. Biol Pharm Bull 29:1126–1131

90. Chen Q, Chan LL, Li ET (2003) Bitter melon (Momordica charantia) reduces adiposity, lowers serum insulin and normalizes glucose tolerance in rats fed a high fat diet. J Nutr 133:1088–1093

91. Sridhar MG, Vinayagamoorthi R, Arul Suyambunathan V, Bobby Z, Selvaraj N (2008) Bitter gourd (Momordica charantia) improves insulin sensitivity by increasing skeletal muscle insulin-stimulated IRS-1 tyrosine phosphorylation in high-fat-fed rats. Br J Nutr 99:806–812

92. Lo HY, Ho TY, Lin C, Li CC, Hsiang CY (2013) Momordica charantia And its novel polypeptide regulate glucose homeostasis in mice via binding to insulin receptor. J Agric Food Chem 61:2461–2468

93. Salem ML (2005) Immunomodulatory and therapeutic properties of the Nigella sativa L. seed. Int Immunopharmacol 5:1749–1770

94. Agarwal R, Kharya MD, Shrivastava R (1979) Antimicrobial & anthelmintic activities of the essential oil of Nigella sativa Linn. Indian J Exp Biol 17:1264–1265

95. Gilani AH, Jabeen Q, Khan M (2004) A review of medicinal uses and pharmacological activities of Nigella sativa. Pak J Biol Sci 7:441–451

96. Katzer G Spice Pages: Basil (Ocimum basilicum/sanctum/tenuiflorum/canum). gernot-katzers-spice-pagescom

97. El-Soud NH, Deabes M, El-Kassem LA, Khalil M (2015) Chemical composition and antifungal activity of Ocimum basilicum L. essential oil. Open Access Maced J Med Sci 3:374–379

98. El-Beshbishy H, Bahashwan S (2012) Hypoglycemic effect of basil (Ocimum basilicum) aqueous extract is mediated through inhibition of alpha-glucosidase and alpha-amylase activities: an in vitro study. Toxicol Ind Health 28:42–50

99. Zeggwagh NA, Sulpice T, Eddouks M (2007) Anti-hyperglycaemic and hypolipidemic effects of Ocimum basilicum aqueous extract in diabetic rats. Am J Pharmacol Toxicol 2:123–129

100. Govindarajan M, Sivakumar R, Rajeswary M, Yogalakshmi K (2013) Chemical composition and larvicidal activity of essential oil from Ocimum basilicum (L.) against Culex tritaenio-rhynchus, Aedes albopictus and Anopheles Subpictus (Diptera: Culicidae). Exp Parasitol 134:7–11

101. de Almeida LF, Frei F, Mancini E, De Martino L, De Feo V (2010) Phytotoxic activities of Mediterranean essential oils. Molecules 15:4309–4323

102. Zhang JW, Li SK, Wu WJ (2009) The main chemical composition and in vitro antifungal activity of the essential oils of Ocimum basilicum Linn. Var. Pilosum (Willd.) Benth Molecules 14:273–278

103. Bayala B, Bassole IH, Gnoula C, Nebie R, Yonli A et al (2014) Chemical composition, anti-oxidant, anti-inflammatory and anti-proliferative activities of essential oils of plants from Burkina Faso. PLoS One 9:e92122

104. El SN, Karakaya S (2009) Olive tree (Olea europaea) leaves: potential beneficial effects on human health. Nutr Rev 67:632–638

105. Benavente-Garcia O, Castillo J, Lorente J, Alcaraz M (2002) Radioprotective effects in vivo of phenolics extracted from Olea europaea L. leaves against X-ray-induced chromosomal damage: comparative study versus several flavonoids and sulfur-containing compounds. J Med Food 5:125–135

106. Karunamoorthi K, Mulelam A, Wassie F (2008) Laboratory evaluation of traditional insect/mosquito repellent plants against anopheles arabiensis, the predominant malaria vector in Ethiopia. Parasitol Res 103:529–534

107. Fu S, Arraez-Roman D, Segura-Carretero A, Menendez JA, Menendez-Gutierrez MP et al (2010) Qualitative screening of phenolic compounds in olive leaf extracts by hyphenated liquid chromatography and preliminary evaluation of cytotoxic activity against human breast cancer cells. Anal Bioanal Chem 397:643–654

108. Paiva-Martins F, Pinto M (2008) Isolation and characterization of a new hydroxytyrosol derivative from olive (Olea europaea) leaves. J Agric Food Chem 56:5582–5588

109. Lee OH, Lee BY, Lee J, Lee HB, Son JY et al (2009) Assessment of phenolics-enriched extract and fractions of olive leaves and their antioxidant activities. Bioresour Technol 100:6107–6113

110. Sudjana AN, D'Orazio C, Ryan V, Rasool N, Ng J et al (2009) Antimicrobial activity of commercial Olea europaea (olive) leaf extract. Int J Antimicrob Agents 33:461–463

111. Khayyal MT, el-Ghazaly MA, Abdallah DM, Nassar NN, Okpanyi SN et al (2002) Blood pressure lowering effect of an olive leaf extract (Olea europaea) in L-NAME induced hyper-tension in rats. Arzneimittelforschung 52:797–802

112. Saijaa A, Trombettaa D, Tomainoa A, Lo Cascioa R, Princib P et al (1998) In vitro evaluation of the antioxidant activity and biomembrane interaction of the plant phenols oleuropein and hydroxytyrosol. Int J Pharm 166:123–133

113. Bahramikia S, Yazdanparast R (2012) Phytochemistry and medicinal properties of Teucrium Polium L. (Lamiaceae). Phytother Res 26:1581–1593

114. Esmaeili MA, Yazdanparast R (2004) Hypoglycaemic effect of Teucrium Polium: studies with rat pancreatic islets. J Ethnopharmacol 95:27–30

115. Gharaibeh MN, Elayan HH, Salhab AS (1988) Hypoglycemic effects of Teucrium Polium. J Ethnopharmacol 24:93–99

116. Shahraki MR, Arab MR, Mirimokaddam E, Palan MJ (2007) The effect of Teucrium Polium (Calpoureh) on liver function, serum lipids and glucose in diabetic male rats. Iran Biomed J 11:65–68

117. Mohseni Salehi Monfared SS, Pournourmohammadi S (2010) Teucrium Polium Complex with molybdate enhance cultured islets secretory function. Biol Trace Elem Res 133:236–241

118. Mousavi SE, Shahriari A, Ahangarpour A, Vatanpour H, Jolodar A (2012) Effects of Teucrium Polium ethyl acetate extract on serum, liver and muscle triglyceride content of sucrose-induced insulin resistance in rat. Iran J Pharm Res 11:347–355

119. Mousavi SM, Niazmand S, Hosseini M, Hassanzadeh Z, Sadeghnia HR et al (2015) Beneficial effects of Teucrium Polium and metformin on diabetes-induced memory impairments and brain tissue oxidative damage in rats. Int J Alzheimers Dis 2015:493729

120. Hamden K, Masmoudi H, Carreau S, Elfeki A (2010) Immunomodulatory, beta-cell, and neuroprotective actions of fenugreek oil from alloxan-induced diabetes. Immunopharmacol Immunotoxicol 32:437–445

121. Ramadan G, El-Beih NM, Abd El-Kareem HF (2010) Anti-metabolic syndrome and immu-nostimulant activities of Egyptian fenugreek seeds in diabetic/obese and immunosuppressive

rat models. Br J Nutr 105(7):995–1004

122. Sharma RD, Raghuram TC (1990) Hypoglycaemic effect of fenugreek seeds in non-insulin dependent diabetics subjects. Nutr Res 10:731–739

123. Moorthy R, Prabhu KM, Murthy PS (2010) Anti-hyperglycemic compound (GII) from fenugreek (Trigonella foenum-graecum Linn.) seeds, its purification and effect in diabetes mellitus. Indian J Exp Biol 48:1111–1118

124. Legssyer A, Ziyyat A, Mekhfi H, Bnouham M, Tahri A et al (2002) Cardiovascular effects of Urtica dioica L. in isolated rat heart and aorta. Phytother Res 16:503–507

125. Exarchou V, Fiamegos YC, van Beek TA, Nanos C, Vervoort J (2006) Hyphenated chromato-graphic techniques for the rapid screening and identification of antioxidants in methanolic extracts of pharmaceutically used plants. J Chromatogr A 1112:293–302

126. Nassiri-Asl M, Zamansoltani F, Abbasi E, Daneshi MM, Zangivand AA (2009) Effects of Urtica dioica extract on lipid profile in hypercholesterolemic rats. Zhong Xi Yi Jie He Xue Bao 7:428–433

127. Tarhan O, Alacacioglu A, Somali I, Sipahi H, Zencir M et al (2009) Complementary-alternative medicine among cancer patients in the western region of Turkey. J BUON 14:265–269

128. Anderson BE, Miller CJ, Adams DR (2003) Stinging nettle dermatitis. Am J Contact Dermat 14:44–46

129. Zohary M (1982) Plants of the bible. Cambridge University Press, Cambridge, pp 154–155

130. Mandavillae JP (1990) Flora of eastern Sausi Arabia. Kegan Paul International, London

131. Farooqi A (1977) Plants of the Qur'an. Sidrah Publishers, Lucknow, pp 65–74

132. Grace CM, Baldenserger L (1932) From cedar to hyssop. A study in the folklore of plants in Palestine. The Sheldon Press, London, pp 112–113

133. Waggas AM, Al-Hasani RH (2010) Neurophysiological study on possible protective and therapeutic effects of Sidr (Zizyphus spina-christi L.) leaf extract in male albino rats treated with pentylenetetrazol. Saudi J Biol Sci 17:269–274

134. Abdel-Zaher AO, Salim SY, Assaf MH, Abdel-Hady RH (2005) Antidiabetic activity and toxicity of Zizyphus spina-christi leaves. J Ethnopharmacol 101:129–138

135. Nyenwea EA, Jerkinsb TW, Umpierrezc GE, Kitabchi AE (2011) Management of type 2 diabetes: evolving strategies for the treatment of patients with type 2 diabetes. Metabolism 60(1):1–23

136. Piya MK, Tahrani AA, Barnett AH (2010) Emerging treatment options for type 2 diabetes. Br J Clin Pharmacol 70(5):631–644

137. Sangeetha MK, Mohana Priya CD, Vasanthi HR (2013) Anti-diabetic property of Tinospora cordifolia and its active compound is mediated through the expression of glut-4 in L6 myo-tubes. Phytomedicine 20:246–248

138. Modi P (2007) Diabetes beyond insulin: review of new drugs for treatment of diabetes mellitus. Curr Drug Discov Technol 4:39–47

139. Neustadt J, Pieczenik SR (2008) Medication-induced mitochondrial damage and disease. Mol Nutr Food Res 52:780–788

140. Butler MS (2004) The role of natural product chemistry in drug discovery. J Nat Prod 67:2141–2153

141. Fabricant DS, Farnsworth NR (2001) The value of plants used in traditional medicine for drug discovery. Environ Health Perspect 109(Suppl 1):69–75

142. Corcoran O, Spraul M (2003) LC-NMR-MS in drug discovery. Drug Discov Today 8:624–631

143. Rayan A, Noy E, Chema D, Levitzki A, Goldblum A (2004) Stochastic algorithm for kinase homology model construction. Curr Med Chem 11:675–692

144. Steinbeck C (2004) Recent developments in automated structure elucidation of natural products. Nat Prod Rep 21:512–518

145. Harvey AL (2008) Natural products in drug discovery. Drug Discov Today 13:894–901

146. Saad B, Azaizeh H, Said O (2005) Tradition and perspectives of Arab herbal medicine: a review. Evid Based Complement Alternat Med 2:475–479

第 7 章
治疗糖尿病的药用植物及其作用机制

7.1 引言

糖尿病(DM)是由于机体胰岛素分泌受阻和靶组织对胰岛素耐受性降低而导致糖类化合物代谢紊乱而引发的以高血糖为特征的慢性疾病[1]。胰岛素是机体内一种主要的较强代谢激素,它能够促进多糖、脂肪和蛋白质的合成。机体中,同时存在糖类和脂类水平的调节,它们主要通过一些高度关联的代谢产物和信号枢纽进行精密的调节。根据代谢紊乱靶标的不同,糖尿病主要分为两种类型。1 型糖尿病(上文称为青少年型,也叫胰岛素依赖型)发生率相对较低,占所有糖尿病患者的 5%,这类患者的胰岛 β 细胞由于自身免疫性疾病而受到损坏。这类糖尿病患者必须进行胰岛素替代治疗[1,2]。2 型糖尿病(也被称为成年型,是一种非常普遍的类型,占总糖尿病患者的 95%,这类糖尿病是由于胰岛素分泌不足或者靶组织对胰岛素的抵抗,或者两者兼有,从而导致糖类代谢紊乱,最终发展为糖尿病。由于胰岛素作用的异常,机体内糖类、脂类和蛋白质三大物质的代谢发生严重异常。胰岛素能够促进脂肪组织对脂肪酸的吸收,并使甘油三酯的合成增加。另外,胰岛素能够抑制脂肪的分解。因此,在胰岛素不足的情况下,脂肪的分解不再受到抑制,这会导致高脂血症的发生。这类糖尿病的诊断以空腹血糖增加(≥7mmol/L)、餐后血糖升高(≥11mmol/L)和糖化血红蛋白水平的提高(>6.5%)为主要指标[4]。此外,由于脂肪酸能够以游离的形式从脂肪滴中进入血清,从而导致血清中游离脂肪酸浓度的增加。血清中游离脂肪酸的增加会导致低密度脂蛋白(LDL,能将胆固醇从肝脏运送至周围组织中)增加,从而使高密度脂蛋白(HDL)水平下降[5]。这种代谢的失衡会引发一些并发症,如多尿症、体重下降、多水、多食和视力模糊等[6]。一些长期的糖尿病并发症还包括视网膜病变、神经病变以及综合性肾病等。图 7.1 介绍了与中心葡萄糖代谢相关的主要代谢途径(图 A)以及血糖控制与不同器官系统(图 B)的关联。

为了避免并发症的发生,可以采取一些措施使体内血糖水平降低至正常水平。在多数情况下处于临界血糖水平的患者,可通过一些非药物治疗手段来控制血糖。在这种情况下,患者要严格控制自身的生活方式。一方面可通过长期的节食、锻炼、瘦身等手段来促进机体的葡萄糖代谢的平衡;另一方面还要控制其他引起血糖升高的因素。

关于糖尿病的药理学治疗,可以考虑将几个策略联合起来以维持血液中葡萄糖的稳态或实现血糖的控制。对于 1 型糖尿病,应当考虑胰岛素替代疗法进行治疗。或者,也可以考虑通过胰岛移植来治疗 1 型糖尿病[9,10]。对于 2 型糖尿病,存在多种治疗策略。最简单的方法是通过一些作用于胰腺 β 细胞的药物, 诱导 β 细胞对胰岛素的合成和分泌的增加来实现对 2 型糖尿病的治疗。另外,也可以通过提高靶组织对胰岛素的敏感性的方法进行治疗。还可以通过抑制肝脏中一些负责葡萄糖的形成与分泌的酶和机制, 同时增加负责葡萄糖的摄取的

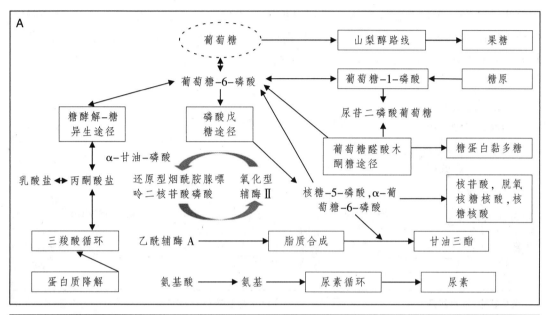

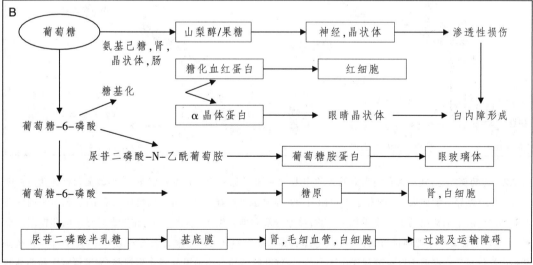

图 7.1　中心代谢和基于葡萄糖的代谢途径。(A)葡萄糖能够通过几种不同的途径被代谢,包括利用果糖的山梨醇途径。或者,葡萄糖被组织吸收,转化为葡萄糖-6-磷酸(G6P)。从 G6P 开始,可以有几种途径,包括戊糖磷酸途径、葡萄糖醛酸-木酮糖途径、糖酵解和 TCA 循环。这些途径有助于蛋白质、脂类、脱氧核糖核酸和甘油三酯等的代谢。(B)高血糖的后果。血糖升高可通过多种途径造成一些器官的损害,如眼睛、肾脏、白细胞和毛细血管,其原因是渗透失衡和其他一些原因。

一些组织(主要是肌肉组织)对葡萄糖的吸收而达到降低血糖的目的[11]。多发于肌肉和脂肪组织中脂类的降解通常会引起高血糖,这也是 2 型糖尿病治疗不可忽视的因素。

　　糖尿病在流行病学上与肥胖密切相关。脂类降解发生紊乱会使一些有毒的脂类代谢物(神经酰胺、二酰甘油、脂肪酰辅酶 CoA)在肝脏、肌肉、脂肪细胞和胰腺 β 细胞聚集,从而造成脂质毒性。脂质毒性会直接导致胰岛素分泌减少和(或)葡萄糖吸收减少,还会引起心血管方面的并发症[12-14]。抑制脂类降解的药物有助于缓解血液中葡萄糖水平的升高。另一种可供选择的简单的控制血糖方略是通过抑制碳水化合物分解和延迟葡萄糖通过小肠壁吸收[15,16]。α-葡萄糖苷酶抑制剂便是这种作用机制,它们能够竞争性地抑制小肠中的 α-葡萄糖苷酶对寡糖的水解而生成单糖[17,18]。另外一种降低高血糖的方法是通过抗炎药[19]。图 7.2 中

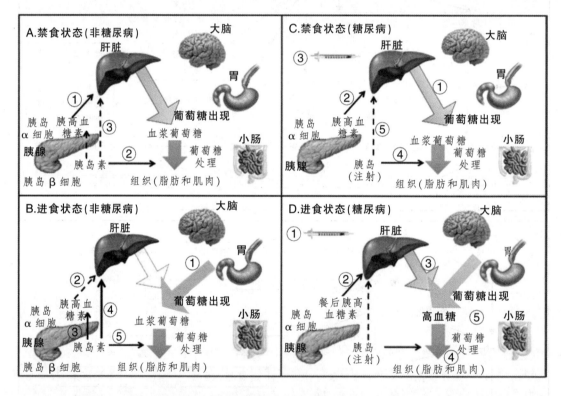

图 7.2　葡萄糖稳态:胰岛素和胰高血糖素的作用。(A)非糖尿病患者在禁食状态下,血清葡萄糖在胰高血糖素调节下由糖原分解而来①。胰岛素控制葡萄糖在基础水平的释放②。由于葡萄糖水平不高,低水平的胰岛素对抑制血清中葡萄糖的出现作用很小(通过糖原分解和糖异生作用)③。(B)在进食状态下的非糖尿病患者,血浆中的葡萄糖主要通过摄取营养而来①。胰高血糖素的分泌由于胰岛素的分泌而受到抑制②。在胰岛细胞内的信号传递有助于这种抑制作用④。这会导致肝脏糖异生和糖原分解受到抑制,周围器官中葡萄糖的降解被激活⑤。(C)对于处于空腹状态的糖尿病患者而言,在胰高血糖素的调控下②,血清葡萄糖主要来源于糖原分解和糖异生作用①。外源性胰岛素③有助于葡萄糖在周围的降解④。然而,胰岛素缺乏会导致肝脏糖原分解和糖异生的异常调节⑤。(D)对于处于进食状态的糖尿病患者,外源性胰岛素①对胰高血糖素②的分泌无抑制作用,导致肝脏葡萄糖生成增加③,从而使血浆中葡萄糖产生量高于葡萄糖的消耗量④。从而导致了高血糖的发生⑤[20]。(见彩插)

对这种方法进行了描述。在此,对糖尿病治疗作用机制的一般观点进行了探讨;可以很清楚地看到,不同的器官系统协同工作,使身体的葡萄糖水平保持正常。虽然在没有外源性帮助的情况下,正常机体可以成功地实现血糖稳态,但糖尿病患者无法在体内达到这种血糖稳态平衡。

针对糖尿病或减轻其症状的药物的研究是非常有价值的。在这方面,市场上已经有多种新的化学药物,如双胍类、磺酰脲类以及其他种类。然而,这些药物的使用受到它们的药代动力学特性、有限的作用和副作用的限制。如第 2 章中所述,自古阿拉伯和希腊时代以来,药用植物和植物产品在传统医学中被广泛使用。近年来,一些主要的植物活性成分也被用于合成药物。许多植物和植物提取物已被证明有助于减轻糖尿病症状,一些研究论文对这些植物化学物质的作用进行了深入的研究。多酚类物质包括一个大的化学实体家族,包括占比较大的含苯酚单元的天然成分和少数的化学合成化合物。例如类黄酮,它是存在于欧芹、蓝莓、红茶、柑橘、可可和花生中的非酮多羟基多酚;鞣质、多酚,与石榴、浆果、坚果、豆类和巧克力中的蛋白质结合并沉淀;以及酚类物质,即在辣椒、牛至、浆果、芝麻和许多其他植物中发现的简单多酚化合物。其他植物化学物质包括生物碱和含氮有机成分,还包括吗啡、奎宁、麻黄碱等。含有生物碱的植物有百里香和地中海盐丛。正如它的名字所示,皂苷是根据它们在溶液中产生的泡沫特性来分类的。它们存在于许多植物中,如葫芦巴、罗勒、地中海盐丛、百里香等。维生素也是植物的重要组成部分,以其作为中心代谢的辅助因子的作用而闻名。

7.2 血糖控制策略

导致血糖控制的信号级联和中心代谢过程之间的相互关系如图 7.3 所示。

血浆中葡萄糖的浓度是血液循环中葡萄糖生成速率(葡萄糖产生)和减少的速率(葡萄糖消耗)达到平衡后的一种结果。体内有两种途径可通过代谢直接促进葡萄糖的分解,即糖酵解耦联三羧酸循环以及戊糖磷酸途径[21]。糖原和脂质代谢也间接地使葡萄糖代谢平衡在生成与分解之间不断转换。因此,通过糖酵解和糖原生成的葡萄糖分解过程,应该与糖异生和糖原分解(糖原降解)[22]的葡萄糖生成过程保持平衡。因此,无论是在休息时或餐后,血糖浓度都维持在一个"平衡点"(约 6mmol/L)。糖尿病患者餐前血糖应该是 5~7.2mmol/L,餐后血糖在 11mmol/L 以下。体内有 3 种激素维持着血浆葡萄糖的平衡,主要是胰岛素(主要控制葡萄糖的分解)和胰高血糖素(与葡萄糖的再生密切相关)[23,24],肾上腺素(类似于胰高血糖素的作用)的作用相对较小,而皮质醇、去甲肾上腺素和生长激素[25]也对葡萄糖代谢平衡也有一定的影响[25]。胰岛素与胰高血糖素相互作用,给予胰高血糖素可引起胰岛素浓度升高[26],反之亦然,从而支持现在确认的协同作用。因此,正常人和糖尿病患者的空腹和进食状态受到不同的葡萄糖稳态"平衡点"的影响。

有些组织对血液中的胰岛素浓度不敏感,主要依赖于血浆和细胞内葡萄糖浓度之间的渗透平衡。这些组织包括肾脏、眼睛、一些神经组织、红细胞和白细胞。尽管如此,这些组织在一定程度上有助于控制血糖。对于糖尿病患者来说,血液中葡萄糖浓度升高能够驱动血液中葡萄糖向这些非胰岛素依赖型组织的细胞中净转运[28]。由于促氧化剂和抗氧化剂之间的平

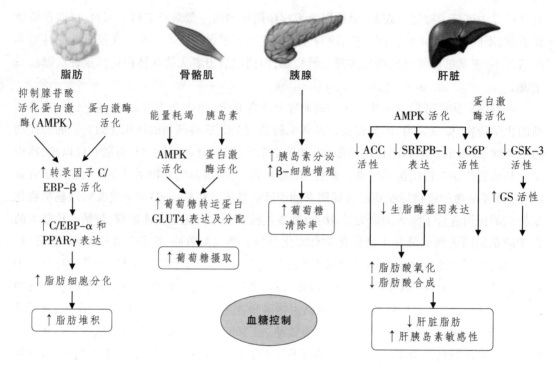

图 7.3 主要器官通过胰岛素依赖的 Akt 和 Akt 对血糖控制的贡献。胰岛素非依赖型 AMPK 信号级联。ACC，乙酰辅酶 A 羧化酶；G6P，葡萄糖-6-磷酸；GS，糖原合成酶；GSK3，糖原合成酶激酶 3。(见彩插)

衡被破坏，细胞外葡萄糖浓度和细胞内葡萄糖浓度升高会导致氧化胁迫[29]。由于在还原型糖和蛋白质之间发生持续的糖化反应和氧化反应，糖化氧化产品如 Nε-(羧甲基) 赖氨酸和 Nε-羧甲基羟赖氨酸，就会在糖尿病患者的胶原蛋白组织中加速积聚。此外，自由基积累，从而加剧氧化应激，进而导致代谢应激、组织损伤和细胞死亡。另外，高血糖水平会导致肾脏[28]浸润和眼部组织折射改变等问题[31,32](图 7.1b)。

至于控制血糖所必需的组织包括肝脏、肌肉和脂肪组织，它们是针对胰岛素信号传导的级联反应来实现对血糖的控制[33]。尤其是对于肝脏这个缓冲血糖浓度的核心来讲，葡萄糖降解/合成的 4 条途径(糖酵解、糖异生、糖原合成和糖原分解)中的几种双向酶，例如丙酮酸激酶和糖原合酶，都是通过胰岛素或胰高血糖素的信号级联反应控制的。两种激素的相互抵消的信号级联导致关键酶的磷酸化活性/非活性状态相反，从而影响整个动力学，使平衡向整个过程的正/反方向移动[34]。两种起相反作用的激素能够通过磷酸化/去磷酸化调节胰岛素信号通路中的关键酶处于激活/失活状态，从而影响整个动力学过程，使血糖平衡向整个过程的正/反方向移动[34]。肝组织具有无与伦比的感知和缓冲血液中葡萄糖浓度的能力。这是属于肝组织独特的功能，它能控制这种可以相互抵消的糖代谢途径。在这方面，一些因素也在起作用。例如，肝组织中有编码葡萄糖转运蛋白 (GLUT2，在胰腺和肾细胞中也有发现)的基因，与其他组织中的转运体亚型相比，GLUT2 对葡萄糖的亲和力较低(Kₐ 为 17~20mmol/L)，这导致肝脏只能在血浆高葡萄糖浓度下才使葡萄糖内流入肝脏[35,36]。此外，负责糖酵解第一步的酶(将葡萄糖转化为葡萄糖-6-磷酸)己糖激酶 IV (葡萄糖激酶)对葡萄糖的亲和力比大多数其他己糖激酶同工酶低很多倍(例如,在肌肉和脂肪组织中,其只能在正常的血浆葡萄糖水平下工作)。因此,这种酶在糖酵解过程中起着限速作用。当血糖处于非常高的水平时,它也是肝脏丙酮酸激酶活性和乳酸浓度显著增加的原因, 同时也是葡萄糖浓度急剧恶化的原因[37]。另一方面,与其他组织中的亚型相比,这种酶几乎不可能实现反馈抑制,这使它即使在高血糖下也能发挥催化作用[38]。此外,葡萄糖-6-磷酸转化酶是负责将葡萄糖-6-磷酸转化为葡萄糖的酶。葡萄糖-6-磷酸酶(在糖异生的最后一个步骤)只存在于组织中,其代谢职责是维持血糖稳态,并对葡萄糖由其他组织(主要是肝脏,在较小程度上是肾脏)进入血液起缓冲的作用[39]。虽然肝脏是控制血糖水平的主要枢纽,体内降血糖的主要机制仍旧是通过胰岛素敏感的 GLUT4 转运体(主要分布在肌肉组织中,脂肪组织中也有其他分布)在胰岛素作用下对葡萄糖摄取,导致血糖减少[40,41]。当血浆中葡萄糖暴露量过高时,肌肉组织也会以糖原的形式将葡萄糖储存起来[40]。尽管肌肉组织从血液中吸收了大部分多余的葡萄糖,但是在敲除肌肉组织葡萄糖转运体的小鼠实验中,结果却和正常小鼠一样。然而,在敲除了脂肪组织中对胰岛素敏感的转运体基因小鼠的相同实验显示,基因敲除鼠肌肉、肝脏和脂肪葡萄糖耐量受损,结果表明脂肪组织对血糖的调节能力强于其葡萄糖吸收能力[42]。控制血糖的 3 个主要组织即肝脏、肌肉和脂肪组织,可以通过胰岛素依赖或胰岛素非依赖机制发挥作用。

　　胰岛素依赖的葡萄糖摄取机制与蛋白激酶 B(PKB,也被称为 Akt)的激活密切相关[43],而腺苷酸活化蛋白激酶(AMPK)信号级联途径则属于不依赖胰岛素的机制[44]。这两种途径在肝脏、肌肉和脂肪组织调解血糖摄取过程中所发挥的作用不同。在胰岛素依赖的葡萄糖摄取机制中,胰岛素与细胞表面的一些受体结合,这些受体包括胰岛素样生长因子(IGF)-I 受体和胰岛素受体底物(IRS),它们是四聚体蛋白(两个 α 和两个 β 亚单位),其中 β 亚单位中具有酪氨酸激酶活性[33]。与受体的结合从 α 亚基开始,最终导致 β 亚基激酶活性的去阻遏[45]。在肌肉组织中,胰岛素信号转导是一个胰岛素与其细胞表面受体结合的级联过程。在胰岛素依赖型和胰岛素非依赖型级联反应中, 胰岛素与受体的结合分别诱导蛋白激酶 B 或胰岛素非依赖型 AMPK 信号级联途径的激活。因此, 随后胰岛素或收缩诱导的骨骼肌分子信号诱导GLUT4 转运体的表达和转位以摄取葡萄糖。这是一个精密安排的信号转导过程,包括近端的 Ca^{2+} 和 NOS 以及远端的细胞骨架的 Rab GTPase 和 SNARE 蛋白[46-49]。肝组织通过对葡萄糖和脂肪代谢的协同调节而发挥作用。在 AMPK 信号通路中,乙酰辅酶 A 羧化酶活性降低,随后,脂肪酸的生物合成被抑制,而脂肪酸的 β-氧化被促进[50]。此外,AMPK 通过在基因表达水平上发挥正向调节效应。在这里,固醇调节单元结合蛋白 SREBP-1 在 AMPK 激活时被抑制,随后成脂基因被抑制[51]。肝脏中包括血糖控制在内的胰岛素诱导的信号通路,一方面,当肝脏的关键酶受到抑制时,糖异生受到抑制,例如,葡萄糖-6-磷酸酶基因的活性启动子区减弱,酶的表达也减少[52]。另一方面,当糖原合成酶激酶 3(GSK3)磷酸化时,糖原合成酶(GS)的抑制作用被解除,糖原的贮存效应(糖原生成)被激活[53]。在脂肪组织中,AMPK 信号通路和胰岛素介导的 Akt 信号通路分别抑制和诱导脂肪组织分化和脂质合成。通过 CCAAT-增强子结合蛋白(C/EBP)的诱导,参与成脂调控的转录因子(如 C/EBPα 和过氧化物酶体增殖物激活受体(PPARγ)的基因表达上调[54]。

7.3 抗糖尿病药用植物及其作用机制

在这一节中,讨论了植物的作用机制和它们的活性成分。植物化学物质是根据它们引起正常血糖效应的途径来分类的。药物可以通过全身发挥作用,例如:信号级联参与葡萄糖稳态或通过调节糖的吸收、分布、代谢和消除等途径(如别构调节、调节激活物和抑制物、辅助因子、区室化等)。

7.3.1 胰腺分泌胰岛素增加:胰腺增大以及胰岛素敏感性增加

2型糖尿病的特点是胰岛素抵抗导致的胰岛素不敏感、胰岛素分泌恶化和胰腺 β 细胞功能衰竭。为了克服这些糖尿病信号,以胰腺为靶点的药物旨在增加胰腺 β 细胞的大小和数量,诱导胰岛素的产生,以克服高血糖效应,例如:通过胰腺细胞中的 ATP 依赖的 K^+ 通道或通过胰岛素类似物机制。表 7.1 总结了以胰腺 β 细胞为靶点的控制血糖的药用植物。

胡芦巴:胡芦巴的种子和花被用来控制糖尿病,其效果与胰岛素相当。Broca 等[55]报道了从胡芦巴种子中提取和纯化的 4-羟基异亮氨酸(4-OH-Ile)具有葡萄糖依赖性促胰岛素释放活性。这种氨基酸只存在于植物中,它对葡萄糖的依赖性可以避免许多降糖药物(如磺脲类药物)的低血糖反应[55]。胡芦巴种子也可以提高胰岛素敏感性[56]。

黑种草:正如第 2 章所述,大部分黑种草属植物(也称黑籽和黑孜然)的精油的活性成分含有百里醌(2-异丙基-5-甲基-1,4-苯醌)[57]。在 Salama 进行的一项研究[58]中,N.sativa

表 7.1 增强胰岛素作用的药用植物及其活性成分和作用机制概述

植物	药用部位	潜在的活性成分	作用机制
胡芦巴	种子和花	4-羟基异亮氨酸(4-OH-Ile)	促胰岛素活性
黑种草	种子	百里醌(2-异丙基-5-甲基-1,4-苯醌)	增加胰岛素水平
山茶	茶叶	儿茶素(多酚、黄酮醇)	促胰岛素
干姜	根	姜酚	促胰岛素
芝麻	种子	次级代谢产物,包括酚类化合物、萜类化合物、柠檬苦素类化合物和甾类化合物	模拟胰岛素刺激胰腺 β 细胞产生胰岛素
油橄榄	叶子	橄榄苦苷	刺激胰腺 β 细胞产生胰岛素
石榴	果汁	安石榴甙,一种多酚类化合物	诱导胰腺 β 细胞分泌胰岛素
芜菁籽	种子	—	胰岛素释放以及模拟胰岛素活性
荨麻属植物	种子	植物凝集素	促进胰岛细胞分泌胰岛素
滨藜	叶子	黄酮类	胰岛素样行为
肉桂	树皮	肉桂醛	胰腺 β 细胞对胰岛素的增强作用以及胰岛素的类似物
核桃	生肉部分	一种 5-羟基-1,4-萘醌酚类化合物	胰腺 β 细胞扩增

与 α-硫辛酸和 L-肉碱协同作用,提高了糖尿病大鼠血清中胰岛素和 C-肽的水平,改善了糖代谢[58]。

山茶:茶富含儿茶素,其是绿茶中多酚(也称黄酮醇)的最主要形式,这使得这种植物成为治疗糖尿病的理想药物。绿茶还含有其他几种多酚,包括黄烷二醇、类黄酮和酚酸,它们约占干重的 30%。给 2 型糖尿病患者灌服儿茶素绿茶 583.8mg(儿茶素组)或 96.3mg(对照组),每日 1 次,共 12 周。通过血红蛋白 A1C 水平测量,加入额外的儿茶素并不会引起任何血糖水平的变化。尽管如此,在使用促胰岛素药物治疗后,儿茶素组的胰岛素水平明显高于对照组。此外,儿茶素组的血红蛋白 A1C 水平也明显低于对照组[59]。

干姜:生姜的主要有效成分是姜酚,它是一种同系物的混合物,在侧链的 10、12 和 14 位上存在碳原子[60]。本研究比较了食用生姜和大蒜的降血糖作用[60]。48 只 5 周龄雄性 Sprague-Dawley 大鼠喂饲高脂饲料 2 周后,随机分为 6 组。正常对照组(NC)、糖尿病对照组(DBC)、生姜低剂量组(GNL)、生姜高剂量组(GNH)、大蒜低剂量组(GRL)和大蒜高剂量组(GRH)。除正常对照组外,其余各组均采用链脲佐菌素诱导构建糖尿病模型。正常对照组和生姜高剂量组血清胰岛素水平显著高于其他各组。最终体重、空腹血糖以及血脂水平不受生姜或大蒜饮食的影响,这支持了生姜和大蒜饮食中促胰岛素而不是降血糖机制的证据,生姜的作用强于大蒜[61]。在 Akhani 等的另一项研究中(2006),对链脲佐菌素诱导的糖尿病小鼠进行研究,以检查与平衡血糖和胰岛素水平相关的因素。结果表明,5-羟色胺(5-HT)受体能诱导小鼠产生高血糖和低胰岛素血症,而姜汁能显著降低这种高血糖效应[62]。

芝麻:芝麻被认为具有胰岛素样作用或可刺激胰腺 β 细胞产生胰岛素,从而帮助降低血糖水平。例如,在服用芝麻提取物后,链脲佐菌素诱导的糖尿病小鼠血清中胰岛素的浓度升高。胰岛素分泌不足导致糖原合成酶的失活。另一方面,可以用胰岛素治疗引起肝组织中糖原的积累。与糖尿病对照组相比,上述链脲佐菌素诱导的糖尿病小鼠确实注意到了这一点。芝麻积累了大量的次级代谢产物,包括酚类化合物、萜类化合物、柠檬苦素类化合物和甾体化合物,这些物质在控制血糖方面起着重要的作用[63]。

油橄榄:橄榄叶提取物被认为是通过增强胰岛素的释放来诱导它们的作用。在一项研究中,从大鼠中分离出胰岛,并测定了胰岛在增加 0.2mg/mL、0.4mg/mL 和 0.8mg/mL 的粗油橄榄苦苷(橄榄叶的活性成分)浓度前后的胰岛素释放。用 2.7mmol/L 葡萄糖孵育的胰岛,其胰岛素水平最高可达 0.4mg/mL。超过此浓度,作用消失[64]。

石榴:对氧磷酶-1(PON1)是一种能促进胰腺 β 细胞分泌胰岛素和降低氧化应激的酶。与 PON1 一样,石榴汁中的一种主要多酚物质(Punicalagin)也能促进胰腺 β 细胞分泌胰岛素[65]。

芜菁籽:研究表明,长期(超过 40 天)喂食小白鼠芜菁籽可以降低链脲佐菌素诱导的糖尿病小鼠的高血糖效应[66]。进一步的研究可以证实,芜菁籽的降血糖作用是通过其天然活性物质的胰岛素释放和拟胰岛素活性来实现的。该研究还预测了一种能降低糖尿病副作用的抗氧化能力。研究结果表明,葡萄糖转运、葡萄糖氧化和糖原合成增强。其作用与胰岛素相当,但结合活性不是叠加的。这表明芜菁籽提取物有模仿胰岛素的作用。本研究中报道的作用与强效抗高血糖药物二甲双胍有很大的不同，二甲双胍对葡萄糖转运和外周胰岛素介导的葡萄糖摄取有影响[67]。

芜菁提取物能刺激胰岛素分泌，且呈剂量依赖性。二氮嗪可抑制芜菁的胰岛素释放作用，与磺脲类药物非常相似。磺脲类药物是一种强效的抗糖尿病药物，通过开放钙依赖性电压通道、提高细胞内 Ca^{2+} 水平和关闭膜 K^+-ATP 通道，刺激化学去极化细胞释放胰岛素。二氮嗪通过保持 K^+-ATP 通道开放而发挥作用[67]。

荨麻属植物：对 U.pilulifera 进行的研究得出结论，与糖尿病对照组相比，U.pilulifera 种子在剂量为 100mg/kg 体重时，通过降低 STZ 诱导的糖尿病小鼠的血糖水平，具有治疗作用。为了了解其潜在的机制，进行了组织学检查。分别测定正常对照组、糖尿病对照组和 U.pilulifera 提取物处理组小鼠胰腺组织中 β-胰岛数量、胰岛细胞数和胰岛直径。而与对照组相比，STZ 诱导的糖尿病小鼠的上述所有参数都降低了，在糖尿病小鼠模型上，用 U.pilulifera 治疗后，这些组织学指标都得到了缓解。这一结果表明，荨麻的降血糖作用是通过增加胰腺细胞的胰岛素分泌来实现的，这种作用可以追溯到荨麻的活性成分植物凝集素。植物凝集素是一类能与特定糖结合的糖蛋白。凝集素也被认为是紧密结合在细胞表面，并显示相应的生物活性[68]。

在 30 只 Wistar 大鼠中进行了一项非常类似的研究，但通过使用 U. dioica 链脲佐菌素的引入[80mg/(kg·d)]和盐酸提取物[100mg/(kg·d)]连续作用 5 天，均可引起高血糖。正常对照组、糖尿病组和荨麻油治疗组胰腺 β 细胞分别为 73.1%、1.9% 和 22.9%。这表明 U. dioica 提取物对朗格汉斯 β-细胞有保护作用[69]。

滨藜：滨藜(地中海盐灌木)是维生素 A、维生素 C 和维生素 D 的良好来源。它还富含单宁、黄酮类、皂苷、生物碱和树脂。用链脲佐菌素诱导的糖尿病大鼠模型，研究了刺五加叶提取物的抗糖尿病作用。采用 200mg/kg 体重的剂量，在 0~3 小时后，每小时测量 1 次血清葡萄糖水平。通过葡萄糖耐量试验证明，该提取物对糖尿病大鼠有降血糖作用(最高可使血糖水平降低 54%)。该药物含有丰富的黄酮类化合物，其作用机制可能与调节血糖水平的胰岛素样行为有关[70]。

肉桂：肉桂主要由许多活性成分组成，包括肉桂醛[71]、肉桂酸[72]、单宁和甲基羟查尔酮(MHCP)[73]。与肉桂酸有关，其作用机制依赖于抑制肠道吸收(见下文)。肉桂醛的抗高血糖作用是增强胰腺 β 细胞分泌胰岛素的结果。一些研究将这种作用与胰岛素促泌剂格列本脲进行了比较。由于糖尿病增加脂肪和蛋白质的代谢从而引起体重下降，肉桂醛的使用可部分抵消这种效应。此外，肉桂的这种活性成分的引入，显著降低了总胆固醇和甘油三酯水平。而另一方面，当给予链脲佐菌素诱导的糖尿病大鼠时，与正常对照组相比，它诱导了高密度脂蛋白胆固醇水平的升高。该化合物的致死剂量为 1850±37mg/kg。因此，该化合物对哺乳动物是安全的[71]。MHCP 是肉桂的另一种活性成分，在 3T3-L1 脂肪细胞中被发现具有模拟胰岛素的功能。为此，我们比较了 MHCP 与胰岛素在葡萄糖摄取、糖原合成、磷脂酰肌醇-3-激酶依赖性、糖原合成酶激活和糖原合成酶激酶-3β 活性方面的差异。MHCP 刺激葡萄糖摄取和糖原合成的程度与胰岛素相似。MHCP 通过激活糖原合成酶和抑制糖原合成酶激酶-3β 活性(一种通过磷酸化级联反应的糖原合成酶的抑制剂)来触发胰岛素的合成,这些都是胰岛素的作用机制。针对 MHCP 治疗后的胰岛素受体的分析揭示了受体的磷酸化,这是已知的胰岛素信号级联的一个重要机制。随后的治疗将 MHCP 与胰岛素联合,这种双重治疗所观察到的反应比两者相加的反应更多,提示有协同作用[73]。

核桃: 核桃仁的果皮,含有几种有机酸,如柠檬酸、苹果酸、磷酸盐和草酸钙。它还包含树脂酸、桦木酸、胡萝卜苷、α-四氢呋喃、α-吡喃葡萄糖苷[74]。胡桃醌是一种 5-羟基-1,4-萘醌,是核桃果肉和绿色部分的主要成分。它是核桃叶和青皮中最重要的酚类化合物之一[75]。在一份报告中,链脲佐菌素诱导小鼠糖尿病导致空腹血糖和糖化血红蛋白水平升高。阴性对照组胰岛正常。阳性对照组胰腺 β 细胞数量明显减少,而叶提取物和果皮提取物组胰腺 β 细胞数量明显增加($P<0.05$, $P<0.001$)。此外,糖尿病动物的空腹血糖和糖化血红蛋白水平显著降低[76]。

7.3.2　抑制肝脏中葡萄糖的产生

肝脏是参与调节血糖水平的最关键器官。肝酶是对血糖水平变化最敏感的酶。因此,靶向肝酶或改善肝组织活性的通路或局部控制机制对药物研究具有极大的意义。以下是已知的在血糖控制中针对肝脏的药用植物列表。表 7.2 总结了一系列与肝脏控制血糖水平相关的药用植物。

胡芦巴: 胡芦巴种子含有甾体皂苷,通过降低总胆固醇和低密度脂蛋白(LDL)含量,可引起食欲增加和肝脏低胆固醇血症[77,78]。

表 7.2　涉及肝脏控制的药用植物概况、活性成分及作用机制概述

植物	药用部位	潜在的活性成分	作用机制
胡芦巴	种子	皂苷	肝脏低胆固醇血症
黑种草	种子	百里醌(2-异丙基-5-甲基-1,4-苯醌)	G6Pase 和 F-1,6BPase 和 ACC 下降,己糖激酶、G6PD 升高
山茶	茶叶	儿茶素(多酚、黄酮醇)	丙氨酸氨基转移酶水平和活性升高
葱属植物	蒜瓣和洋葱鳞茎	S-甲基半胱氨酸亚砜(SMCS)和 S-烯丙基半胱氨酸亚砜(SACS)	还原过程,脂质合成所必需的 NADPH 的消耗,G6Pase 的抑制,HMGCR 的诱导,葡萄糖激酶的激活
核桃	核桃叶和核桃仁	-	PEPCK 活性降低,肝脏 GP 活性升高,肝脏解毒
海枣	枣果外果皮	天然黄酮类化合物,香叶木素 7-O-β-L-落叶松基呋喃糖(1→2)β-D-芹菜素苷和香叶木素 7-O-β-D-芹菜素苷	血清 AST 和 ALT 水平降低,TBARS 和 MDA 水平低,肝脏 SOD 和 GPX 水平升高

G6Pase,葡萄糖-6-磷酸酶;6GPD,葡萄糖-6-磷酸脱氢酶;ACC,乙酰辅酶 A 羧化酶;HMGCR,HMG CoA 还原酶;PEPCK,磷酸烯醇式丙酮酸羧激酶。

黑种草:在链脲佐菌素-烟酰胺诱导的糖尿病大鼠模型上,观察了玉米油溶黑种草对血糖和胰岛素水平的影响。测定了中枢糖代谢关键酶的水平;这些酶包括己糖激酶(催化糖酵解的第一步)、葡萄糖-6-磷酸脱氢酶(G6PD,磷酸戊糖途径的关键酶,消耗 D-葡萄糖-6-磷酸)、葡萄糖-6-磷酸酶(G6Pase)和果糖-1,6-二磷酸酶(F-1,6BP)。后两种酶通过糖异生和糖原分解不可逆地催化葡萄糖水平的升高。随着百里醌剂量的增加(从 20mg/kg 增加到80mg/kg),糖尿病小鼠的血浆葡萄糖水平呈线性下降,血浆胰岛素水平也随之增加。在用黑籽提取物处理的 2 小时内,血糖和胰岛素均达到空腹水平。然而,在对照糖尿病小鼠中,血糖和胰岛素水平在 2 小时后仍保持不变。正常对照组小鼠经黑种草提取物治疗后,血浆胰岛素和血糖水平无明显变化。至于关键的代谢酶,有几个趋势值得注意。在关键的糖异生酶中,葡萄糖-6-磷酸酶轻度降低,而果糖-1,6-二磷酸酶的下降更显著。然而,负责葡萄糖消耗的关键代谢酶,即糖酵解酶己糖激酶和脂肪生成酶葡萄糖-6-磷酸脱氢酶的水平同时升高[79]。

黑种草还通过非胰岛素依赖的 AMPK 信号通路调节血糖水平,降低肝脏乙酰辅酶 A 羧化酶(ACC)水平,从而减少脂肪酸合成[80]。

山茶:四氧嘧啶是一种化学物质,可诱导胰腺 β 组织损伤。四氧嘧啶诱导的糖尿病大鼠在服用绿茶多酚水溶液后进行血糖恢复能力的测试。给大鼠连续 15 天按 50mg/kg 和100mg/kg 体重两种不同剂量给予提取物。与糖尿病对照组相比,两个剂量的提取物分别使血糖降低了 29% 和 44%。这种血糖水平的改变被认为是由于肝脏丙氨酸转氨酶(ALT)的水平和活性的增加,以前称为谷氨酸丙酮酸转氨酶;这种酶是一种在丙氨酸循环的多步骤反应,诱导丙酮酸生成丙氨酸。这种酶也是肝脏健康的良好指标[81]。

葱属植物:大蒜和洋葱都含有亚砜氨基酸的活性成分,即 S-甲基半胱氨酸亚砜(SMCS)和大蒜素和大蒜油的前体 S-烯丙基半胱氨酸亚砜(SACS);它们存在于大蒜和洋葱中。这两种成分被证明可以减轻糖尿病的症状,包括葡萄糖耐受不良、体重减轻和肝糖原消耗。亚砜、氨基酸和二硫化物可以消耗 NADPH,并与胆固醇和脂质合成所必需的-SH 基团酶相互作用。这种相互作用的一个结果是防止胰岛素破坏。此外,葡萄糖-6-磷酸酶(G6Pase)是肝脏特有的酶,在较小程度上是肾脏特有的酶,在亚砜氨基酸的作用下受到抑制[82]。另外的研究表明,在四氧嘧啶诱导的糖尿病大鼠中,SACS 的剂量为 200mg/kg。肝脏和小肠 HMG CoA 还原酶(HMGCR)活性显著升高。在甲羟戊酸途径中胆固醇生成的速率控制酶引起了人们的注意。当血糖水平较高时,这种酶通过激素信号被激活。此外,肝糖酵解关键酶(葡萄糖激酶)也在 SACS 的诱导下大量表达[83]。

核桃:磷酸烯醇式丙酮酸羧激酶(PEPCK)的酶是催化糖异生的不可逆步骤之一,其包括最后的糖酵解步骤的旁路。糖原磷酸化酶(GP)催化糖原分解的关键步骤。该酶通过草酰乙酸中间体,负责丙酮酸转化为磷酸烯醇式丙酮酸(PEP)。特别是在肝脏中,这种酶的调节是血糖稳态的一个主要步骤。以 400mg/kg 剂量观察了核桃叶和核桃仁提取物对 STZ 诱导的糖尿病小鼠的治疗作用。每隔 1 小时测量 1 次血糖水平,直至给药后 5 小时。或者,用提取物治疗糖尿病小鼠 2 小时后,手术切除肝脏,并测定糖异生的关键酶 PEPCK。粗提物处理后,葡萄糖水平降低,PEPCK 活性降低,GP 高度活化。PEPCK 活性的降低说明了降低血液中葡萄糖水平的机制。此外,肝脏 GP 活性增加,其产生葡萄糖-6-磷酸脱氢酶(启动戊糖磷酸的酶)的底物,表明肝脏中存在抗氧化机制。戊糖磷酸途径具有将 NADP 还原为 NADPH 并生成还原型谷胱甘肽(GSH)的功能。谷胱甘肽解毒过氧化氢以及有机过氧化物[84]。

海枣:天然黄酮类化合物,香叶木素 7-O-β-L-落叶松基呋喃糖(1→2)β-D-芹菜素苷和香叶木素 7-O-β-D-芹菜素苷;从枣果外果皮的丙酮提取物中分离得到。对这两个化合物进行了四氧嘧啶诱导的糖尿病大鼠的生物活性评价。给糖尿病大鼠灌胃上述两种有效成分中的任何一种(按照 20mg/kg 剂量给药),连续 30 天。随后对几种酶和分子的水平进行了评估。天冬氨酸转氨酶(AST)、丙氨酸转移酶(ALT)主要存在于肝脏中,其他器官也少量存在。如果它们在血液中出现,就说明肝脏受损。糖尿病组大鼠经任何一种化合物治疗后,AST 和 ALT 水平明显改善(分别从 68.3±4.8μ/L 降至 54±5.5μ/L,从 61.0±3.6μ/L 降至 40.1±3.6μ/L)。胆固醇和甘油三酯水平也有轻微下降[85]。

用四氧嘧啶治疗糖尿病大鼠后, 也观察到肝脏的氧化损伤。硫代巴比妥酸反应物质(TBARS)是脂质过氧化产物丙二醛(MDA)生成和细胞损伤的标志。谷胱甘肽过氧化物酶(GPX)是一种磷脂氢过氧化物酶,具有保护细胞免受脂质过氧化和损伤的作用。超氧化物歧化酶(SOD),顾名思义,催化超氧阴离子自由基(O_2^-)歧化为 O_2 或 H_2O_2。肝组织中 GPX 和 SOD 含量均升高。以上种种都表明了海枣对减轻糖尿病引起的肝脏损害的作用[85]。其他研究还表明,海枣具有低血糖指数,并改善血脂水平[86]。

7.3.3　增加肌肉和脂肪组织对葡萄糖的摄取

靶向肌肉和脂肪组织的药物通过直接或间接的方法改善外周对胰岛素的敏感性。GLUT4 转运体是大多数降糖药物的主要作用靶点, 其目的是增加这些组织对葡萄糖的摄取。表 7.3 对一些能够通过增加外周组织对血糖的吸收而达到降血糖作用的药用植物进行了总结。

黑种草:将黑种草种子的乙醇提取物喂食糖尿病小亚细亚沙鼠后,对 Glut4 蛋白含量进行了测定,结果显示与模型对照组相比,肌肉组织中 Glut4 转运体的含量有所升高。此外,与糖尿病模型对照组相比,糖尿病小亚细亚沙鼠的高密度脂蛋白水平显著升高。ACC 磷酸化是胰岛素非依赖性 AMPK 信号级联反应的枢纽,体内研究发现,黑种草种子乙醇提取物通过增强 ACC 磷酸化发挥胰岛素增敏作用[80]。

山茶:研究人员以 Sprague Dawley 大鼠(SD 大鼠)为实验动物,对脂肪组织和红细胞中葡萄糖转运体的含量进行了研究。实验动物被随机分为三组,分别为:第 1 组,正常饲料加水组(Control 组);第 2 组,高果糖饲料加水组(Fructose 组);第 3 组,果糖饲料加绿茶替代水组(Frutose/Green Tea 组)。与对照组(第 1 组)相比,高果糖饲料加水组出现明显的空腹高血糖、高胰岛素血症和血压升高的症状;这是由于胰岛素诱导的葡萄糖摄取的敏感性降低以及脂肪组织中 Glut4 转运体的表达和定位等因素造成的。然而,果糖/绿茶组果糖诱导的代谢缺陷的症状有所减轻。这种代谢失衡的改善可能是由于 Glut4 和 Glut1 转运体分别在脂肪组织和红细胞中定位和表达增加的结果[87]。

表7.3　针对外周葡萄糖摄取的药用植物及其活性成分及作用机制概述

植物	药用部位	潜在的活性成分
黑种草	种子	—
山茶	茶叶	儿茶素
姜黄	根茎	倍半萜类和姜黄素类
辣椒	种子和果实	辣椒素
芝麻	种子	高度均衡的脂肪酸组成,如亚油酸;不饱和脂肪酸/饱和脂肪酸比例; 木脂素、纤维、生育酚
油橄榄	叶子	橄榄苦苷
石榴	果实提取物	鞣花酸
	花	没食子酸
	石榴籽油	石榴酸
丁香罗勒	叶子	单宁、皂苷和黄酮类化合物,特别指单宁酸
罗勒	干燥的地面上部分	一种复杂的化合物混合物;芳香族、饱和脂肪酸、不饱和脂肪酸和酚 类化合物
葫芦巴	种子	—
荨麻	叶子	
滨藜	叶子	
肉桂属植物	树皮	肉桂醛
榕树属植物	无花果叶	多酚、类黄酮和 β-谷甾醇
	本加尔无花果根	镁和钙

通过儿茶素对 3T3-L1 前脂肪细胞向脂肪细胞分化的抑制作用研究发现,儿茶素诱导的代谢再平衡是导致 Glut4 在不同组织中表达和定位的内在机制。儿茶素能够抑制 PPARγ 和 C/EBP-α 的表达,从而抑制脂肪细胞的分化,使脂肪的蓄积受阻,并在后期抑制胰岛素非依赖性 AMPK 信号通路中 Glut4 转运体的表达和定位[88]。这种抗肥胖/抗糖尿病的作用也可以归因于绿茶中的多酚,它们能够通过 erk1/2-PPARγ-脂联素途径发挥作用[89]。

姜黄:研究表明,姜黄也有降血糖的作用。姜黄中的有效成分为倍半萜类化合物和姜黄素类化合物,两者在降血糖方面具有协同作用。由于脂肪组织能够摄取葡萄糖,脂肪组织的分化有助于降低血糖水平, 故采用 GAL4-PPARγ 嵌合体方法对姜黄中成分与 PPARγ 配体结合活性进行了测定。结果表明,姜黄提取物中的姜黄素、去甲氧基姜黄素、双去甲氧基姜黄素和 ar-姜黄酮是天然的 PPARγ 激动剂,具有降血糖作用。在降低血糖水平方面,倍半萜类和姜黄素类化合物的协同作用比单一使用倍半萜类或姜黄素类化合物要强得多[90]。

辣椒:近期,就添加有辣椒的饮食对四氧嘧啶诱导型糖尿病 Wistar 大鼠空腹血糖水平的影响进行了研究。研究取 40 只健康 Wistar 大鼠,体重 130~150g,随机分为 4 组。第 1 组为正常对照组,给予正常饮食。第 2 组为糖尿病对照组,给予正常饮食。第 3、4 组分别给予普通饮食和 1g、2g 辣椒。结果显示,添加辣椒的饮食组动物高密度脂蛋白胆固醇(HDL-C)显著增加,血清总胆固醇水平下降,表现出明显的脂肪组织介导的降血糖作用特征[91]。

芝麻:芝麻由高度均衡的脂肪酸组成,特别是亚油酸,使得芝麻中不饱和脂肪酸/饱和脂肪酸的比例非常高[92]。此外,芝麻中富含木脂素、纤维和生育酚;所有这些都表明芝麻对降低血脂和患冠心病风险有益。具体来讲,芝麻能够改善血清脂蛋白谱,使导致动脉粥样硬化的载脂蛋白 B 减少,还能够使载脂蛋白 A-1 增加。在一项随机临床研究中,41 名 2 型糖尿病患者被随机分为两组:一组给予正常饮食,另一组给予两汤匙的 ardeh(一种伊朗传统食品,由磨碎的未去壳的芝麻籽制成),以代替一部分正常早餐。连续食用 6 周后,测定两组患者的血清总胆固醇和甘油三酯水平。结果发现,与对照组相比,服用 ardeh 患者的血清中总胆固醇和低密度脂蛋白水平降低。此外,与对照组相比,饮食中补充 ardeh 组的患者血清高密度脂蛋白水平升高[93]。

油橄榄:橄榄叶粗提物,包括橄榄苦苷成分,有增加外周葡萄糖摄取的作用。为了验证橄榄苦苷促进外围葡糖糖摄取的作用,用大鼠膈肌进行了研究。研究发现,从 0.001mg/mL 开始,橄榄苦苷能够以浓度依赖的方式增加外周葡萄糖摄取($r=0.98$)[64]。

由于 GLUT4 能够促进肌肉和脂肪组织对葡萄糖的摄取,在随后的研究中,我们研究了油橄榄对葡萄糖转运蛋白-4(GLUT4)转位到 L6 肌肉细胞质膜上的影响。体外试验结果表明,其 50%乙醇提取物能够明显促进 GLUT4 在 L6 肌肉细胞质膜上的易位。然而,通过 MTT 和 LDH 试验并没有发现提取物存在细胞毒性的副作用[94]。

石榴:抵抗素是一种脂肪细胞来源的细胞因子,可引起小鼠胰岛素抵抗和葡萄糖不耐受,故名抵抗素。这种细胞因子在人类的某些脂肪组织中比其他细胞因子占主导地位,被认为是肥胖与 2 型糖尿病之间的联系[95]。研究人员以摘除了卵巢、白色脂肪组织中抵抗素 mRNA 高表达的小鼠为模型,研究了石榴果提取物(PFE)对去卵巢小鼠抵抗素 mRNA 表达的影响,结果表明 PFE 能够使模型动物血清中抵抗素的水平明显下降。此外,在已经分化的小鼠 3T3-L1 脂肪细胞中也检测到抵抗素。在这些细胞的培养液中加入 PFE 后,抵抗素的分泌水平和细胞内水平都明显降低。然而,抵抗素 mRNA 的表达水平没有改变。在 PFE 处理的组织中,同时用放线酮菌抑制蛋白质合成,结果发现抵抗素蛋白水平急剧下降,这表明 PFE 主要通过促进抵抗素蛋白的降解发挥作用。鞣花酸(EA)是石榴的主要成分,也被发现在降低脂肪细胞中抵抗素的分泌和细胞内浓度水平上与石榴果提取物具有相同的作用[96]。给 C57BI/J6 糖尿病小鼠按照 2g/kg 体重的剂量连续喂食富含石榴酸的石榴籽油 12 周后,能够使这些小鼠的高脂肪肥胖和外周(而不是肝脏)胰岛素抵抗得以恢复[97]。

对石榴花提取物的研究表明,其主要成分没食子酸可增强人 THP-1 巨噬细胞中 PPARγ mRNA 和蛋白的表达,并可依赖性地增加脂蛋白脂酶的活性。该研究还对 Zucker 糖尿病肥胖大鼠进行了研究,结果表明,石榴花提取物可以恢复下调心肌 GLUT4 表达和定位,并恢复外周肌肉组织对葡萄糖的摄取[98]。

噻唑烷二酮类药物是一类以 PPARγ 受体为靶点的合成抗糖尿病药物。石榴含有石榴酸(PUA)的活性成分,它是一种 ω-5 多不饱和脂肪酸,是一种共轭亚麻酸的异构体。PUA 的作用类似于合成的噻唑烷二酮类药物,并能改善葡萄糖稳态和肥胖相关的炎症。这种活性在

3T3-L1 前脂肪细胞中也有报道,并且在糖尿病小鼠的脂肪组织和骨骼肌中,PPARα 和 PPARγ 也呈剂量依赖性增加。因此,PUA 也可以抑制糖尿病的炎症反应[99]。

丁香罗勒:对 STZ 诱导的糖尿病小鼠给予 250mg/kg、500mg/kg 和 1000mg/kg 体重剂量的罗勒提取物可降低血糖水平,特别是在剂量为 500mg/kg 时。通过植物化学筛选发现了单宁、皂苷和黄酮类化合物均具有抗氧化作用[100]。众所周知,单宁酸通过刺激 GLUT4 转运体的易位,从而促进葡萄糖转运[101]。

罗勒:Kadan 等[102]对罗勒的活性成分进行了 GC/MS 分析,提取了多种植物化学成分的混合物。含塔罗糖的甲醇提取物(9.80%)和吡喃葡萄糖(8.12%)为主要成分。正己烷提取物的主要成分为 4,7-二甲氧基-1-茚满酮(21.73%)和棕榈酸(7.60%)。二氯甲烷提取物中主要成分为棕榈酸(16.07%)和 α-亚麻酸(13.19%)。评价上述提取物对 L6 骨骼肌细胞 GLUT4 转位的影响。其作用与胰岛素相当。同时发现胰岛素非依赖性和胰岛素依赖性的 GLUT4 质膜转位显著增加。这些结果表明,胰岛素和提取物或通过胰岛素非依赖性 AMPK 信号级联的活性 GLUT4 易位之间存在协同效应[102]。

胡芦巴:用四氧嘧啶诱导的糖尿病大鼠模型,观察胡芦巴籽粉(TSP)对大鼠骨骼肌 GLUT4 转运体分布的影响。TSP 的引入可纠正 GLUT4 转运体分布的改变[103]。后来的体外试验结果证实了这些发现,没有细胞毒性副作用[94]。

荨麻:几项体内和体外研究已经证实荨麻能够恢复包括神经膜和肌肉组织在内的几种组织中 Glut4 的正常水平[94,104]。

滨藜:Kadan 等进行的体外研究推断[102],滨藜的 50%乙醇提取物在 GLUT4 的转位方面取得了很好的进展,并且没有细胞毒性副作用[94]。

肉桂属植物:对 STZ 诱导的糖尿病大鼠的体内研究以及体外培养的脂肪细胞和肌肉组织的研究,检验了引入山茱萸和泽兰提取物的效果。这些研究证实了在这些组织中 Glut4 转位的改善,其作用可归因于肉桂醛[94,105,106]。

榕树属植物:在一项关于无花果叶水提取物降血糖活性的研究中,对 STZ 诱导的糖尿病大鼠进行血糖水平和胰岛素分泌检查。当给予叶子提取物时,葡萄糖水平显著下降,胰岛素水平不受影响,提示外周葡萄糖摄取增加的作用[107]。将同一种植物的叶子煎煮,并将其引入 STZ 诱导的糖尿病大鼠体内后,与对照组相比,总胆固醇水平下降,总胆固醇/高密度脂蛋白胆固醇比例下降[108]。植物化学物质对这一效应的影响主要是多酚、类黄酮和 β-谷甾醇[109]。Singh 等的一项研究[110]将本加尔无花果气生根水提取物中的血糖控制归因于存在足够量的镁(1.02%)和钙(0.85%)[110]。

7.3.4　葡萄糖吸收抑制剂

缓解血糖升高的第一个途径是通过消化酶途径来实现的,消化酶能够将淀粉和双糖分解成单糖,而单糖相对更容易被肠壁吸收。因此,在治疗糖尿病药物的研发领域,从大自然哺乳动物中发现 α-葡萄糖苷酶抑制剂是一个里程碑式的突破与进展。其中,具有葡萄糖吸收抑制作用的植物详见表 7.4。

表 7.4　抑制葡萄糖吸收的药用植物及其活性成分和作用机制概述

植物	药用部位	潜在的活性成分	作用机制
胡芦巴	种子	膳食纤维	降低餐后葡萄糖吸收率
黑种草	种子	–	钠-葡萄糖转运蛋白-1(SGLT-1)的剂量依赖性
山茶	茶叶	儿茶素	抑制肠道葡萄糖和脂肪吸收
姜黄	根茎	姜黄素	肠道 α-葡萄糖苷酶抑制剂
芝麻	种子	(+)-松脂醇	葡萄糖吸收障碍
油橄榄	叶子	–	葡萄糖对小肠吸收的抑制作用
荨麻属植物	叶子	–	抑制肠道葡萄糖吸收,食欲下降
肉桂	树皮	肉桂酸	肠道 α-葡萄糖苷酶抑制
核桃	核桃叶	甲醇提取物	α-葡萄糖苷酶活性的抑制
核桃、油橄榄、荨麻、滨藜混用的增效作用	干叶提取物	–	葡萄糖吸收抑制

胡芦巴:胡芦巴种子含有 45.5% 的膳食纤维(32% 不可溶解、13.3% 可溶解),可降低餐后葡萄糖的吸收速度[111]。已经证实,在摄食胡芦巴种子后,可显著减少消化酶 α-淀粉酶的释放[112],这可能是由于其萃取物抑制 T4 转化为 T3 作用的结果[113]。

黑种草:Meddah[114]等进行了一项研究,黑种草提取物(0.1pg/mL 到 100ng/mL)可抑制大鼠空肠黏膜上的钠-葡萄糖转运蛋白-1(SGLT-1)的表达,进而影响钠依赖性的葡萄糖转运,该抑制作用有剂量依赖性[114]。

山茶:山茶提取物中儿茶素的成分对人体内葡萄糖的转运有抑制作用,这种抑制作用有优点也有缺点。一方面,儿茶素的存在抑制了葡萄糖和脂肪在肠道的吸收;另一方面,它也在血液中抑制葡萄糖吸收进入肝脏、肌肉和脂肪等组织。因此,需要对儿茶素中抑制吸收的结构进行修正(例如:与聚 γ 谷氨酸的联合应用),从而使其作用达到预期的效果[115,116]。

姜黄:姜黄提取物已被证实可以抑制肠道中 α-葡萄糖苷酶与 α-淀粉酶的活性,进而影响肠道中的糖消化分解为单糖的进程。姜黄提取物的剂量反应曲线与葡萄糖苷酶强抑制剂阿卡波糖相当,其抑制 α-淀粉酶的潜力甚至超过阿卡波糖[117]。

芝麻:在一项对 5 周龄的遗传性糖尿病雄性(2 型)KK-A$^\gamma$ 小鼠的研究中,小鼠被分为若干组,其中 1 组以基础饮食,3 组以试验饮食,分别喂养 4 周。基础饮食组又被分为 2 个亚组,亚组中每只小鼠分别喂食 1mL 含有 20% 麦芽糖的水溶液,其中一个亚组给予 4% 的热水提取物(HES)或 4 周内不遵循基础饮食管理;试验组给予含有脱脂芝麻的 4%HES,HES 中水洗脱组分为 1.4% 或者甲醇的洗脱组分为 0.7%。结果,试验组中小鼠血液中及排泄出的葡萄糖浓度均低于对照组。在基础亚组的试验中,与对照组相比,喂食 4%HES 的小鼠血清葡萄糖浓度及胰岛素均有所降低。综上所述,芝麻可以降低血浆中葡萄糖的浓度,这一作用被认为与延缓葡萄糖的吸收有关[118]。

在近期的一项研究中,科学家尝试从肠道中提取能够抑制葡萄糖吸收的主要活性成分。分离得到唯一的活性化合物配体为(+)-松脂素,动力学研究显示,该配体对麦芽糖酶有竞争性及非竞争性的抑制作用。且随着酶抑制剂的解离常数 K_i 的降低,其竞争性抑制的作用就越大[119]。图 7.4 示(+)-松脂素植物化学成分竞争性与非竞争性抑制作用的动力学。

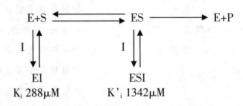

图 7.4 (+)-松脂素对麦芽糖酶竞争性(左)和非竞争性(所有)抑制作用的动力学示意图。E,酶;S,底物;I,抑制剂;P,产物;K_i,酶抑制剂的解离常数;K'_i,酶底物抑制剂的解离常数。

油橄榄: 橄榄茶叶中的提取物、草药茶、药粉等常被当作传统的治疗药物。这些提取物已被证实具有降血糖的生物活性。在 Wainstein[120]等进行的一项研究中,采用倒置法对模型动物淀粉的消化和吸收进行检测,试验分别使用正常和脲链佐霉素诱导造模的糖尿病大鼠,结果,由于对肠道葡萄糖的吸收存在抑制作用,在服用橄榄叶提取物后,无论是正常的还是糖尿病大鼠,其对淀粉的消化与吸收均有明显减少。在同一项研究中,对 79 名患有 2 型糖尿病的患者进行临床试验,该试验将糖尿病患者分为 2 组,其中 1 组服用 500mg 橄榄叶提取物;另一组则服用安慰剂,分别检测两组患者的稳态血糖指标,包括糖化血红蛋白与血浆胰岛素的水平。结果显示,橄榄叶提取物治疗组的空腹糖化血红蛋白及胰岛素水平有所减少,而餐后的胰岛素水平则没有明显变化。

荨麻属植物: 有研究表明,荨麻的水提取物在 250mg/kg 的剂量时,对四氧嘧啶诱导的糖尿病大鼠有降血糖作用,然而,当浓度提升剂量变为 500mg/kg 时,该作用则被扭转。与对照组相比,使血糖水平下降的荨麻剂量为 33%,其调节血糖的作用在口服糖耐量试验 1 小时后即开始出现,并可持续 3 个小时。肠道葡萄糖空肠段的原位吸收表明荨麻水提取物的存在显著降低了肠壁对葡萄糖的吸收,而且该水提取物对胃肠道没有刺激性。荨麻水提取物的半数致死量(LD50)为 3.5g/kg,表明这种草本植物毒性较低[121]。

一项类似的研究结果也表明,荨麻通过减少瘦素(一种抑制饥饿感的激素)的表达,可以改善血脂及其代谢平衡,同时还可以降低低密度脂蛋白的水平。

锡兰肉桂: 锡兰肉桂的主要植物化学成分是肉桂酸,有研究表明,肉桂酸衍生物对大鼠肠道 α-葡萄糖苷酶及猪体外胰腺 α-淀粉酶均有抑制作用。对大鼠肠道 α-葡萄糖苷酶抑制作用最强的肉桂酸衍生物包括阿魏酸、异阿魏酸和咖啡酸,其半抑制浓度(IC50)值分别为 0.79±0.04mmol/L、0.76±0.03mmol/L、0.74±0.01mmol/L;抑制肠道蔗糖酶活性最有效的抑制剂包括阿魏酸和异阿魏酸,两者的半抑制浓度均为 0.45±0.01mmol/L。肉桂酸衍生物对胰腺 α-淀粉酶没有直接抑制作用,动力学研究结果表明,阿魏酸和异阿魏酸具有混合抑制效应,而咖啡酸则是通过非竞争性途径产生抑制作用。

核桃:核桃叶的甲醇萃取物(250mg/kg)可降低空腹血糖水平。科学家从几个重要参数入手研究其作用机制,一项体外研究分析了其对 α-葡萄糖苷酶、胰岛素的调节和 Glut4 转录等参数的抑制作用,结果发现核桃叶的粗提取物对胰岛素和 Glut4 的转录无影响,却能显著抑制体外麦芽糖及蔗糖酶中的 α-葡萄糖苷酶活性。据推测,对该抑制作用起关键作用的化合物为酚类物质,包括没食子酸和咖啡酰奎宁酸。

对含有核桃、油橄榄、荨麻和滨藜等植物的干叶提取物进行混合,以检测其通过体内与体外系统所起到的降糖作用,同时在体内试验中对提取物的细胞毒性进行评估,得出的结论相似,半数致死剂量(LD50)为 25g/kg。试验中从 SD 雄性肠倒置大鼠中提取小肠的上半部分,分别对肠道内外的葡萄糖含量进行测定以观察系统中淀粉消化及葡萄糖的吸收情况。结果显示,肠道内葡萄糖的浓度随着混合植物提取物的加入而降低,而肠道外的葡萄糖浓度则没有明显变化。此外,还对 STZ 诱导的糖尿病大鼠进行了试验,大鼠被分为 3 组,分别为:正常对照组(加/不加天然提取物)、服用 150mg/kg 混合植物提取物的糖尿病大鼠组及常规饮食糖尿病大鼠组。结果,对照组的大鼠表现出正常的血糖耐受水平;常规饮食糖尿病大鼠组的血糖水平有显著的增加;而使用混合植物提取物的糖尿病大鼠组,其糖耐量的曲线接近正常。临床试验结果也显示,在 48~67 岁的糖尿病患者中,使用混合植物提取物每日 3 次,每次 1 片后,血糖水平有了明显的降低[124]。

7.3.5　抑制糖尿病相关的并发症

糖尿病一些潜在的并发症(包括视网膜病变、神经病变以及肾病等),普遍被认为与氧化作用的结果相关,因而,为了延缓相关并发症的发展进程,需要进行抗氧化治疗。在前沿的制药工业中,植物提取的化合物已被证实具有抗氧化的治疗作用。表 7.5 列举了一些具有减轻糖尿病相关并发症作用的药用植物。

黑种草:在对链脲佐霉素诱导的糖尿病大鼠试验中,黑种草提取物通过诱导核仁和线粒体中的异染色体重构及细胞器重组从而逆转链脲佐霉素的作用,主要原因是黑种草本身可以通过保持糖尿病大鼠胰腺 β 细胞的完整性从而减少氧化应激作用[125,126]。

黑种草还具有诱导抗氧化活性以及合理清除自由基的功效,这是由包括百里醌、香芹酚、t-茴香醚、4-松油醇等多种化学成分共同作用的结果。这些成分在不同程度上都具有非特异性的氢原子或供电子活性[127]。

骨质疏松症是糖尿病的主要并发症,尤其是在胰岛素依赖性糖尿的治疗中[128]。成骨细胞是甲状旁腺激素(PTH)的主要靶细胞,这是由于甲状旁腺激素可刺激钙的形成并增加其含量[129]。有研究显示,与分别单独使用黑种草或甲状旁腺激素治疗相比,黑种草与甲状旁腺激素的联合治疗可使钙含量显著增加;同时,黑种草对糖尿病小鼠血浆的胰岛素和葡萄糖水平没有抑制作用[130]。(译者注:需进一步确认,译者认为,甲状旁腺激素会导致骨降解而不刺激骨的生成。)

山茶:绿茶的成分具有抗氧化作用,例如山茶的粗提取物通过叔丁基过氧化氢诱导对脂

表 7.5   减轻糖尿病副作用的药用植物、活性成分及作用机制概况

植物	药用部位	潜在的活性成分	作用机制
黑种草	种子	百里香醌、t-茴香醚、4-松油醇	核仁及线粒体中的异染色体重构及细胞器重组 清除自由基 刺激钙的形成及增加钙的含量
山茶	叶子	叔丁基过氧化氢	抗氧化剂；抗脂质过氧化作用；提高超氧化物歧化酶活性和谷胱甘肽水平
姜黄	根茎	姜黄素类化合物，包括姜黄素、去甲氧基姜黄素、二去甲氧基姜黄素等	降低肝脏组织中线粒体和微粒体的脂质过氧化作用敏感性；抗痉挛活性
生姜	根茎	–	通过缓解关节疼痛，从而减轻关节炎的影响；抑制环氧合酶及脂氧合酶的途径；减少水的摄入量及排尿量；消除蛋白尿
芝麻	种子	–	恢复生育能力，将精母细胞、睾丸间质小管、生殖细胞/支持细胞的比值恢复到接近正常水平
油橄榄	叶子	橄榄苦苷、乙烯酸、3,4-二羟基苯乙醇(羟基酪醇)	降低血浆及红细胞中丙二醛水平；使谷胱甘肽过氧化物酶、谷胱甘肽还原酶、过氧化氢酶等恢复到正常水平；金属离子螯合作用；治疗风湿病；舒张血管及降低血压
石榴、柑橘、香蕉	果汁	–	抑制血管内皮细胞中 TNF-α 或 NF-κB；抑制脂质过氧化反应；降低血浆丙二醛含量
葱属植物	大蒜，丁香和洋葱鳞茎	S-甲基半胱氨酸亚砜 S-烯丙半胱氨酸亚砜	肝脏和肾脏中的抗氧化活性
百里香	叶子	类黄酮、皂苷、鞣酸、生物碱、酚、百里香酚	清除自由基、抗氧化、抗菌

质过氧化反应的抑制作用，这个作用存在于肝脏及肾脏组织中。该提取物通过减少过氧化物的形成，进而抑制脂质过氧化。而且，山茶的粗提取物清除过氧化物和羟基自由基的能力远超 dl-α-生育酚，这归因于其改善超氧化物歧化酶及谷胱甘肽水平[81]。

姜黄：姜黄中含有多种姜黄素类化合物，包括：姜黄素、去甲氧基姜黄素、二去甲氧基姜黄素等。在试验中，科学家发现，姜黄素等化学物质可通过降低线粒体和微粒体的脂质过氧化作用敏感性来诱导家兔肝脏组织中的抗氧化作用[131]。还有进一步的试验结果表明，与对照组小鼠相比，使用姜黄灌胃的小鼠肝脏中甘油三酯浓度降低 50%[132]。此外，在体外试验中，姜黄素还展现出抗痉挛的活性[133]。

对正常细胞周期调控机制的规避(如细胞凋亡)是诱导癌症发生和肿瘤细胞生长的主要机制。因而,细胞凋亡是一种对于癌症的预防评价可靠的生物标志物,并且凋亡指数的增加是判断肿瘤进行程度的良好指标。有研究结果显示,对于氧化偶氮甲烷(AOM)诱导的雄性结肠癌 F344 大鼠,姜黄素可以诱导细胞凋亡,从而阻止癌症的发生和发展进程[134]。还有证据表明,在试验小鼠的前胃和十二指肠组织中,肿瘤形成的过程同样受到了抑制[135]。另有研究表明,姜黄素作为一种非甾体抗炎药物,可以抑制炎症反应中血清天冬氨酸转氨酶和谷丙转氨酶的升高[136],此外,姜黄素还具有抗肝毒素的作用[137]。

生姜:Thomson 等的研究结果表明,生姜具有潜在的抗炎、抗血栓作用[138]。生姜通过缓解局部关节的疼痛,从而减轻关节炎的症状。这是由于其对环氧合酶和脂氧合酶途径的抑制作用引起的。在两种途径中,类风湿性关节炎患者滑膜液中的前列腺素 E2(PGE2)和血栓素 B2(TXB2)的水平显著提高。而每日口服或腹腔注射生姜水提取物(分别为 50mg/kg 和 500mg/kg)可抑制前列腺素 E2 的生成,其效果类似于阿司匹林或其他非甾体抗炎药。生姜还具有显著的抗血栓活性,根据 Thomson 等的报道[138],口服 500mg/kg 的生姜水提取物可使血栓素 B2 水平降低 50%。此外,口服或腹腔注射同等剂量的生姜也可降低血清胆固醇和甘油三酯的水平[138]。

进一步的研究表明,生姜还具有清除蛋白尿的作用,从而治疗 STZ 诱导的糖尿病肾病小鼠。与糖尿病对照组相比,生姜试验组大鼠的水摄入量及排尿量均有所减少[139]。

芝麻:糖尿病已经被证实可以破坏男性的生殖能力,这可能与下丘脑–垂体系统紊乱而导致的精液质量下降以及糖基化终产物在男性生殖道的蓄积有关[140-142]。科学家对 STZ 诱导的雄性糖尿病大鼠的生殖能力进行了多项研究,包括与生殖、生理、解剖学等相关的行为参数(如:睾酮水平、精子的产生、形态及运动等),结果发现糖尿病组与对照组的大鼠相比,其性行为次数有明显下降,而且糖尿病还会导致体重及生殖器官重量减轻,此外,睾丸和附睾中精子的数量也明显减少[143,144]。

Abbasi 等[145]进行了一项试验,研究芝麻油对糖尿病成年雄性 Wistar 大鼠的影响。该研究将大鼠分为 4 组:正常组、正常 5%组(5%芝麻浓缩液饮食)、糖尿病组、糖尿病 5%组,分别测量每组的生殖参数。结果发现,糖尿病组大鼠的总精原细胞、精母细胞、睾丸间质小管、生殖细胞/支持细胞的比值均低于正常对照组($P<0.05$)。然而,糖尿病 5%组大鼠的血浆睾酮浓度却有所增加,除了精原细胞计数,其他各项指标则至少部分恢复[145]。

油橄榄:橄榄苦苷是橄榄叶中的活性成分,属于裂环烯醚萜类化合物。它可以通过减轻氧化应激带来的不良影响,从而减少糖尿病的副作用。这些副作用包括:异常抗氧化状态、葡萄糖自氧化、过量蛋白糖基化,以及由此产生的脂质过氧化、蛋白质失活和诱导蛋白质糖化的中间机制[146]。经过水解作用,橄榄苦苷还可以产生其他生物活性物质,包括乙烯酸和3,4-二羟基苯乙醇(羟基酪醇)。一项以家兔为试验对象检测橄榄叶中活性成分抗氧化能力的研究结果显示,经过橄榄苦苷治疗后,家兔血液和红细胞中的丙二醛(一种过氧化指标)含量减少;谷胱甘肽过氧化物酶、谷胱甘肽还原酶、过氧化氢酶等酶促和非酶抗氧化剂的水平恢复到接近正常水平;只有超氧化物歧化酶这一项指标仍然升高[147]。橄榄苦苷还具有金属离子的螯合作用,进而阻止自由基的生成[148]。此外,橄榄的活性产物具有抗炎、抗风湿的活性[149],橄榄苦苷可增加内毒素诱导的小鼠巨噬细胞中亚硝酸盐的含量,该效应呈剂量依赖性,而且一氧化氮合成酶的表达也被加强。该结果暗示,橄榄苦苷及其较高的一氧化氮产物参与了巨噬细胞介导反应的开始。另外,橄榄苦苷对超氧阴离子的清除作用已被证实[150]。

此外,橄榄苦苷还具有舒张血管和降压的作用。对大鼠使用 L-NAME(亚硝基左旋精氨酸甲酯)6 周以诱导血压升高,给予 100mg/kg 的橄榄叶提取物治疗后血压恢复正常,从而证实橄榄苦苷可以通过舒张血管从而逆转 L-NAME 诱导的高血压[151]。

石榴:核因子 κB(NF-κB)是一种复杂的蛋白质,它参与了几乎所有动物细胞的 DNA 转录过程。它通过对活性氧类(ROS)和细胞因子的细胞应答,参与血管病变(如动脉粥样硬化)的过程。而强抗氧化剂石榴可以抑制血管内皮细胞中的肿瘤坏死因子(TNF-α)或核因子 κB[152]。

$2.0\mu g/mL$ 的石榴皮水提取物可以在大鼠的红细胞以及心、肝、肾等组织中抑制 H_2O_2 诱导的脂质过氧化作用,同时降低血糖的浓度。柑橘与香蕉也具有同样的作用[153]。

对 STZ 诱导的糖尿病小鼠连续 21 天给予口服石榴水提取物,剂量分别为 250mg/kg 和 500mg/kg,结果显示,小鼠的空腹血糖、总胆固醇、甘油三酯、低密度脂蛋白、极低密度脂蛋白的水平均显著下降,而高密度脂蛋白及谷胱甘肽的含量则上升[154]。

石榴汁可以通过增加巨噬细胞与胰腺 β 细胞中活性氧类的含量,从而拮抗氧化应激、脂质过氧化、糖基化反应等引起的有害反应[155]。部分研究表明,该拮抗作用是通过降低血浆中的丙二醛和总谷胱甘肽水平来实现[156]。石榴中的多酚及含糖多酚花青素可以诱导抗氧化作用。有研究证实,完整的石榴汁相对于石榴汁中的多酚组分,降低细胞中过氧化物水平的能力更强。此外,石榴汁还可以降低巨噬细胞中在氧化应激状态下升高的对氧磷酶 2 的活性,该作用得益于石榴汁中独特的复合多糖及糖酚成分[157]。

酪氨酸和亚油酸在暴露时均易被氧化为活性氧和形态氮,因此 N-亚油酰酪氨酸(LT)是氧化应激状态下有效的分子标志物。有研究对 LT 指标进行检测,发现糖尿病患者中过氧化 LT 占总 LT 的比例显著高于正常对照组;而在食用石榴汁 3 个月后,过氧化 LT 占总 LT 的比例大大降低,这是由于石榴汁能降低血液氧化 LT 的能力[109]。

葱属植物:在四氧嘧啶诱导的糖尿病大鼠的尿液中检测到尿素氮和肌酐水平的升高,因此,这两种物质被认为是肾功能障碍的标志物。在使用洋葱和大蒜的提取物治疗后,试验大鼠的尿素氮水平下降。此外,在上述大鼠使用提取物之前,同样出现了肝坏死和肝功能障碍的情况,这是由于从肝细胞液释放到血液循环中的血浆功能酶活性的增强,这些功能酶包括:天冬氨酸转氨酶(AST)、谷丙转氨酶(ALT)、乳酸脱氢酶(LDH)、碱性磷酸酶(AIP)和酸性磷酸酶(ACP),而使用洋葱或大蒜治疗均可以降低以上血液中功能酶的活性。研究还对治疗前后糖尿病小鼠肝脏中以上酶的活性进行检测,结论令人惊讶。肝脏中酶的活性得到恢复,进而证实洋葱/大蒜提取物可以抑制四氧嘧啶诱导糖尿病大鼠的肝损伤。试验大鼠的血浆胆红素水平升高(高胆红素血症),证实其存在肝损伤的症状。

洋葱和大蒜中的抗氧化剂分别是 S-甲基半胱氨酸亚砜和 S-烯丙基半胱氨酸亚砜,它们可以减轻与糖尿病相关的氧化应激反应,从而治疗糖尿病的并发症。这些氨基酸还可以维持一些自由基的水平,例如:增强糖尿病患者谷胱甘肽 S-转移酶(GST)的活性,GST 的释放是肝脏的一种防御机制,它可以抵消或中和肝脏中由糖尿病引发的有毒代谢物的蓄积。因此,使用洋葱或大蒜治疗可以恢复被破坏的 GST 抗氧化活性[158]。

百里香:百里香富含活性化学物质,如:类黄酮、皂苷、鞣酸、生物碱和酚类等,特别是黄酮类化合物的含量很高,这些化合物以其治疗糖尿病的功效而闻名。而黄酮类化合物则可以直接清除自由基[159],尤其在胰腺 β 细胞中显得非常重要。百里香中的另一种主要成分是百里香酚,具有抗氧化和抗菌的功效[160]。一项研究表明,使用百里香提取物治疗由四氧嘧啶诱导的糖尿病大鼠,其血糖水平显著低于对照组,且试验组的总胆固醇、甘油三酯、低密度脂蛋白(LDL)和极低密度脂蛋白(VLDL)水平均明显下降[160]。

结论

药用植物是包括糖尿病在内的多种疾病治疗的主要研究对象,作用机制的高度选择性和靶向性以及相关成分的低毒性使其成为药代动力学和药效学研发的基石。在这一章,我们探讨了传统药用植物降血糖的药理机制和活性化学成分。这些机制包括恢复血糖水平再平衡及减少糖代谢对中枢和外周器官(包括胰腺、肝脏、肌肉和脂肪组织)的损害。此外,近年来越来越多的证据表明,植物化学物质由于其生物学特性,可在 2 型糖尿病各个方面的治疗中发挥独特的作用。回顾本章所列的数据,很明显可以看出,草药和(或)植物化学物质可以对抗多种高血糖通路,从而用于血糖控制和辅助治疗。当前治疗 2 型糖尿病的植物化合物和提取物的生物活性、作用机制、治疗潜力等方面的研究进展可见表 7.6。

表 7.6 药用植物的化学结构与治疗作用概述

植物/有效成分	胰岛素增强作用	抑制肝脏葡萄糖摄取	增加外周葡萄糖摄取	抑制葡萄糖吸收	减轻糖尿病并发症
葫芦巴/4-OH-Ile、皂苷、膳食纤维	+	+	+	+	
黑种草/百里香醌、香芹酚、t-茴香酚和 4-松油醇	+	+	+	+	+
山茶/叔丁基过氧化氢、儿茶素、茶多酚	+				+
生姜/姜辣素	+				+
芝麻/酚类化合物、萜烯、柠檬苦素和类固醇、亚油酸、木脂素、纤维、生育酚、(+)-松脂醇	+				
油橄榄/橄榄苦苷、烯酸、3,4-二羟基苯乙醇(羟基酪醇)	+	+			+
石榴/安石榴苷、鞣花酸	+		+		+

(待续)

表 7.6(续)

植物/有效成分	胰岛素增强作用	抑制肝脏葡萄糖摄取	增加外周葡萄糖摄取	抑制葡萄糖吸收	减轻糖尿病并发症
香菜/以岩芹酸为主要成分的脂肪油、母生育酚	+				
荨麻/凝集素	+		+	+	
滨藜/类黄酮	+		+	+	
肉桂/肉桂醛、肉桂提取物、肉桂酸	+			+	
核桃/julgon	+	+			
大蒜/S-甲基半胱氨酸亚砜		+			+
洋葱/S-烯丙基半胱氨酸亚砜		+			+
海枣/香叶木素 7-O-β-L-落叶松基呋喃(1→2)，		+			
β-D-芹菜素和香叶木素 7-O-β-D-芹菜素苷		+			
姜黄/倍半萜类、姜黄素类			+	+	+
辣椒/辣椒素			+		
罗勒/鞣酸、皂苷和类黄酮，主要是鞣酸			+		
无花果/多酚、类黄酮和 β-谷甾醇			+		
柑橘/柚苷、新橙皮苷					+
香蕉/芸香苷					+
百里香/类黄酮、皂苷、鞣酸、生物碱、酚类和百里香酚					+

参考文献

1. Kerner W, Brueckel J (2014) Definition, classification and diagnosis of diabetes mellitus. Exp Clin Endocrinol Diabetes 122(7):384–386
2. McCrimmon RJ, Sherwin RS (2010) Hypoglycemia in type 1 diabetes. Diabetes 59(10): 2333–2339
3. Hameed I, Masoodi SR, Mir SA, Nabi M, Ghazanfar K, and Ganai BA (2015) Type 2 diabetes mellitus: from a metabolic disorder to an inflammatory condition. World J Diabetes 6(4):598–612
4. Soliman A, DeSanctis V, Yassin M, Elalaily R, and Eldarsy NE (2014) Continuous glucose monitoring system and new era of early diagnosis of diabetes in high risk groups. Indian J Endocr Metab 18(3):274–282
5. Shirwaikar A, Rajendran K, Kumar CD, and Bodla R (2004) Antidiabetic activity of aqueous leaf extract of *Annona squamosa* in streptozotocin-nicotinamide type 2 diabetic rats. J Ethnopharmacol 91(1):171–175
6. American Diabetes A (2006) Diagnosis and classification of diabetes mellitus. Diabetes Care 29(Suppl 1):S43–S48
7. The absence of a glycemic threshold for the development of long-term complications: the perspective of the diabetes control and complications trial (1996) Diabetes 45(10):1289–1298
8. Nathan DM (1993) Long term complications of diabetes mellitus. N Engl J Med 328(23):1676–1685
9. Ludwig B, Reichel A, Steffen A, Zimerman B, Schally AV, Block, NL, Colton CK, Ludwig S, Kersting S, Bonifacio E, Solimena M, Gendler Z, Rotem A, Barkai U, and Bornstein SR (2013) Transplantation of human islets without immunosuppression. Proc Natl Acad Sci U S A 110(47):19054–19058

10. Poradzka A, Wronski J, Jasik M, Karnafel W, and Fiedor P (2013) Insulin replacement therapy in patients with type 1 diabetes by isolated pancreatic islet transplantation. Acta Pol Pharm 70(6):943–950

11. Bonora E, Formentini G, Calcaterra C, Lombard S, Marini F, Zenari L, Saggiani F, Poli M, Perbellini S, Raffaelli A, Cacciatori V, Santi L, Targher G, Bonadonna R, and Muggee M (2002) HOMA-estimated insulin resistance is an independent predictor of cardiovascular disease in type 2 diabetic subjects: prospective data from the Verona diabetes complications study. Diabetes Care 25:1135–1141

12. Jocken JWE, Goossens GH, Boon H, Mason RR, Essers Y, Havekes B, Watt MJ, van Loon LJ, and Blaak EE (2013) Insulin-mediated suppression of lipolysis in adipose tissue and skeletal muscle of obese type 2 diabetic men and men with normal glucose tolerance. Diabetologia 56(10):2255–2265

13. DeFronzo RA (2010) Insulin resistance, lipotoxicity, type 2 diabetes and atherosclerosis: the missing links. The Claude Bernard lecture 2009. Diabetologia 53(7):1270–1287

14. DeFronzo RA (2004) Dysfunctional fat cells, lipotoxicity and type 2 diabetes. Int J Clin Pract Suppl 143:9–21

15. Hanhineva K, Torronen R, Bondia-Pons I, Pekkinen J, Kolehmainen M, Mykkanan H, and Poutanen K (2010) Impact of dietary polyphenols on carbohydrate metabolism. Int J Mol Sci 11(4):1365–1402

16. Willms B, Lubke D, Ahrens K, and Arends J (1991) Delayed resorption of carbohydrates in type-2 diabetes- diabetic measure (musli) compared with alpha-glucosidase inhibition. Schweiz Med Wochenschr 121(38):1379–1382

17. Lebovitz HE (1998) Alpha-glucosidase inhibitors as agents in the treatment of diabetes. Diabetes Rev 6(2):132–145

18. van de Laar FA, Lucassen PL, Akkermans RP, van de Lisdonk FH, Rutten GE, and van Weel C (2005) Alpha-glucosidase inhibitors for patients with type 2 diabetes – results from a cochrane systematic review and meta-analysis. Diabetes Care 28(1):154–163

19. Deans KA, Sattar N (2006) "Anti-inflammatory" drugs and their effects on type 2 diabetes. Diabetes Technol Ther 8(1):18–27

20. Aronoff S, Berkowitz K, Shreiner B, and Want L (2004) Glucose metabolism and regulation: beyond insulin and glucagon. Diabetes Spectr 17:183–190

21. Sacks W (1965) Cerebral metabolism of doubly labeled glucose in humans in vivo. J Appl Physiol 20(1):117–130

22. Koenig M, Bulik S, Holzhuetter H-G (2012) Quantifying the contribution of the liver to glucose homeostasis: a detailed kinetic model of human hepatic glucose metabolism. PLoS Comput Biol 8(6):e1002577

23. Gerich JE (1993) Control of glycemia. Baillieres Clin Endocrinol Metab 7(3):551–586

24. Cryer PE (1993) Glucose counterregulation – prevention and correction of hypoglycemia in humans. Am J Physiol 264(2):E149–E155

25. Gerich J, Cryer P, Rizza R (1980) Hormonal mechanisms in acute glucose counterregulation – the relative roles of glucagon, epinephrine, norepinephrine, growth-hormone, and cortisol. Metab Clin Exp 29(11):1164–1175

26. Crockford PM, Porte D, Wood FC, and Williams RH (1966) Effect of glucagon on serum insulin plasma glucose and free fatty acids in man. Metabolism 15(2):114–122

27. Farivar M, Wands JR, Isselbacher KJ, and Bucher NLR (1976) Effect of insulin and glucagon on fulminant murine hepatitis. N Engl J Med 295(27):1517–1519

28. Marsenic O (2009) Glucose control by the kidney: an emerging target in diabetes. Am J Kidney Dis 53(5):875–883

29. Bonnefont-Rousselot D, Bastard JP, Jaudon MC, and Delattre Jl (2000) Consequences of the diabetic status on the oxidant/antioxidant balance. Diabetes Metab 26(3):163–176

30. Baynes JW (1991) Role of oxidative stress in development of complications in diabetes. Diabetes 40(4):405–412

31. Duke-Elder WS (1925) Changes in refraction in diabetes mellitus. Br J Ophthalmol 9(4):167–187

32. Reid AC (1925) Changes in refraction in diabetes mellitus. Br J Ophthalmol 9(6):317–318

33. Saltiel AR, Kahn CR (2001) Insulin signalling and the regulation of glucose and lipid metabolism. Nature 414(6865):799–806

34. Nuttall FQ, Ngo A, Gannon MC (2008) Regulation of hepatic glucose production and the role of gluconeogenesis in humans: is the rate of gluconeogenesis constant? Diabetes Metab Res Rev 24(6):438–458

35. Weinstein SP, Oboyle E, Fisher M, and Haber RS (1994) Regulation of glut2 glucose-

transporter expression in liver by thyroid hormone- evidence of hormonal-regulation of hte hepatic glucose transport system. Endocrinology 135(2):649–654

36. Thorens B (1996) Glucose transporters in the regulation of intestinal, renal, and liver glucose fluxes. Am J Physiol Gastrointest Liver Physiol 270(4):G541–G553

37. Ferre T, Riu E, Bosch F, and Valera A (1996) Evidence from transgenic mice that glucokinase is rate limiting for glucose utilization in the liver. FASEB J 10(10):1213–1218

38. Aiston S, Trinh KY, Lange AJ, Newgard CB, and Agius L (1999) Glucose-6-phosphatase overexpression lowers glucose 6-phosphate and inhibits glycogen synthesis and glycolysis in hepatocytes without affecting glucokinase translocation – evidence against feedback inhibition of glucokinase. J Biol Chem 274(35):24559–24566

39. Chatelain F, Pegorier JP, Minassian C, Bruni N, Tarpin S, Girard J, and Mithieux G (1998) Development and regulation of glucose-6-phosphatase gene expression in rat liver, intestine, and kidney – in vivo and in vitro studies in cultured fetal hepatocytes. Diabetes 47(6):882–889

40. Huang S, Czech MP (2007) The GLUT4 glucose transporter. Cell Metab 5(4):237–252

41. Klip A, Paquet MR (1990) Glucose- transport and glucose transporters in muscle and their metabolic regulation. Diabetes Care 13(3):228–243

42. Abel ED, Peroni O, Kim JK, Kim YB, Boss O, Hadro E, Minnemann T, Shulman GI, and Kahn BB (2001) Adipose-selective targeting of the GLUT4 gene impairs insulin action in muscle and liver. Nature 409(6821):729–733

43. Bae SS, Cho H, Mu J, and Birnbaum MJ (2003) Isoform-specific regulation of insulin-dependent glucose uptake by Akt/protein kinase B. J Biol Chem 278(49):49530–49536

44. Krook A, Wallberg-Henriksson H, Zierath JR (2004) Sending the signal: molecular mechanisms regulating glucose uptake. Med Sci Sports Exerc 36(7):1212–1217

45. Patti ME, Kahn CR (1998) The insulin receptor--a critical link in glucose homeostasis and insulin action. J Basic Clin Physiol Pharmacol 9(2–4):89–109

46. Richter EA, Hargreaves M (2013) Excercise, GLUT4, and skeletal muscle glucose uptake. Physiol Rev 93(3):993–1017

47. Szekeres F, Chadt A, Tom RZ, Deshmukh AS, Chibalin AV, Bjornholm M, Al-Hasani H, and Zierath JR (2012) The Rab-GTPase-activating protein TBC1D1 regulates skeletal muscle glucose metabolism. Am J Physiol Endocrinol Metab 303(4):E524–E533

48. St-Denis JF, Cushman SW (1998) Role of SNARE's in the GLUT4 translocation response to insulin in adipose cells and muscle. J Basic Clin Physiol Pharmacol 9(2–4):153–165

49. Wang QH, Somwar R, Bilan PJ, Liu Z, Jin J, Woodgett JR, and Klip A (1999) Protein kinase B Akt participates in GLUT4 translocation by insulin in L6 myoblasts. Mol Cell Biol 19(6):4008–4018

50. Carlson CL, Winder WW (1999) Liver AMP-activated protein kinase and acetyl-CoA carboxylase during and after exercise. J Appl Physiol 86(2):669–674

51. Li Y, Xu S, Mihaylova MM, Zheng B, Hou X, Jiang B, Park O, Luo Z, Lefai E, Shyy JYJ, Gao B, Wierzbicki M, Verbeuren TJ, Shaw RJ, Cohen RA, and Zang M (2011) AMPK phosphorylates and inhibits SREBP activity to attenuate hepatic Steatosis and atherosclerosis in diet-induced insulin-resistant mice. Cell Metab 13(4):376–388

52. Mues C, Zhou J, Manolopoulos KN, Korsten R, Schmoll D, Klotz LO, Bornstein SR, Klein HH, and Barthel A (2009) Regulation of glucose-6-phosphatase gene expression by insulin and metformin. Horm Metab Res 41(10):730–735

53. Horike N, Sakoda H, Kushiyama A, Ono H, Fujishiro M, Kamata H, Nishiyama K, Uchijima Y, Kurihara Y, Kurihara H, and Asano T (2008) AMP-activated protein kinase activation increases phosphorylation of glycogen synthase kinase 3 beta and thereby reduces cAMP-responsive element transcriptional activity and phosphoenolpyruvate carboxykinase C gene expression in the liver. J Biol Chem 283(49):33902–33910

54. Lee J-H, Kim T, Lee J-J, Lee KJ, Kim H.-K, Yun B, Jeon J, Kim SK, and Ma JY (2015) The herbal medicine KBH-1 inhibits fat accumulation in 3T3-L1 adipocytes and reduces high fat diet-induced obesity through regulation of the AMPK pathway. PLoS One 10(12):e0142041

55. Broca C, Gross R, Petit P, Sauvaire Y, Manteghetti M, Tournier M, Masiello P, Gomis R, and Ribes G (1999) 4-hydroxyisoleucine: experimental evidence of its insulinotropic and antidiabetic properties. Am J Physiol Endocrinol Metab 277(4):E617–E623

56. Gupta A, Gupta R, Lal B (2001) Effect of Trigonella foenum-graecum (fenugreek) seeds on glycaemic control and insulin resistance in type 2 diabetes mellitus: a double blind placebo controlled study. J Assoc Physicians India 49:1057–1061

57. Toppozada HH, Mazloum HA, el-Dakhakhny M (1965) The antibacterial properties of the Nigella sativa l. seeds. Active principle with some clinical applications. J Egypt Med Assoc 48(Suppl):187–202

58. Salama RHM (2011) Hypoglycemic effect of lipoic acid, carnitine and nigella sativa in diabetic rat model. Int J Health Sci 5(2):126–134

59. Nagao T, Meguro S, Hase T, Otsuka K, Komikado M, Tokimitsu I, Yamamoto T, and Yamamoto K (2009) A catechin-rich beverage improves obesity and blood glucose control in patients with type 2 diabetes. Obesity 17(2):310–317

60. Mustafa T, Srivastava KC, Jensen KB (1993) Drug development report. 9. Pharmacology of ginger, Zingiber officinale. J Drug Dev 6(1):25–39

61. Islam MS, Choi H (2008) Comparative effects of dietary ginger (Zingiber officinale) and garlic (*Allium sativum*) investigated in a type 2 diabetes model of rats. J Med Food 11(1):152–159

62. Akhani SP, Vishwakarma SL, Goyal RK (2004) Anti-diabetic activity of Zingiber officinale in streptozotocin-induced type I diabetic rats. J Pharm Pharmacol 56(1):101–105

63. Bhuvaneswari P, Krishnakumari S (2012) Antihyperglycemic potential of Sesamum indicum (Linn) seeds in streptozotocin induced diabetic rats. Int J Pharm Pharm Sci 4:527–531

64. Gonzalez M, Zarzuelo A, Gamez MJ, Utrilla MP, Jimenez J, and Osuna I (1992) Hypoglycemic activity of olive leaf. Planta Med 58(6):513–515

65. Koren-Gluzer M, Aviram M, Meilin E, and Hayek T (2011) The antioxidant HDL-associated paraoxonase-1 (PON1) attenuates diabetes development and stimulates beta-cell insulin release. Atherosclerosis 219(2):510–518

66. Swanstonflatt SK, Day C, Bailey CJ, and Flatt PR (1990) Traditional plant treatments for diabetes- studies in normal and streptozotocin diabetic mice. Diabetologia 33(8):462–464

67. Gray AM, Flatt PR (1999) Insulin-releasing and insulin-like activity of the traditional anti-diabetic plant Coriandrum sativum (coriander). Br J Nutr 81(3):203–209

68. Kavalali G, Tuncel H, Goksel S, and Hatemi HH (2003) Hypoglycemic activity of Urtica pilulifera in streptozotocin-diabetic rats. J Ethnopharmacol 84(2–3):241–245

69. Golalipour M, Khori V (2007) The protective activity of Urtica dioica leaves on blood glucose concentration and beta-cells in streptozotocin-diabetic rats. Pak J Biol Sci 10:1200–1204

70. Chikhi I, Allali H, Dib MEA, Medjdoub H, and Tabti B (2014) Antidiabetic activity of aqueous leaf extract of Atriplex halimus L. (Chenopodiaceae) in streptozotocin-induced diabetic rats. Asian Pac J Trop Dis 4:181–184

71. Babu PS, Prabuseenivasan S, Ignacimuthu S (2007) Cinnamaidehyde – a potential antidiabetic agent. Phytomedicine 14(1):15–22

72. Adisakwattana S, Chantarasinlapin P, Thammarat H, and Yibchok-Anun S (2009) A series of cinnamic acid derivatives and their inhibitory activity on intestinal alpha-glucosidase. J Enzyme Inhib Med Chem 24(5):1194–1200

73. Jarvill-Taylor KJ, Anderson RA, Graves DJ (2001) A hydroxychalcone derived from cinnamon functions as a mimetic for insulin in 3T3-L1 adipocytes. J Am Coll Nutr 20(4):327–336

74. Savage GP (2001) Chemical composition of walnuts (Juglans regia L.) grown in New Zealand. Plant Foods Hum Nutr 56(1):75–82

75. Cosmulescu S, Trandafir I, Achim, G, Botu M, Baciu A, and Gruia M (2010) Phenolics of green husk in mature walnut fruits. Not Bot Horti Agrobot Cluj Napoca 38(1):53–56

76. Javidanpour S, Fatemi Tabtabaei S, Siahpoosh A, Morovati H, and Shahriari A (2012) Comparison of the effects of fresh leaf and peel extracts of walnut (Juglans regia L.) on blood glucose and β-cells of streptozotocin-induced diabetic rats. Vet Res Forum 3:251–255

77. Petit PR, Sauvaire YD, Hillairebuys DM, Leconte OM, Baissac YG, Ponsin GR, and Ribes GR (1995) Steroid saponins from fenugreek seeds- extraction, purification, and pharmacological investigation on feeding behaviour and plasma cholesterol. Steroids 60(10):674–680

78. Bordia A, Verma SK, Srivastava KC (1997) Effect of ginger (Zingiber officinale Rosc) and fenugreek (Trigonella foenumgraecum L) on blood lipids, blood sugar and platelet aggregation in patients with coronary artery disease. Prostaglandins Leukot Essent Fatty Acids 56(5):379–384

79. Pari L, Sankaranarayanan C (2009) Beneficial effects of thymoquinone on hepatic key enzymes in streptozotocin-nicotinamide induced diabetic rats. Life Sci 85(23–26):830–834

80. Benhaddou-Andaloussi A, Martineau L, Vuong T, Meddah B, Madiraju P, Settaf A, and Haddad PS (2011) The in vivo antidiabetic activity of Nigella sativa is mediated through activation of the AMPK pathway and increased muscle Glut4 content. Evid Based Complement Alternat Med 2011:538671–538671

81. Sabu MC, Smitha K, Ramadasan K (2002) Anti-diabetic activity of green tea polyphenols and their role in reducing oxidative stress in experimental diabetes. J Ethnopharmacol 83(1–2):109–116

82. Sheela CG, Kumud K, Augusti KT (1995) Antidiabetic effects of onion and garlic sulfoxide amino-acids in rats. Planta Med 61(4):356–357

83. Sheela C, Augusti K (1992) Antidiabetic effects of S-allyl cysteine sulphoxide isolated from garlic *Allium sativum* Linn. Indian J Exp Biol 30:523–526

84. Kamyab H, Hejrati S, Khanavi M, Malihi F, Mohammadirad A, Baeeri M, Esmaily H, and Abdollahi M (2010) Hepatic mechanisms of the walnut antidiabetic effect in mice. Cent Eur J Biol 5(3):304–309

85. Michael HN, Salib JY, Eskander EF (2013) Bioactivity of diosmetin glycosides isolated from the epicarp of date fruits, Phoenix dactylifera, on the biochemical profile of alloxan diabetic male rats. Phytother Res 27(5):699–704

86. Miller CJ, Dunn EV, Hashim IB (2003) The glycaemic index of dates and date/yoghurt mixed meals. Are dates 'the candy that grows on trees'? Eur J Clin Nutr 57(3):427–430

87. Wu LY, Juan CC, Hwang LS, Hsu YP, Ho PH, and Ho LT (2004) Green tea supplementation ameliorates insulin resistance and increases glucose transporter IV content in a fructose-fed rat model. Eur J Nutr 43(2):116–124

88. Furuyashiki T, Nagayasu H, Aoki Y, Bessho H, Hashimoto T, Kanazawa K, and Ashida H (2004) Tea catechin suppresses adipocyte differentiation accompanied by down-regulation of PPAR gamma 2 and C/EBP alpha in 3T3-L1 cells. Biosci Biotech Bioch 68(11):2353–2359

89. Tian C, Ye X, Zhang R, Long J, Ren W, Ding S, Liao D, Jin X, Wu H, Xu S, and Ying C (2013) Green tea polyphenols reduced fat deposits in high fat-fed rats via erk1/2-PPAR gamma-adiponectin Pathway. PLoS One 8(1):e53796

90. Nishiyama T, Mae T, Kishida H, Tsukagawa M, Mimaki Y, Kuroda M, Sashida Y, Takahashi K, Kawada T, Nakagawa K, and Kitahara M (2005) Curcuminoids and sesquiterpenoids in turmeric (Curcuma longa L.) suppress an increase in blood glucose level in type 2 diabetic KK-A(y) mice. J Agric Food Chem 53(4):959–963

91. Anthony OE, Ese AC, Lawrence EO (2013) Regulated effects of Capsicum frutescens supplemented diet (C.F.S.D) on fasting blood glucose level, biochemical parameters and body weight in alloxan induced diabetic wistar rats. Br J Pharmacol 3:496–507

92. Bhunia RK, Chakraborty A, Kaur R, Maiti MK, and Sen SK (2016) Enhancement of alpha-linolenic acid content in transgenic tobacco seeds by targeting a plastidial omega-3 fatty acid desaturase (fad7) gene of Sesamum indicum to ER. Plant Cell Rep 35(1):213–226

93. Mirmiran P, Bahadoran Z, Golzarand M, and Rajab A (2013) Ardeh (Sesamum indicum) could improve serum triglycerides: a randomized clinical trial parvin. Arch Iran Med 16:651–656

94. Kadan S, Saad B, Sasson Y, and Zaid H (2013) In vitro evaluations of cytotoxicity of eight antidiabetic medicinal plants and their effect on GLUT4 translocation. Evid Based Complementary Altern Med 2013:549345, 9 pages

95. McTernan CL, McTernan PG, Harte AL, Levick PL, Barnett AH, and Kumar S (2002) Resistin, central obesity, and type 2 diabetes. Lancet 359(9300):46–47

96. Makino-Wakagi, Y, Yoshimura Y, Uzawa Y, Zaima N, Moriyama T, and Kawamura Y (2012) Ellagic acid in pomegranate suppresses resistin secretion by a novel regulatory mechanism involving the degradation of intracellular resistin protein in adipocytes. Biochem Biophys Res Commun 417(2):880–885

97. Vroegrijk I, van Diepen JA, van den Berg S, Westbroek I, Keizer H, Gambelli L, Hontecillas R, Bassaganya-Riera J, Zondag GCM, Romijn JA, Havekes LM, and Voshol PJ (2011) Pomegranate seed oil, a rich source of punicic acid, prevents diet-induced obesity and insulin resistance in mice. Food Chem Toxicol 49(6):1426–1430

98. Huang THW, Peng G, Kota BP, Li GQ, Yamahara J, Roufogalis BD, and Li YH (2005) Anti-diabetic action of Punica granatum flower extract: activation of PPAR-gamma and identification of an active component. Toxicol Appl Pharmacol 207(2):160–169

99. Hontecillas R, O'Shea M, Einerhand A, Diguardo M, and Bassaganya Riera J (2009) Activation of PPAR gamma and alpha by punicic acid ameliorates glucose tolerance and suppresses obesity-related inflammation. J Am Coll Nutr 28(2):184–195

100. Mohammed A, Tanko Y, Okasha MA, Magaji RA, and Yaro AH (2007) Effects of aqueous leaves extract of Ocimum gratissimum on blood glucose levels of streptozocin-induced diabetic wistar rats. Afr J Biotechnol 6(18):2087–2090

101. Liu XQ, Kim J, Li YS, Li J, Liu F, and Chen XZ (2005) Tannic acid stimulates glucose transport and inhibits adipocyte differentiation in 3T3-L1 cells. J Nutr 135(2):165–171

102. Kadan S, Saad B, Sasson Y, and Zaid H (2016) In vitro evaluation of anti-diabetic activity and cytotoxicity of chemically analysed Ocimum basilicum extracts. Food Chem 196:1066–1074

103. Mohammad S, Taha A, Akhtar K, Bamezai RNK, and Baquer NZ (2006) In vivo effect of Trigonella foenum graecum on the expression of pyruvate kinase, phosphoenolpyruvate carboxykinase, and distribution of glucose transporter (GLUT4) in alloxan-diabetic rats. Can

J Physiol Pharmacol 84(6):647–654

104. Patel SS, Gupta S, Udayabanu M (2016) Urtica dioica modulates hippocampal insulin signaling and recognition memory deficit in streptozotocin induced diabetic mice. Metab Brain Dis 31(3):601–611

105. Shen Y, Fukushima M, Ito Y, Muraki E, Hosono T, Seki T, and Ariga T (2010) Verification of the antidiabetic effects of cinnamon (*Cinnamomum zeylanicum*) using insulin-uncontrolled type 1 diabetic rats and cultured adipocytes. Biosci Biotech Bioch 74(12):2418–2425

106. Nikzamir A, Palangi A, Kheirollaha A, Tabar H, Malakaskar A, Shahbazian H, and Fathi M (2014) Expression of glucose transporter 4 (GLUT4) is increased by cinnamaldehyde in C2C12 mouse muscle cells. Iran Red Crescent Med J 16(2):e13426

107. Perez C, Dominguez E, Canal JR, Campillo JE, and Torres MD (2000) Hypoglycaemic activity of an aqueous extract from *Ficus carica* (fig tree) leaves in streptozotocin diabetic rats. Pharm Biol 38(3):181–186

108. Canal J, Torres M, Romero A, and Pérez C (2000) A chloroform extract obtained from a decoction of *Ficus carica* leaves improves the cholesterolaemic status of rats with streptozotocin-induced diabetes. Acta Physiol Hung 87:71–76

109. Szuchman A, Aviram M, Musa R, Khatib S, and Vaya J (2008) Characterization of oxidative stress in blood from diabetic vs. hypercholesterolaemic patients, using a novel synthesized marker. Biomarkers 13(1):119–131

110. Singh RK, Mehta S, Jaiswal D, Rai PK, and Watal G (2009) Antidiabetic effect of Ficus bengalensis aerial roots in experimental animals. J Ethnopharmacol 123(1):110–114

111. Roberts KT, Cui SW, Chang YH, Ng PKW, and Graham T (2012) The influence of fenugreek gum and extrusion modified fenugreek gum on bread. Food Hydrocoll 26(2):350–358

112. Gad MZ, El-Sawalhi MM, Ismail MF, and El-Tanbouly ND (2006) Biochemical study of the anti-diabetic action of the Egyptian plants fenugreek and balanites. Mol Cell Biochem 281(1–2):173–183

113. Panda S, Tahiliani P, Kar A (1999) Inhibition of triiodothyronine production by fenugreek seed extract in mice and rats. Pharmacol Res 40(5):405–409

114. Meddah B, Ducroc R, Faouzi MEA, Eto B, Mahraoui L, Benhaddou-Andaloussi A, Martineau LC, Cherrah Y, and Haddad PS (2009) Nigella sativa inhibits intestinal glucose absorption and improves glucose tolerance in rats. J Ethnopharmacol 121(3):419–424

115. Park JH, Jin JY, Baek WK, Park SH, Sung HY, Kim YK, Lee J, and Song DK (2009) Ambivalent role of gallated catechins in glucose tolerance in humans: a novel insight into non-absorbable gallated catechin-derived inhibitors of glucose absorption. J Physiol Pharmacol 60(4):101–109

116. Bae K, Park J, Na A, Kim S, Ahn S, Kim S, Oh B, Cho H, Kim Y, and Song D (2013) Effect of green tea extract/poly-γ-glutamic acid complex in obese type 2 diabetic mice. Diabetes Metab J 37(3):196–206

117. Lekshmi PC, Arimboor R, Raghu KG, and Menon AN (2012) Turmerin, the antioxidant protein from turmeric (Curcuma longa) exhibits antihyperglycaemic effects. Nat Prod Res 26(17):1654–1658

118. Takeuchi H, Mooi LY, Inagaki Y, and He PM (2001) Hypoglycemic effect of a hot-water extract from defatted sesame (Sesamum indicum L.) seed on the blood glucose level in genetically diabetic KK-A(y) mice. Biosci Biotech Bioch 65(10):2318–2321

119. Wikul A, Damsud T, Kataoka K, and Phuwapraisirisan P (2012) (+)-pinoresinol is a putative hypoglycemic agent in defatted sesame (Sesamum indicum) seeds though inhibiting alpha-glucosidase. Bioorg Med Chem Lett 22(16):5215–5217

120. Wainstein J, Ganz T, Boaz M, Bar Dayan Y, Dolev E, Kerem Z, and Madar Z (2012) Olive leaf extract as a hypoglycemic agent in both human diabetic subjects and in rats. J Med Food 15(7):605–610

121. Bnouham M, Merhfour FZ, Ziyyat A, Mekhfi H, Aziz M, and Legssyer A (2003) Antihyperglycemic activity of the aqueous extract of Urtica dioica. Fitoterapia 74(7–8):677–681

122. Ahangarpour A, Mohammadian M, Dianat M (2012) Antidiabetic effect of hydroalcholic Urtica dioica leaf extract in male rats with fructose-induced insulin resistance. Iran J Med Sci 37:181–186

123. Teymouri M, Kouhsari S, Ghafarzadegan R, and Haji-Aghaei R (2010) Study of hypoglycemic effect of Juglans regia leaves and its mechanism. J Med Plants 9:57–65

124. Said O, Fulder S, Khalil K, Azaizeh H, Kassis E, and Saad B (2008) Maintaining a physiological blood glucose level with Glucolevel, a combination of four anti-diabetes plants used in the traditional Arab herbal medicine. Evid Based Complement Alternat Med

5(4):421–428

125. Abdelmeguid NE, Fakhoury R, Kamal SM, and Al Wafai RJ (2010) Effects of Nigella sativa and thymoquinone on biochemical and subcellular changes in pancreatic beta-cells of strep-tozotocin-induced diabetic rats. J Diabetes 2(4):256–266

126. Kanter M, Akpolat M, Aktas C (2009) Protective effects of the volatile oil of Nigella sativa seeds on beta-cell damage in streptozotocin-induced diabetic rats: a light and electron microscopic study. J Mol Histol 40(5–6):379–385

127. Burits M, Bucar F (2000) Antioxidant activity of Nigella sativa essential oil. Phytother Res 14(5):323–328

128. Auwerx J, Dequeker J, Bouillon R, Geusens P, and Nijs J (1988) Mineral metabolism and bone mass at peripheral and axial skeleton in diabetes-mellitus. Diabetes 37(1):8–12

129. Baumann BD, Wronski TJ (1995) Response of cortical bone to antiresorptive agents and parathyroid-hormone in aged ovariectomized rats. Bone 16(2):247–253

130. Altan MF, Kanter M, Donmez S, Kartal ME, and Buyukbas S (2007) Combination therapy of Nigella sativa and human parathyroid hormone on bone mass, biomechanical behavior and structure in streptozotocin-induced diabetic rats. Acta Histochem 109(4):304–314

131. Sano M, Takahashi Y, Yoshino K, Shimoi K, Nakamura Y, Tomita I, Oguni I, and Konomoto H (1995) Effect of tea (Camellia sinensis L.) on lipid peroxidation in rat- liver and kidney- a comparison of green and black tea feeding. Biol Pharm Bull 18(7):1006–1008

132. Asai A, Nakagawa K, Miyazawa T (1999) Antioxidative effects of turmeric, rosemary and capsicum extracts on membrane phospholipid peroxidation and liver lipid metabolism in mice. Biosci Biotech Bioch 63(12):2118–2122

133. Ammon HPT, Wahl MA (1991) Pharmacology of Curcuma longa. Planta Med 57(1):1–7

134. Samaha HS, Kelloff GJ, Steele V, Rao CV, and Reddy BS (1997) Modulation of apoptosis by sulindac, curcumin, phenylethyl-3-methylcaffeate, and 6-phenylhexyl isothiocyanate: apoptotic index as a biomarker in colon cancer chemoprevention and promotion. Cancer Res 57(7):1301–1305

135. Huang MT, Lou YR, Ma W, Newmark HL, Reuhl KR, and Conney AH (1994) Inhibitory effects of dietary curcumin on forestomach, duodenal, and colon carcinogenesis in mice. Cancer Res 54(22):5841–5847

136. Srimal RC, Dhawan BN (1973) Pharmacology of diferuloyl methane (curcumin), a nonsteroidal antiinflammatory agent. J Pharm Pharmacol 25(6):447–452

137. Kiso Y, Suzuki Y, Watanabe N, Oshima Y, and Hikino H (1983) Validity of the oriental medicines. 53. Antihepatotoxic principles of curcuma-longa rhizomes. Planta Med 49(3):185–187

138. Thomson M, Al-Qattan KK, Al-Sawan SM, Alnaqeeb MA, Khan I, and Ali M (2002) The use of ginger (Zingiber officinale Rosc.) as a potential antiminflammatory and antithrombotic agent. Prostaglandins Leukot Essent Fatty Acids 67(6):475–478

139. Al-Amin ZM, Thomson M, Al-Qattan KK, Peltonen-Shalaby R, and Ali M (2006) Anti-diabetic and hypolipidaemic properties of ginger (Zingiber officinale) in streptozotocin-induced diabetic rats. Br J Nutr 96(4):660–666

140. Vignon, F, Lefaou, A, Montagnon D, Pradignac A, Cranz C, Winiszewsky P, and Pinget M (1991) Comparative study of semen in diabetic and healthy men. Diabetes Metab 17(3):350–354

141. Baccetti B, la Marca A, Piomboni P, Capitani S, Bruni E, Petraglia F, and De Leo V (2002) Insulin-dependent diabetes in men is associated with hypothalamo-pituitary derangement and with impairment in semen quality. Hum Reprod 17(10):2673–2677

142. Mallidis C, Agbaje IM, Rogers DA, Glenn JV, Pringle R, Atkinson AB, Steger K, Stitt AW, and McClure N (2009) Advanced glycation end products accumulate in the reproductive tract of men with diabetes. Int J Androl 32(4):295–305

143. Scarano WR, Messias AG, Oliva SU, Klinefelter GR, and Kempinas WG (2006) Sexual behaviour, sperm quantity and quality after short-term streptozotocin-induced hyperglycae-mia in rats. Int J Androl 29(4):482–488

144. Navarro-Casado L, Juncos-Tobarra MA, Chafer-Rudilla M., de Onzono LI, Blazquez-Cabrera JA, and Miralles-Garcia JM (2010) Effect of experimental diabetes and STZ on male fertility capacity. Study in rats. J Androl 31(6):584–592

145. Abbasi Z, Tabatabaei SRF, Mazaheri Y, Barati F, and Morovvati H (2013) Effects of sesame oil on the reproductive parameters of diabetes mellitus-induced male rats. World J Mens Health 2:141–149

146. Ceriello A, Giugliano D, Quatraro A, and Lefebvre PJ (1991) Antioxidants show an antihy-pertensive effect in diabetic and hypertensive subjects. Clin Sci 81(6):739–742

147. Al-Azzawie HF, Alhamdani MSS (2006) Hypoglycemic and antioxidant effect of oleuropein

in alloxan-diabetic rabbits. Life Sci 78(12):1371–1377

148. Andrikopoulos N, Kaliora A, Assimopoulou A, and Papageorgiou V (2002) Inhibitory activity of minor polyphenolic and nonpolyphenolic constituents of olive oil against in vitro low-density lipoprotein oxidation. J Med Food 5:1–7

149. Diaz AM, Abad MJ, Fernandez L, Recuero C, Villaescusa L, Silvan AM, and Bermejo P (2000) In vitro anti-inflammatory activity of iridoids and triterpenoid compounds isolated from Phillyrea latifolia L. Biol Pharm Bull 23(11):1307–1313

150. Visioli F, Bellosta S, Galli C (1998) Oleuropein, the bitter principle of olives, enhances nitric oxide production by mouse macrophages. Life Sci 62(6):541–546

151. Khayyal MT, El-Ghazaly MA, Abdallah DM, Nassar NN, Okpanyi SN, and Kreuter MH (2002) Blood pressure lowering effect of an olive leaf extract (*Olea europaea*) in L-NAME induced hypertension in rats. Arzneimittelforschung Drug Res 52(11):797–802

152. Schubert SY, Neeman I, Resnick N (2002) A novel mechanism for the inhibition of NF kappa B activation in vascular endothelial cells by natural antioxidants. FASEB J 16(12):1931–1933

153. Parmar HS, Kar A (2008) Medicinal values of fruit peels from Citrus sinensis, Punica granatum, and Musa paradisiaca with respect to alterations in tissue lipid peroxidation and serum concentration of glucose, insulin, and thyroid hormones. J Med Food 11(2):376–381

154. Bagri P, Ali M, Aeri V, Bhowmik M, and Sultana S (2009) Antidiabetic effect of Punica granatum flowers: effect on hyperlipidemia, pancreatic cells lipid peroxidation and antioxidant enzymes in experimental diabetes. Food Chem Toxicol 47(1):50–54

155. Hunt JV, Smith CCT, Wolff SP (1990) Antioxidative glycosylation and possible involvement of peroxides and free-radicals in LDL modification by glucose. Diabetes 39(11):1420–1424

156. Fenercioglu AK, Saler T, Genc E, Sabuncu H, and Altuntas Y (2010) The effects of polyphenol-containing antioxidants on oxidative stress and lipid peroxidation in type 2 diabetes mellitus without complications. J Endocrinol Investig 33(2):118–124

157. Rozenberg O, Howell A, Aviram M (2006) Pomegranate juice sugar fraction reduces macrophage oxidative state, whereas white grape juice sugar fraction increases it. Atherosclerosis 188(1):68–76

158. El-Demerdash FM, Yousef MI, Abou El-Naga NI (2005) Biochemical study on the hypoglycemic effects of onion and garlic in alloxan-induced diabetic rats. Food Chem Toxicol 43(1):57–63

159. Nijveldt RJ, van Nood E, van Hoorn DEC, Boelens PG, van Norren K, and van Leeuwen PAM (2001) Flavonoids: a review of probable mechanisms of action and potential applications. Am J Clin Nutr 74(4):418–425

160. Windisch W, Schedle K, Plitzner C, and Kroismayr A (2008) Use of phytogenic products as feed additives for swine and poultry. J Anim Sci 86:E140–E148

第 **4** 篇

多种草药混合制剂在预防和(或)治疗糖尿病和肥胖症中的应用

第 **8** 章

具有降糖和减肥作用的多种草药混合制剂

8.1 引言

　　尽管在合成化学领域取得了很大的进展,但是从草药中提取的化合物仍然是人类新药的重要来源。当前,世界人口中的 80% 仍在使用以草药为基础的治疗方法;现代药物中,有 1/4 的品种至少含有 1 种从草药中提取的化合物或经过化学修饰而具有药用价值。现代治疗的主要特点是通过寻找特异性受体进而发挥合成或单一成分药物对特定的组织/器官的选择性作用,但是,药物治疗的同时往往也带来相应的副作用。医生和护理人员在选择主治及辅助治疗药物时更喜欢使用全植物、植物混合物或其粗提取物,而不是纯活性化合物,他们认为,植物中不同化合物间存在的相互作用可以增强草药的药理作用,减少副作用。通常,人们按配方将叶子、水果、花、种子和根等多个药用部位制作成片剂、药丸、茶、提取物、酊剂、药膏或乳膏,从而用于减肥、降糖、抗炎、降压、通便、祛风、催乳、杀菌、止咳等治疗[1-4]。

　　正如第 2 章中所提到的,最近几十年来,我们见证了草药的广泛应用,科学家对其安全性、有效性以及在细胞、亚细胞和分子层面上可能的作用机制进行了广泛研究,并取得了巨大的进展。药用植物的应用既可以是单一植物成分(简单药物),也可以是由两种或两种以上的植物组成的多药制剂。后一种策略通过多种药用植物的联合应用,从而在获得额外治疗效果的同时,减少副作用的影响(图 8.1)[2,4-6]。

　　最近几十年,我们见证了化学治疗模式的迅速转变,包括长期以来人们所坚持的单一药物治疗逐步过渡到目前大力提倡多种药物联合治疗。因为使用单体合成药物容易引起治疗有效性的降低,以及耐药、副作用等问题的出现,这些问题在糖尿病、炎症、肥胖和癌症等慢性病的治疗中尤其明显。而使用多药联合治疗的基础在于认识一种疾病是否存在多种机制和基因。在这种情况下,虽然大部分疾病的致病机制仍不明确,但是民间和传统医学仍在不断探索,寻求将草药产品作为常规治疗方式的替代和补充。目前,对草药提取物(如银杏、黑种草)、全植物(如石榴),以及中药复方治疗(如体内胆碱、体重、葡萄糖水平)进行的体内研究和临床试验中已取得非常积极的成果。正因为当前草药的广泛应用,对于它们本身及作用机制的研究就有了越来越迫切的需求[7-9]。

　　就肥胖而言,药用植物及其活性化合物(如:姜黄素、橄榄苦苷、迷迭香酸、鼠尾草酸、大

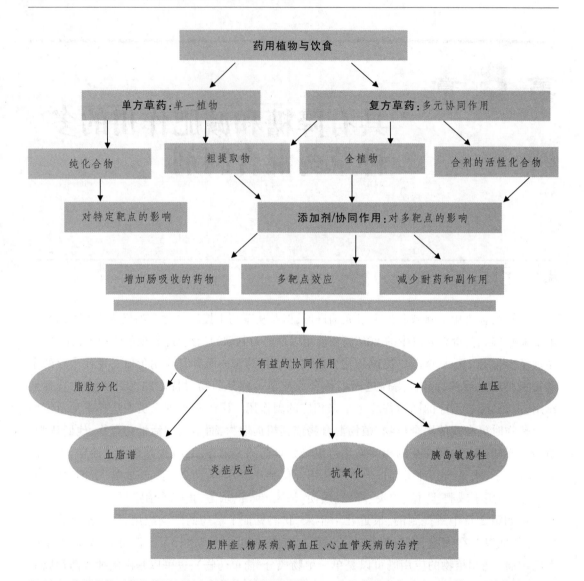

图 8.1 药用植物可能的作用机制和与食疗辅助的协同作用。多种药物联合治疗可提供一些单药治疗所没有的优势。多种草药治疗潜在的协同作用机制包括：(a)多种药物以竞争或协同的方式通过不同路径作用于相同或不同的靶点；(b)参与调节肝脏和肠道代谢中酶的转运功能，从而提高口服药物的生物利用度；(c)克服微生物和癌细胞的耐药机制；(d)通过"加工"或药物间的相互作用以增强疗效，减少副作用。

豆蛋白和异黄酮)已被证实具有调节脂肪细胞的大小和数量、诱导细胞凋亡、抑制脂肪的生成以及刺激脂肪细胞的分解等作用(图 3.1)。因此，它们可以用来作为肥胖管理的替代或补充疗法。正如第 3 章中所详细讨论的，大量研究报告表明，人们越来越认识到，对于超重/肥胖人群进行减重管理可以获得诸如增加预期寿命、减少相关并发症等巨大收益。虽然已经证实通过减少饮食脂肪摄入的同时增加体育锻炼的生活方式的有效性，然而只有 1/3 的减肥者能够做到；虽然世界上由饮食行业提供的减肥和控制体重的制剂越来越常见，然而对于肥胖患者体重的长期控制却收效甚微；此外，据统计，大多数通过节食而减肥者在 5 年内都恢复到原来的体重。

据报道,一些植物,如:绿茶、姜黄、辣椒、生姜、大蒜化合物及共轭亚油酸在治疗糖尿病的同时对脂肪组织也有直接影响。一些证据表明,我们对相关活性化学物质作用于肥胖及其并发症的认识取得了实质性的进展。多酚作为其中一种组分,广泛存在于水果、蔬菜、谷物、豆类及葡萄酒中。正如本书前几章所讨论的,一些试验研究了不同植物化学物质对脂肪生成的影响,例如:山萘酚、杨梅素、槲皮素、表没食子儿茶素没食子酸酯、染料木黄酮、黄豆苷元、芹菜苷元、木樨草素、花青素、葡萄籽原花色素的提取液以及黄腐酚等,均已被发现可以作用于脂肪细胞的特异性发育阶段,从而抑制脂肪细胞的生成或诱导细胞的凋亡(图3.1)。同样,相关研究也涉及诸如:类胡萝卜素(如岩藻黄质)、香豆素衍生物(如七叶亭)、植物抗毒素(如白藜芦醇)等物质对脂质代谢的影响。尽管许多预防及治疗肥胖症的分子靶点已经确定,单一药物的治疗方法仍未能取得令人满意的结果。因此,由多种植物化学物质联合应用,作用于多个信号转换通路的治疗方式,有可能成为糖尿病、肥胖症及相关其他疾病治疗所适合的新思路、新方法。之前,有两种类似的化合物被报道过,即阿霍烯(一种大蒜中发现的有机硫)-共轭亚油酸与维生素 D-染料木素(一种植物雌激素,属于黄酮类)。其中,共轭亚油酸以协同作用的方式增加几种促凋亡因子的表达,从而增强阿霍烯诱导的成熟 3T3-L1 细胞凋亡作用。与之相似,染料木素通过增加维生素 D 受体的表达,从而增强维生素 D 对成熟脂肪细胞中脂肪生成及细胞凋亡的抑制作用。这两个例子表明,减肥联合治疗方法中不同化合物分别作用于脂肪细胞生长周期中的不同阶段,通过诱导细胞凋亡及抑制脂肪生成的方式取得有益的治疗效果,进而证明,使用两种或两种以上较低剂量的化合物,可以在对脂肪细胞取得预期作用效果的同时降低潜在的副作用。虽然不能将体外及动物的试验结果直接推断到人类自身,但是以上这些研究成果仍有助于阐述,当选用天然产品进行单独或联合治疗时,相关化合物通过诱导细胞凋亡、抑制脂肪细胞生成等多种分子信号通路,从而调节脂肪组织含量的作用机制[5-9]。

总体而言,尽管草药在药物研究发展中正逐渐成为越来越有价值的一部分,但仅有少部分的植物化学物质的活性化合物及作用机制较为明确,这种情况阻碍了对草药标准化的制订、评估及进一步的发展。因此,仍需进行更多的研究以阐明植物化学物质成分之间个体与数药联合作用的机制与药理作用。事实上,对于草药治疗效果的相关机制,目前仍存在相互矛盾的观点。例如:试验中观察到一些药用植物中活性化合物的浓度低于已知的药理学剂量,这引起了一部分专家的怀疑,并提出草药的治疗特性是由于安慰剂效应。相比之下,还有报道指出,含有多种化学物质的天然草药提取物的治疗效果要显著高于相同浓度的仅含有单一活性化合物的提取物[5-9]。

8.2 基本传统医疗体系中协同效应的概念

世界各地的传统行医者将数以千计的野生食用草药和动物源制剂(如:牛奶、血清、尿液、骨骼和羽毛等)用来治疗和(或)预防已知的疾病,以保持人类身体及精神的健康。本章将展开这个话题,讨论在传统医学中(如:希腊阿拉伯和伊斯兰医学、阿育吠陀医学以及中医)占重要地位的药用植物药效学和协同效应的概念(图2.2)。

希腊阿拉伯和伊斯兰医学:正如第2章所述,阿拉伯–伊斯兰医药学的发展为现代西方医学和药学的发展奠定了坚实的基础。阿拉伯人不仅在自身医学发展中贡献了许多真知灼见,还大量翻译了来自希腊、波斯和印度的医学文献,这种融合促成了以科学和试验结果为基础的医学体制。阿拉伯和伊斯兰学者明确了人类对鼠疫、白喉、糖尿病、痛风、癌症、麻风病、狂犬病和癫痫等疾病的诊断。Avicenna(公元980—1037年)和Rhazes(公元864—930年)被认为是伟大的医生和医学权威,他们编写的教材直到16世纪仍在被欧洲的大学所使用。他们制订了临床研究、药物以及动物试验的主要准则(图8.2)。阿拉伯和伊斯兰学者开发了数百种药用植物和复方制剂,并编写了相关文献,这些作品囊括了医学、药学和植物学等各方面的理论和实践基础,内容准确,细节详尽。

药学作为一门研究药物安全性与有效性的独立、学术性学科,其发展始于9世纪的巴格达。药师的主要职责不仅是简单传承和积累已知的天然药物的相关知识,而且越来越倾向于

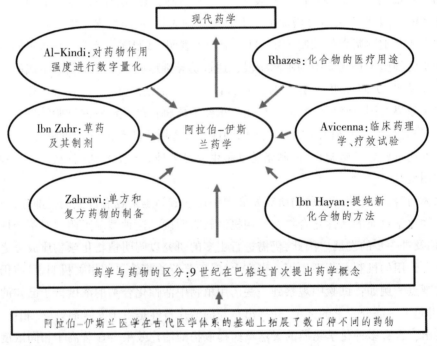

图8.2　希腊阿拉伯和伊斯兰药学的发展历程。Jaber Bin Hayan(Gerber)最先开始寻找不同化合物的提纯方法;Ibn Sina(Avicenna)编写了一整套药学的理论著作,书中描述了大约700种制剂的理化性质、作用机制和适应证,他还对药理学、临床药理学、疗效试验及药物检测等学科的试验方法进行了系统化和量化;Rhazes拓展了化合物的医学用途;Al-Zahrwi(Abulcasis)提出了大量的处方,并阐述了如何制备单方药物以及复方药物;AL-Biruni在他的著作中详细介绍了药物的理化性质,并概述了药房的作用和药师的职能与职责;Al-Kindi将数学理论应用到医学领域特别是药理学的实践中,包括制订一个数字量化表用以量化药物的作用强度。

寻找潜在的草药、动物产品和矿物质作为新药的来源。药物可根据其对人体的影响与作用分类,如兴奋剂(加快血流速度和提高能量水平)、利尿剂(促进尿液与毒素的排出)、局部抗菌清洁剂、滋补品(增强体质、预防疾病)、祛痰药(清除痰液堆积物)、镇痛麻醉剂、助消化剂以及口腔清洁剂。阿拉伯药师们发现并引进了大量新药,并投入临床治疗,如:番泻叶、樟脑、檀香、麝香、没药、决明子、罗望子、肉豆蔻、丁香、乌头、龙涎香以及汞。此外,他们还介绍了许多新概念,拓展了人类对草药的认识及潜在的医学应用领域。

迄今为止,公元 9 世纪是阿拉伯-伊斯兰医药文学著作最为多产的时期。这一时期的丰硕成果为之后 5 个世纪学术向更高水平迈进铺平了道路。Avicenna 在他的《单方药物》(本草)一书中讨论了药品的性质、质量及其配制方式对疗效的影响。他提到:"你可以通过比较和试验两种方式来判断药物的效力,我们说,在考虑了特定的条件后,试验可以使我们对一种药物的作用效果有明确的认识。"根据 Avicenna 和 Rhazes 的建议,首先应对患者进行物理和饮食治疗,如治疗失败,则需使用药物。Rhazes 的治疗方案从饮食疗法开始,他提出:"如果一名医生使用饮食而不是药物就能达到治疗效果,那就是他的成功;如果必须使用药物,则应该采用单方而非复方的治疗方案。"

药物一般可被分类为单方制剂和复方制剂,内科医生考虑药物之间的相互作用,他们首先倾向于使用单方制剂;如果治疗失败,则使用两种或两种以上复方制剂;如果以上两种保守治疗方案均失败,则进行手术。Alkindus(去世于公元 1599 年)首次引入药物作用强度量化表,医生可以使用它来判断处方的治疗效果。Avenzoar(公元 1091—1161 年)撰写了《治疗及饮食使用手册》。该书介绍了 230 种药物,其中大部分是草药,此外还包括动物和矿物源药物。该书对植物的药用部位(如根、种子及叶子)进行了完整的描述。Ibn al-Baitar(公元 1197—1248 年)编写的《药食汇编》,引用了 260 多部参考文献,是阿拉伯最负盛名的药学典籍之一。Al-Antaki 在其百科全书中描述了 57 种可用于单方或复方治疗的植物的作用特点。这些植物包括:马兜铃、角豆、蓖麻油、小茴香、桃金娘、埃及香脂、大木贼、秋风茄、纸莎草、波斯仙客来、藏红花、梧桐无花果以及叙利亚布吕尼。此外,作者还介绍了典型农作物的药用价值,如:葛缕子、胡萝卜、野芫荽、梨、木瓜、甘蔗以及核桃。Abu Hasan Al-Tabari(公元 808—870 年)撰写了多部医学典籍,在其中最著名的《智慧的天堂》中,他讨论了人的胚胎学、性格、心理学、卫生学、急慢性疾病及其治疗方法。此外,这本书还包含了关于本草、饮食、效用、药用动物和鸟类器官及其制备方法等几个章节的内容。Al-Tabari 敦促医生根据具体情况来选择最佳的治疗方案,他对治疗方法的描述也十分精确,他提出:"我试过一种治疗胃胀非常有效的药,将苔草(水麻)和苦艾的汁液煮熟,过滤后服用几天,另外将芹菜种子(湿地欧芹)磨成粉后与大茴香混合制成药片,用适量的水送服,可以去除胃、关节和背部(关节炎)中的瘀气。将黑柯子粉末与提取自甘草的植物糖混合于黄油中,每日服用,可以健胃。"此外,他特别强调了处方中药材产地的重要性。Al-Tabari 的建议为当今 WHO 制订植物性药材鉴定指南奠定了基础,这份指南规定了植物性药材的鉴定、系统性命名、药材的属、种、亚种或变种、科,以及得到证实可沿用的当地俗名。另外,指南还强调了收集药材产地环境数据的重要性,如土壤、气候和植被等。毫无疑问,阿拉伯-伊斯兰医学和药学的发展为现代西方医学和药学的发展奠定了坚实的基础。

阿育吠陀医学:其通常也被称为印度医学,对草药及动物制品进行了广泛的汇总并描述其药用特点。目前,70%的印度人仍在使用该理论进行治疗保健。阿育吠陀著作被翻译成希腊语(公元300年)、汉语(公元300年)及前文提到的阿拉伯语(公元700年)。印度次大陆拥有大约45 000种植物(约占全球物种的12%),其中80%具有药用价值。当代的阿育吠陀制药产业大约使用其中500种。约有80%的阿育吠陀、46%的尤纳尼医学、33%的对抗治疗体系所需草药出产于西喜马拉雅地区。英国药典中约有50%的药物与生长在该地区的药用植物有关。在印度,目前大约有25 000种基于植物的制剂被用于阿育吠陀医学体系,其中包括滋补品、抗疟药、解热药、壮阳药、祛痰药、肝保护剂、抗风湿药、利尿剂以及用于某些中枢神经系统疾病治疗的药品。阿育吠陀医学的天然药物不仅取材于植物的整株或某些部位组织,也有一部分来自动物和矿物质,还有些是植物的分泌物,如:树胶、树脂和乳胶。其中较为常用的香料、草药和复方制剂可以用于治疗和(或)预防28种慢性疾病[1,16,17]。

历史上,印度阿育吠陀医学可以追溯到几百年前的公元1300年。在这个古老的医学体系中,特别强调多草药联合治疗的概念。在传统的印度医学体系中,更倾向于选择使用配方制剂和植物提取物混合制剂,而不是单方制剂的治疗方案,例如:生姜、黑胡椒和长辣椒一起服用在提高辣度的同时还具有稀释黏液的作用;苦寒的草药与温热的草药一起服用(印楝和生姜联合使用)可以抵消极端的不良反应;孜然、黑胡椒和阿魏胶一起服用,传统上用于治疗消化不良引起的腹胀;青牛胆茜草与姜黄结合可以增强人体的免疫力。在复方草药制剂的配方中,特别要注意药材间的相容性,彼此不相容的药材不可以一起服用。这种不相容性可能是由于药材数量、能量或功能上的不相容。例如:由于口感和温度的不同,酥油不应该与蜂蜜按相同重量比服用;而泻药与收敛药会产生拮抗作用,它们之间会相互抵消各自的作用[1,18,19]。

中药(CHM):其是传统中医最重要的组成部分之一,其中85%的药材来源于植物,剩下的15%来源于动物和矿物质。中药有着极其成功、丰富和漫长的治疗历史,它最早由神农氏发现(公元前2737—2697年),并对70多种草药的特性及其药用价值进行了描述。在他的推广下,许多草药成为中国古代医疗保健的常规用药。《神农本草经》(公元前202年—公元220年)是中国第一本已知的中草药使用指南,里面详细记录了365种中药制剂的数据及其治疗效果,其中包含252种植物成分、67种动物成分和46种矿物质。《中国药典》(2010版)收录了2165种中草药,其中临床常用的约有300种,此外还包括一些地方的民间药物。当前中药相关的文献中记录了11 146种植物药材;1581种动物、动物器官及昆虫药材;80种矿物质;50多种天然药物制剂及5000多种经临床验证的中草药制剂。与其他草药不同,中药通常是以方剂的形式开具,每一张中草药的处方(配方,中国称之为方剂)都包含了多种药材,且内容根据患者病情的不同而进行调整。中药理论认为,通过药材的联合应用可以增强疗效,减少或消除药材单用时产生的不良反应(图8.3)[1,20,21]。

总而言之,希腊阿拉伯和伊斯兰、中医、阿育吠陀的传统药物为许多疾病的预防和治疗

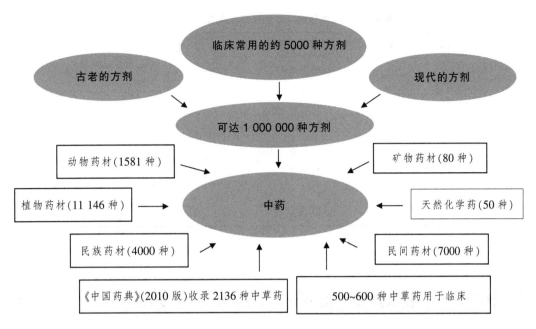

图 8.3　中药 85% 的药材来源于植物,剩下的 15% 来源于动物和矿物质。

奠定了基础。已有超过 800 种植物被用于治疗或预防糖尿病、肥胖症及相关疾病,超过 400 种提取物被证实在体内或体外有效,其中用于治疗糖尿病、肥胖症的草药药理作用机制可归纳为:

1. 减少碳水化合物的吸收;

2. 改善胰岛素的敏感性;

3. 增加外周组织对葡萄糖的摄取;

4. 刺激胰岛素的分泌;

5. 增强内源性肠促胰岛素的作用(肠促胰岛素是一组代谢类激素,可在血糖升高前刺激增加胰岛素的释放使血糖水平下降);

6. 抗氧化应激,减少细胞凋亡;

7. 增加肝糖原的合成,抑制肝糖原的分解;

8. 控制食欲;

9. 提升燃脂率,促进脂质代谢;

10. 抑制胰腺脂肪酶的活性;

11. 减少脂肪生成;

12. 促进脂肪分解。

由于许多草药剂型含有多种提取物和化合物,因而,其可能具有多种作用机制(表 8.1)。

表 8.1 治疗肥胖症、糖尿病可能的作用机制及其协同作用[7,9,22-25]

抑制作用	促进作用
食欲	胰岛素分泌
脂肪生成	脂类分解
脂质代谢	内源性肠促胰岛素
胰腺脂肪酶活性	糖原生成
生热作用	外周葡萄糖摄取
葡萄糖吸收	胰岛素敏感性
肝糖原分解	抗氧化作用
	胰腺再生

8.3 植物化学物质间的协同作用及其作用机制

药用植物中存在的协同与副作用是个古老的概念。一些科学报告表明,许多草药的多种活性化合物通过作用于单个或多个靶细胞和(或)组织产生协同或相加作用发挥其治疗作用。增强作用可定义为增强药效的积极相互作用。它可以存在于同一草药中的两种化学物质之间, 可以存在于两种草药中的两种成分之间, 也可以存在于植物化学物质与常规药物之间。协同和相加效应是增强作用的子集。当混合物中的两个或多个分子相互作用提供等同于单个分子作用之和的组合作用时,会观察到相加作用。当两种或多种化合物组合表现出高于单个分子全部活性时,就会产生协同效应。例如,地中海饮食由水果、坚果、草本植物、香料、谷物、豆类、橄榄油及其产物组成,它们通过协同作用降低心血管疾病的风险及发挥保健作用。另一个协同效应的例子是植物中的抗癌物质。已经发现它们会影响信号转导的不同阶段,包括基因表达、细胞周期进程、增殖、细胞死亡、代谢和细胞凋亡。近几十年来,复合抗癌药物已成为癌症治疗的主要支柱。多项研究证明植物化学物质(包括槲皮素、儿茶素、白藜芦醇和姜黄素)与多种常规抗癌药物具有协同抗癌作用。此外,还发现与天然产物或常规药物联用时,植物化学物质可抵消肿瘤的多种耐药性[7,9]。

药效学和药代动力学是协同作用的主要作用机制。当一种草药促进另一种草药的吸收、分布、代谢和排泄时,就会发生药代动力学协同作用。另外,当具有相似治疗作用的活性成分作用于相似的受体或生理系统时,就会发生药效协同作用。此外,在大多数情况下,多种因素和并发症共同致病,导致可见和不可见的症状。在这里,草药的组合可以同时作用于多个目标,从而缓解症状。根据经典药理学、分子、生物学和临床研究,提出以下 4 种药用植物协同作用的机制(表 8.1)[7,9,22-25]:

1.不同的植物化学物质以不同的机制影响相同或不同的受体。当单提取物或多提取物组合的单一成分影响单一靶标甚至多个靶标通过协同的方式进行协作时, 其也称多目标协同效应。例如,多种次级植物化学物质(例如多酚)的多价效应,它们对不同蛋白质和糖蛋白具有很强的结合能力。另一个有代表性的例子是萜类化合物。由于它们的亲脂性,对细胞膜具有较高的亲和力,因此对细菌细胞有很强的穿透力。

2.不同的植物化学物质可以调节与肝脏和肠道吸收速率相关的酶和转运蛋白。其是由数十种植物化学物质组成的植物提取物。多酚和皂苷除特定的药理作用外,还可以提高其他主要化合物在同一提取物中的溶解度和(或)吸收速率,从而提高其生物利用度,同时与分离的提取物组成成分相比,提取物的功效更高。例如,相比于等摩尔的凯勒琳(凯拉的主要活性化合物)60 分钟才完全吸收,阿米芹(凯拉)的提取物在 10 分钟后就已经完全被生物利用。

3.不同的植物化学物质可抵消微生物和癌细胞的耐药性。被大家所熟知的是,当抗生素与能够部分或完全抑制细菌耐药性的这类药物联合使用时,就会发生这种机制。最著名的例子是 β-内酰胺类抗生素(BLA)青霉素与克拉维酸(舒巴坦或他唑巴坦)的结合,成功地拮抗了青霉素酶的耐药性。

4.不同的植物化学物质可以通过"加工"或药物-药物相互作用来消除副作用,并增强药物的药效。当植物化学物质消除和(或)减少另一种化合物的毒性作用,并因此与原始分离的化合物相比增强效力时,就会发生第四种机制。因此,我们在传统的阿拉伯和伊斯兰医学以及中医中都发现"预处理药物"一词,这就意味着该药物通过加热或添加其他物质进行了预处理。

草药协同作用时常被报道[2,5-7],但很少有报道提供明确的机制。超过 70%的草药协同作用已通过直接比较有效浓度或治疗效果而得出。在这些研究中,假设相对每种单独成分而言,如果降低组合成分的有效浓度或显著提高组合成分的作用,就会发生协同作用,而这很难轻易地区分协同作用和累加作用,通常依赖于较高的变异幅度[7,24-26]。对替代药物的积极信号不一定与其积极或消极影响相关。这些发现表明,尽管安慰剂作用可能与某些草药制剂的药理作用相关,但草药药理作用可能是草药化合物协同作用的结果[24-30]。已经针对越来越多的草药产品进行了严格的临床试验。一项文献检索发现,自 2005 年以来,在草药和非草药研究期刊中出版了数百种出版物,其中包括草药的随机、双盲、安慰剂对照试验。这些试验涉及15~1200 名患者(大多数>50 名患者),与典型的 I 期(20~80 名)和 II 期(20~300 名)临床试验的患者人数相当。总体而言,大多数试验展现出明显优于安慰剂的疗效。试验结果明确表明,安慰剂的作用不可能是绝大多数草药产品观察疗效的唯一因素[7,24-30]。

8.4 草药制剂降血糖和抗肥胖作用的临床和试验研究

目前,草药混合物领域得到了广泛的发展,这些混合物由其天然来源和较少的副作用,在发展中国家和发达国家中都变得越来越受欢迎。在印度、阿拉伯和伊斯兰地区,草药(例如,整株植物、植物提取物、酊剂和乳膏)大多是在柜台上出售,没有关于从业者的专业性以及这些产品的安全性、质量和功效的明确规定。在这方面,在涵盖巴勒斯坦大部分地区的全面调查中评估了阿拉伯伊斯兰草药的状况。其评估了巴勒斯坦传统草药从业者的资格、人们对草药的态度、医生对草药的态度以及他们对特定疗法的知识,最后评估了药师对草药的态度以及他们对特定疗法的认知。

如前所述,人们相信这些药物是根据希腊阿拉伯传统的原理制备的。人们认为以草药为基础的药物在治疗和预防疾病方面是安全有效的。大多数受访者支持对药用植物的安全性和功效进行科学研究,并认为合成药物的功效常常受到限制,并且伴有副作用。因此,将草药整合到现代医学中主要障碍之一是缺乏证明其功效和安全性科学的临床数据。因此,需要进行草药混合物的临床研究,开发用于生物标准化以及药理和毒理学评估的简单生物测定法,以及开发用于毒性和安全性评估的各种动物模型。确立这些草药提取物的活性成分也很重要[13,15,31]。

草药的降血糖、降血脂作用通过多种机制来实现。其包括抑制肠道中葡萄糖的吸收,增加胰腺胰岛素分泌,增加组织对葡萄糖的摄取,减少肝脏中葡萄糖的生成,以及增加胰腺组织再生。由于草药包含许多化合物成分,因此,很难确定其降低血糖的作用机制。这些混合物的治疗效果可能是通过各种机制实现的。例如,Diasulin(表 8.2)包含决明子和匙羹藤,它们通过抑制肠道中葡萄糖的吸收和增强胰腺中胰岛素的分泌来降低血糖。此外,该化合物中存在胡芦巴,可能通过增强胰岛素分泌、增加组织对葡萄糖的吸收、减少肠道对葡萄糖的吸收以及抑制肝细胞中的葡萄糖生成而降低血糖。糖尿病患者的血脂异常是导致心血管疾病的主要危险因素之一。其特征在于血清甘油三酯和低密度脂蛋白(LDL)水平升高,同时高密度脂蛋白(HDL)浓度降低。根据目前的指南,降低血清 LDL 浓度是控制糖尿病患者血脂异常的主要目标。然而,尽管进行严格的药物治疗,大多数糖尿病患者仍未达到建议的 LDL 浓度(<100mg/dL)。在表 8.2 和表 8.3 中列出的所有药品中,Karnim Plus、HAL 和 Cholevel 表现出明显的降血脂作用[15,31,56-58]。

在下一节中,我们将讨论 3 种主要传统医学系统(希腊阿拉伯和伊斯兰医学/尤那尼医学、阿育吠陀医学和中医学)制备的多草药配方的有效性和安全性。如前所述,该医疗系统是现有最古老的医疗系统之一,在阿拉伯地区以及南亚地区广泛使用。我们将专注于科学测试多种草药混合物(表 8.2 和表 8.3)。

Glucolevel 是在传统的希腊阿拉伯和伊斯兰草药中使用的 4 种抗糖尿病植物的组合,即核桃叶(胡桃)、橄榄树(油橄榄)、荨麻(异株荨麻)和地中海盐灌木(盐滨藜)。该混合物通过增强酵母细胞摄取葡萄糖,抑制大鼠肠段中葡萄糖肠道吸收,作用在通过链脲佐菌素诱导的 2 型糖尿病大鼠,血糖水平明显降低。此外,通过测量 16 位最近发病的 2 型糖尿病志愿者血糖水平来评估其疗效,这些志愿者每天接受 1×3 的 Glucolevel 片剂治疗,持续 4 周。在摄入 Glucolevel 的第一周内,基线血糖水平从 290±40mg/dL 显著降低到 210±20mg/dL。在治疗的 2~3 周内达到了正常的葡萄糖水平。此外,在 6 名接受 Glucolevel 治疗的患者中,糖化血红蛋白值显著降低。4 种植物通过不同但协同作用的机制达到降低葡萄糖水平的目标。如本书前几章所述,迄今为止获得的科学证据表明所用的 4 种草药均具有降血糖和抗氧化的特性。据报道,橄榄叶中的主要活性化合物是橄榄苦苷,以 16mg/kg 的剂量能显著降低血糖,并具有降血压和降血脂特性。核桃叶中的单宁和多酚是有效的抗氧化剂,对超氧化物和羟基自由基都具有很强的清除活性。人们发现滨藜和荨麻提取物是非常有效的降糖药。它们在动物模型

表 8.2　已在体外、动物和临床研究中测试过的用于治疗糖尿病和相关疾病的多草药配方

公式/参考	使用的植物	学习规划	植物混合物的影响
Hyponidd[32]	决明子、姜黄、余甘子、金丝桃属植物、乌墨蒲桃、武靴藤提取物、印楝、苦瓜、紫檀、心叶青牛胆	动物	在 200mg/kg 时 ↓FBG，↑胰岛素，↓HbA1c，↑肝糖原，↓氧化应激(血浆)
Glucolevel[33]	胡桃木、油橄榄、荨麻、滨藜	动物/临床	↓HbA1c，↓血糖
Cogent db[34]	印楝、姜黄、余甘子、水草提取物、乌墨蒲桃、榄仁乳、毗黎勒、雷公藤、葫芦巴	动物	在 0.45g/kg 时 ↓FBG，↓HbA1c，↑胰岛素，↓TC，↓TG，↑HDL，↓葡萄糖尿，↑葡萄糖耐量
Diasulin/[35]	决明子、印度洋西兰花、姜黄、余甘子、厚朴、匙羹藤、苦瓜、苦参、东莨菪碱、黑莓树、丁香、葫芦巴		↓FBG，↑胰岛素，↓肝肾中的组织脂质，↓肝脏和肾脏中的氧化应激标志物
Okchun-San/[36]	薏米、甘草、葛藤、地黄、五味子、瓜蒌	动物	↓FBG，↑葡萄糖耐量
DRF/AY/5001[37]	余甘子、匙羹藤、苦瓜、紫罗果、黑莓树、毗黎勒、诃子	动物	在 600mg/kg 时 ↓FBG，↓HbA1c，↑肝糖原，↓AST，↓ALT，↓氧化应激，↓组织损伤胰腺，↓肾上腺素诱发的高血糖
Diabegon[38]	木橘、山茱萸、具芒小檗、药西瓜、姜黄、旋毛虫、余干子、丁香、匙羹藤、苦瓜、荜茇、花榈木、白花丹、獐牙菜、毗黎勒、诃子、葫芦巴、生姜	动物	↓FBG，↓胰岛素，↓HbA1c，↓肝糖原，↓葡萄糖尿，↓TC，↓TG，↑HDL，↓肝脏中组织脂质，↑肌肉中的 PPAR-γ 蛋白
HAL[39]	苦瓜、葫芦巴、印度人参	动物	在 500mg/kg 时 ↓FBG，↓TC，↓Tg，↓LDL，↓VLDL，↑HDL，↑肝糖原，↓氧化应激(肝) 在 400mg/kg 时
MAC-ST/001[40]	印楝、云实、苦瓜、乌墨蒲桃、葫芦巴	动物	↓FBG，↓TC，↓BUN，↓肌酐，↓ALT，↓AST，↓ALP，↓胰腺的组织学损伤 在 927mg/kg 时
SR10[41]	黄芪、党参、枸杞	动物	对葡萄糖耐量无明显影响 ↓FBG，↓胰岛素，↑抗氧化剂(血浆和肝脏)

(待续)

表 8.2(续)

公式/参考	使用的植物	学习规划	植物混合物的影响
Karnim Plus[42]	印棟、苦瓜、圣罗勒、胡黄连、生姜	动物	在 400mg/kg 时 ↓FBG，↓尿素，↓肌酐，↓TC
5EPHF[43]	木橘、库拉索芦荟、白蜡树、麻绞叶、水黄皮	动物	在 200mg/kg 时 ↓FBG，↑胰岛素，↓HbA1c，↓TC，↓TG，↓LDL，↑HDL，↓ALT，↓AST，↓ALP，↓氧化应激，↓胰腺的组织学损伤
Ziabeen[44]	库拉索芦荟、印棟、番樱桃、匙羹藤、苦瓜、山葵、止泻木、黑胡椒、獐牙菜	动物	在 4g/kg 时 ↑葡萄糖耐量，↑减重，↓第 30 天的 FBG
Diabecon(D-400)[45]	总序天冬、木瓜、羊屎果、匙羹藤、苦瓜、圣罗勒、花桐木	动物/临床	糖尿病药对视网膜病变有效 ↓出血，↓微动脉瘤，↓渗出，↓视网膜炎增生
Glyoherb[46]	Arogyavardhini、印棟、邦巴萨、姜黄、牛黄解毒片、雪松、武靴藤、哈尔德、止泻木、Mame-java、苦瓜、余甘子、番石榴、天绿香、獐牙菜、蒺藜、葫芦巴	动物	在 600mg/kg 时 ↓FBG，↓TC，↓TG，↓HDL，↓LDL，↓VLDL，↓氧化应激(肝)

ALP，碱性磷酸酶；ALT，丙氨酸转氨酶；AST，天冬氨酸转氨酶；FBG，空腹血糖；HbA1c，糖化血红蛋白；HDL，高密度脂蛋白；HOMA，稳态模型评估估计的胰岛素抵抗；LDL，低密度脂蛋白；TC，总胆固醇；TG，↑，升高；↓，降低。

中显示出增强胰岛素作用。体外试验表明，滨藜有助于厌氧发酵过程中葡萄糖进入酵母细胞从而降低血糖。荨麻被认为减少肝脏的葡萄糖生成，而橄榄叶和核桃叶中的橄榄苦苷和单宁被认为是 α-葡萄糖苷酶抑制剂，从而减少了肠道中碳水化合物的吸收(图 8.4)[15,33]。

　　在伊朗使用的另一种抗糖尿病多草药混合物含有大蒜、肉桂、香柠檬、核桃、黑种草、苜蓿、油橄榄、石榴、丹参、二甲双胍、葫芦巴、荨麻和牛蒡子，分别对糖尿病大鼠生化参数进行测试。这些植物被广泛用于糖尿病治疗。多项研究表明，它们当中每一种植物都能有效地降低糖尿病患者的血浆葡萄糖和血脂。在链脲佐菌素诱导的 2 型糖尿病大鼠中验证了该混合物的降血糖作用。用该混合物治疗 4 周后，未观察到对血清肝酶、天冬氨酸转氨酶和丙氨酸转氨酶活性的显著影响。然而，治疗组的空腹血糖、摄水量和尿量低于糖尿病对照组。此外，经多草药混合物处理的大鼠中甘油三酯和总胆固醇的水平明显低于糖尿病对照组。结果表明，多草药混合物对血糖和血脂水平具有良好的作用，并且有可能被用作糖尿病治疗的膳食补充剂[59-61]。

表 8.3 在肥胖症及其相关疾病的体外、动物和临床研究中经过测试的多草药配方

公式/参考	使用的植物	学习规划	植物混合物的影响
POL-10[47,48]	圆形马兜铃、肉桂、余甘子、西洋甘菊、中亚白及、荜茇、黑胡椒、白花丹、毗黎勒和生姜	体外/动物	↓血清甘油三酯,↓血压,↓胆固醇,↓LDL,↓动脉粥样硬化指数,↑HDL
Danshen-Gegen formula[48,49]	丹参和葛根	体外/动物和临床	↓TC,↓LDL
Cholevel[47]	枇杷、油橄榄	体外/动物和临床	↓LDL,↑HDL,↓血清甘油三酯
Weighlevel[50,51]	羽衣草、油橄榄、欧薄荷、小茴香	体外/动物和临床	↓BMI,↑减重
Danggui-Buxue decoction[48,52]	黄芪、当归	体外/动物和临床	↓血清TC,↓LDL,↑HDL
Erxian decoction[60,62]	姜黄、淫羊藿、当归、鸡血藤、知母、黄柏	体外/动物	↓血清TC,↓LDL水平
生脉饮[48,53,54]	人参、麦冬、五味子	体外/动物	↓肝胆固醇,↓TG含量
血府逐瘀汤[48,55]	柴胡、当归、地黄、芍药、红花、枳壳、甘草、桔梗、桃仁、川芎、牛膝	体外/动物	↓血清TC,↓LDL,↑HDL水平,↓TG和TC/HDL

ALP,碱性磷酸酶;ALT,丙氨酸转氨酶;AST,天冬氨酸转氨酶;FBG,空腹血糖;HbA1c,糖化血红蛋白;HDL,高密度脂蛋白;HOMA,稳态模型评估估计的胰岛素抵抗;LDL,低密度脂蛋白;TC,总胆固醇;↑,升高;↓,降低。

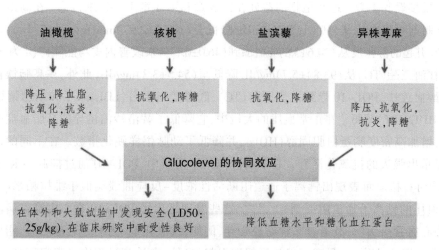

图 8.4 Glucolevel 的抗糖尿病作用机制。

Diabecon 是由 25 种药用植物制成的阿育吠陀抗糖尿病多草药制剂。它能够增加葡萄糖的外周利用率，增加肝和肌肉胰高血糖素含量，促进 β 细胞再生，提高 C 肽水平。其具有抗氧化特性，可保护 β 细胞免受氧化应激损伤。其可通过降低 HbA1c 水平，使微量白蛋白尿正常化，调节脂质分布，并最大程度地减少糖尿病并发症，发挥胰岛素样作用。此外，Diabecon 被认为是预防糖尿病患者并发症（如视网膜病）的安全药物。据报道，其对视网膜病变（减少出血、微动脉瘤、渗出和视网膜增生）有效。Diabecon 解决了视网膜出血及后续预防措施。其还通过抗炎特性研究增强了硬性和软性渗出液的吸收，得出的结论是，该配方可作为常规疗法用于 1 型和 2 型糖尿病患者的辅助用药[45,59]。

Diabeta 是由 10 种药用植物制成的阿育吠陀抗糖尿病多草药制剂。它以胶囊剂型提供，是一种抗糖尿病药。其结合了经过验证的抗糖尿病药草，并包含有效的免疫调节剂、降血脂药、抗应激药和保肝药。多种机制改善与糖尿病有关的并发症。当将 Diabeta 用作难控制的糖尿病患者辅助用药时，有助于克服对口服降糖药的耐药性。其赋予患者一种愉悦感，并促进症状（如无力晕眩、腿痛、身体疼痛、多尿和瘙痒）缓解[59,62]。

Glyoherb 是根据阿育吠陀医学系统获得的知识制备的 16 种药用植物组成的抗糖尿病混合物。在正常大鼠和链脲佐菌素诱导的糖尿病大鼠中评估了 Glyoherb 的降血糖、降血脂和抗氧化作用。单次腹膜内注射链脲佐菌素 70mg/kg 可诱发 1 型糖尿病。每天口服 200mg/kg、400mg/kg 和 600mg/kg 的植物混合物 28 天，导致血糖水平呈剂量依赖性降低。它还以剂量依赖的方式显著降低了血清甘油三酯、胆固醇、VLDL、LDL、动脉粥样硬化指数、血清尿素和肌酐的水平以及抗氧化参数。单用 Glyoherb 混悬液治疗的正常大鼠血糖、血脂水平和肾脏参数未见明显变化。Glyoherb 在链脲佐菌素诱导的糖尿病大鼠中作为降血糖、降血脂和抗氧化剂的功效与标准药物格列本脲（5mg/kg）相当[46,59]。

POL-10 是在巴基斯坦–印度地区的传统尤纳尼医学用于治疗心血管疾病的多草药制剂。它由 10 种草药组成，分别是圆形马兜铃、肉桂、余甘子、西洋甘、中亚白及、荜茇、黑胡椒、白花丹、毗黎勒和生姜。这些植物的益处在第 3 章和第 4 章中已详细讨论。在高血压大鼠中发现，该制剂可将血压从（198.1±5.2）mmHg 降低至（183.2±2.97）mmHg（n 为 7~10），并通过将乙酰胆碱引起的舒张度从（24.6±3.8）%增加到（46.0±6.7）%来改善内皮功能障碍（n 为 5~10），并将血清甘油三酯（TG）从（93.84±5.7）mg/dL 降低至（54.5±3.3）mg/dL。此外，在高脂饮食诱发的高胆固醇血症中，POL-10 导致总胆固醇（TC）、低密度脂蛋白（LDL）水平和动脉粥样硬化指数（TC–HDL/HDL）降低。在正常血压的大鼠中，它降低了替洛沙泊诱导的高脂血症中甘油三酯水平，增加高密度脂蛋白胆固醇（HDL），并降低了动脉粥样硬化指数。在不同的体外试验中，其显示出强大的抗氧化活性。在制备分离的平滑肌中，POL-10 通过抑制高 K^+ 诱导的收缩和 Ca^{2+} 向右移动而表现出钙离子通道阻断活性浓度–反应曲线类似于维拉帕米（一种用于治疗高血压的钙离子通道阻滞剂）。总之，这些发现指出了 POL-10 在心血管疾病治疗中的用途，在心血管疾病中，其通过多种途径介导，例如，抗氧化剂、钙离子通道阻滞、脂质合成抑制和吸收。除心率增加（最有可能是黑胡椒引起的）外，在治疗过程中未观察到其他副作用，如死亡率或发病率增加。需要进一步的研究来鉴定活性成分及其在 POL-10 总体有益作用中的贡献[47]。

　　Cholevel 是一种根据希腊阿拉伯医学知识制备的降血脂多草药配方,由枇杷(白沙枇杷)和橄榄叶(油橄榄)组成。将枇杷和橄榄叶的干提取物组合制成 Cholevel 片剂,在将 41 名高脂血症志愿者分为 3 组的临床研究中评估了 Cholevel 的降血脂作用。要求志愿者们保持日常饮食和药物不变,评估其 3 个月的 Cholevel 疗效和耐受性。第一组包括 12 名志愿者,他们接受固定剂量的他汀类药物治疗而对药物没有完全反应;他们每天服用 1×3 的 Cholevel 药片。第二组包括 20 名志愿者,他们每天仅服用 1×3 的 Cholevel 药片。第 3 组(对照组)包括 9 名志愿者,他们每天服用 1×3 的安慰剂片剂。所有受试者对胆碱的耐受性良好,没有副作用的报道。服用 3 个月,第一组胆固醇水平显著降低了 24%,第二组降低了 14.3%。LDL 和甘油三酯水平同时降低,HDL 水平提高。至于 Cholevel 的安全性,在培养的人成纤维细胞、人肝细胞、人单核细胞及其共培养物中未观察到毒性迹象。另外,在 LD50 为 17.3g/kg 的大鼠中发现了很高的安全性。

　　Cholevel 可能的作用机制在第 3 章和第 4 章中有详细讨论。橄榄叶提取物被发现可显著降低高脂饮食小鼠的体重、内脏脂肪垫重量和血浆脂质水平。在小鼠中,这些作用通过下调高脂饮食小鼠内脏脂肪组织中与脂肪生成有关分子的表达并上调与生热相关分子的表达来介导。此外,橄榄油在地中海饮食的心血管益处中起着核心作用(图 3.3 和图 4.3)。这些结果表明,补充橄榄叶提取物/橄榄油及其活性成分(橄榄苦苷和其他生物酚)可有助于减肥或预防肥胖。动脉粥样硬化是一个多因素导致的过程,包括 LDL 的氧化修饰,它是导致动脉粥样硬化的多途径触发病理事件。近年来的研究方向是,植物性食品的抗氧化剂使胆固醇致动脉粥样成分(主要是 LDL)和葡萄糖正常化,以降低心血管风险。近期数据表明,橄榄叶和枇杷叶的提取物具有抗动脉粥样硬化和抗氧化作用。在意大利和巴基斯坦,人们发现枇杷叶提取物具有显著的降血糖作用。据报道,其还具有抗病毒、抗肿瘤作用,并且对正常细胞没有杀伤作用,对肿瘤细胞表现出特异性细胞毒性作用。此外,其已被证实是有效的天然抗氧化剂。在已发表的文章中,没有数据提到枇杷叶提取物有任何副作用。种子提取物已经在动物试验中证明了其具有肝脏保护作用。橄榄叶提取物的安全性在欧洲和中东地区都有广泛的文献报道,在德国和法国都证实了其抗动脉粥样硬化、抗氧化和降糖作用[50]。

　　Weighlevel 是羽衣草的叶子提取物、橄榄树(油橄榄)、野生薄荷(欧薄荷)以及小茴香(孜然)种子的混合物。这些植物因其具有很大的药用价值而被广泛用于传统的希腊阿拉伯和伊斯兰草药以及欧洲草药中。在体外培养的人成纤维细胞和大鼠试验中证实此混合物的安全性高(LD50 为 15.3g/kg)。通过脂质过氧化方法测得该混合物在极低浓度(10μg/mL)下具有显著的抗氧化性能。在鸡身上每周给予 Weighlevel 并持续 4 周,鸡的体重持续并且显著减轻。通过测量耗氧量,大鼠肩胛骨处褐色脂肪组织的生热速率增加了 3 倍。在一项 80 名志愿者[BMI 为 (30.67±2.14)kg/m²]的临床研究中,对 Weighlevel 的疗效进行了测试。志愿者们被要求一日 3 餐正常饮食,但是每餐前 30 分钟吃 1 片 Weighlevel。所有受试者均具有良好的耐受性,并且未报告不良反应。在整个研究期间,这些受试者的体重逐渐减轻。与 BMI 高于 30kg/m² [从 (32.1±1.8)kg/m² 至 (27.5±2.2)kg/m²]的肥胖人群相比,BMI 为 25~30kg/m² 的超重人群的体重减轻得更多[从(28.5±1.2)kg/m² 至(24.5±1.4)kg/m²。这些结果表明，Weighlevel安全、有效并且耐受性好。

关于这种植物混合物的作用机制，作者推测，羽衣草、橄榄叶、野生薄荷和小茴香的组合可增加棕色脂肪细胞的供应和生热作用。据报道，在寒冷的环境中，羽衣草中的胺类可增加新陈代谢的速度，而黄酮类化合物可调节消化酶并具有心脏保护作用。除刺激代谢的作用外，橄榄叶提取物还显出抑制肠道葡萄糖吸收的作用，因此，其具有降血糖、降血压和降血脂特性。橄榄叶可减少脂肪负荷和血液中脂肪含量。据报道，野生薄荷可以缓解胃痛，增加胃排空和食物在消化系统的转运。小茴香也被报道可以通过刺激胃肠道黏膜和胰腺消化酶来提高葡萄糖利用率，降低血糖并促进消化。该混合物除减肥效果外，还被证实有抗氧化活性。这一发现对于通常具有较高的氧化应激水平的肥胖症患者来说意义很大(图 8.5)[51,63]。

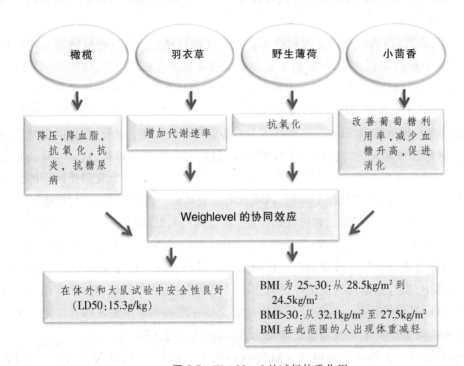

图 8.5　Weighlevel 的减轻体重作用。

血府逐瘀汤(XFZY)是一种古老的中草药配方，最早出现于 18 世纪初，由柴胡、当归、熟地黄、白芍、红花、桃仁、枳壳、甘草、桔梗、川芎、牛膝组成，其降血脂作用已在临床和动物研究中得到证实。血府逐瘀汤的水溶性成分可显著降低甘油三酯水平，并降低总胆固醇与高密度脂蛋白的比值，同时降低血栓素与前列环素的比值(与血小板聚集有关)。水溶性成分中[0.2g/(kg·d)，2 周]的中等极性和非极性部分混合物对血脂水平具有显著的降低效应，并且在增加前列环素分泌方面具有更强的效力。它还抑制白介素-8(促炎细胞因子)的产生。6 种血府逐瘀汤成分的水提取物(柴胡、赤芍、红花、桃仁、枳壳、川芎)可减轻高脂饮食诱导的 SD

大鼠的高脂血症。这些作用是通过调节部分逆转能量和脂质代谢紊乱来实现的,还通过减少 β-羟基丁酸酯和炎症介质的积累以及增强谷胱甘肽的生物合成来实现。除了 1 例报告胃部不适,在血府逐瘀汤治疗期间和治疗后,未发现其他明显的不良反应[48,55]。

当归补血汤(DGBX)是一种著名的中药方剂。在糖尿病 GK 大鼠研究中确定了其对动脉粥样硬化早期血脂和与泡沫细胞形成相关的基因表达的影响。将当归补血汤[3g/(kg·d)或 6g/(kg·d),共 4 周]以口服方式给予糖尿病并发动脉粥样硬化大鼠。测定总胆固醇、甘油三酯、高密度脂蛋白(HDL)、胆甾醇和低密度脂蛋白(LDL)以及单核细胞趋化蛋白(MCP)-1、细胞间黏附分子(ICAM)-1 和测定主动脉中的 CD36 mRNA 水平。这项研究结果表明,该配方可调节血脂并抑制主动脉中 MCP-1、ICAM-1 和 CD36 的基因表达。另一项研究显示,当归补血汤[1.68g/(kg·d)、8.4g/(kg·d)和 16.8g/(kg·d),连续 5 周]的效果相似,并且不同剂量组的甘油三酯均明显降低。当归补血汤[相当于 6g/(kg·d),6 周]还证明了,通过使高脂饮食的大鼠的肝纤维化中 SOD 活性增加和 MDA 含量降低,最终肝脂质过氧化作用得到改善。当归补血汤制剂在 1.5g/d、3.0g/d 或 6.0g/d,12 周的临床治疗耐受性良好,绝经后女性未发现严重不良事件,但未观察到明显的血脂变化[48,52]。

丹参葛根汤(DG)是由丹参和葛根组成的制剂,用于治疗动脉粥样硬化、心肌梗死和其他心脏疾病,并且在对心血管疾病的治疗中已得到广泛研究。与对照组相比,丹参葛根汤在人单核细胞衍生的巨噬细胞中诱导(游离和酯化)胆固醇呈剂量依赖性降低。但是,丹参葛根汤在较高浓度下也诱导了 ICAM-1 表达和单核细胞黏附的增加。在一项临床试验中,对患有冠状动脉疾病的患者进行的双盲平行研究,丹参葛根汤治疗(3g/d,24 周)使患者总胆固醇和 LDL 轻度降低。丹参葛根汤用于绝经后女性的另一项临床研究(两粒胶囊,每天含 1g 水提取物)表明,与安慰剂治疗组相比,经过 12 个月的治疗,治疗组的内膜中层厚度显著改善,总胆固醇和 LDL 显著降低。冠心病患者对丹参葛根汤的安全性耐受良好。然而,将丹参葛根汤与抗凝药阿司匹林或华法林合用可减少药物的凝血酶原时间,并引起 SD 大鼠其他药代动力学和药效动力学相互作用[48,49]。

8.5　多草药混合物中的常用草药

表 8.2 和表 8.3 中列出的多草药产品的成分分析表明,苦瓜、匙羹藤(武靴藤)、葫芦巴、姜黄、油橄榄(橄榄叶)和乌墨蒲桃(生长于印度等地的一种常绿树木的棕褐色果子)是多草药混合物中最常用的草药。

葫芦巴种子存在于 Cogent db、Diasulin、Diabegon、Hal、MAC-St 和 Glyoherb 中。葫芦巴能够有效治疗糖尿病。在超过 25 个动物研究中证实了种子的抗糖尿病作用。葫芦巴种子在希腊阿拉伯和伊斯兰医学以及阿育吠陀和中医中已经使用了数百年。葫芦巴脱脂的种子富含纤维、皂苷和蛋白质。在早期的希腊和拉丁药典中被描述为降血糖药。药物作用包括延迟胃排空、减慢碳水化合物吸收和抑制纤维含量中的葡萄糖转运,以及增加红细胞胰岛素受体和调节外周葡萄糖利用。几项临床试验也显示了葫芦巴对糖尿病患者的降血糖和降血脂作用。

胡芦巴种子含有凝胶状可溶性纤维, 与胆汁酸结合并降低甘油三酯和低密度脂蛋白胆固醇水平。烟酸、葫芦巴碱和香豆素被证明是其抗糖尿病活性的主要成分。在临床试验中,食用100g 脱脂种子粉,持续 10 天,可改善糖尿病受试者的空腹血糖值。最近的体外研究表明,胡芦巴提取物的抗糖尿病特性一部分是通过葡萄糖转运蛋白–4(GLUT4)转移介导的。胡芦巴可通过促进脂肪细胞的分化和抑制白色脂肪组织中的炎症,进而使脂肪细胞小型化,改善高脂饮食诱导的葡萄糖代谢紊乱。薯蓣皂苷是胡芦巴中皂苷的主要糖苷配基,可促进 3T3–L1 细胞中脂肪细胞分化,并抑制炎症相关分子靶标的表达。(来自小鼠 3T3–L1 细胞系的细胞被广泛用于脂肪组织的研究。它们具有成纤维细胞样的形态,但在适当的条件下,它们可以分化为具有脂肪细胞样表型的细胞。)2%胡芦巴治疗可以改善高脂饮食小鼠的糖尿病。此外,胡芦巴使脂肪细胞小型化,并使脂肪组织中与分化相关基因的 mRNA 表达增加。胡芦巴还抑制了巨噬细胞向脂肪组织的浸润,降低炎症基因的 mRNA 表达水平。此外,薯蓣皂苷促进脂肪细胞分化,抑制 3T3–L1 细胞中与炎症基因相关的几种分子的表达。这些结果表明,胡芦巴衍生的薯蓣皂苷可通过促进脂肪细胞分化和抑制脂肪组织的炎症来改善糖尿病。薯蓣皂苷可有助于改善与糖尿病和肥胖症相关的葡萄糖代谢紊乱[2-4,48,58,59]。

通过多项动物和临床研究证实,苦瓜能够有效治疗糖尿病。苦瓜已被用于降低糖尿病患者的血糖水平的替代疗法。对 1 型和 2 型糖尿病患者使用苦瓜果实或种子可显著降低空腹血糖、餐后血糖和糖化血红蛋白水平。此外,已经表明苦瓜与罗格列酮(噻唑烷二酮类降糖药)相比,在管理血糖、血脂和糖尿病相关并发症(视网膜病变和心肌梗死)方面更有效。苦瓜提取物的成分与动物胰岛素具有结构相似性。4 个临床试验发现苦瓜汁、果肉和干粉具有部分降血糖作用。但是这些研究规模很小,并且不是随机或双盲研究。据报道,苦瓜的不良反应包括儿童的低血糖昏迷和惊厥、动物 γ–谷氨酰转移酶和碱性磷酸酶水平提高以及头痛。与其他降糖药一起服用时,苦瓜可能具有协同作用。在常规推荐使用苦瓜之前,需要进行权威、随机、对照试验,以正确评估其安全性和疗效。苦瓜可能具有降血糖作用,但在缺乏治疗药物监测的情况下,数据不足以推荐其使用[48,59,64]。

姜黄(姜黄根茎)是 Hyponidd、Cogent db、Diasulin、Diabegon 和 Glyoherb 的成分(表 8.2)。长期以来,姜黄以其抗炎和促进健康的特性而闻名。姜黄的药用特性归因于其活性化合物姜黄素。姜黄素的抗炎、降血糖、抗血管生成、抗氧化、伤口愈合、抗癌、抗肥胖以及与肥胖相关的代谢紊乱作用已被广泛研究。试验证据支持姜黄素在促进减肥和减少肥胖相关疾病的发病率方面有作用。食用姜黄素可通过调节局部和全身性靶点,抑制炎症,抑制前脂肪细胞分化,并强有力激活细胞内抗氧化物生成。许多科学证据表明,肥胖症会促进慢性低程度炎症,导致代谢功能障碍,以及导致胰岛素抵抗和 2 型糖尿病。在脂肪组织中,姜黄素抑制巨噬细胞的侵袭,抑制炎性介质诱导的 NF–jB 活化,抑制炎性脂肪因子的表达,并诱导脂肪细胞产生的主要抗炎介质脂联素的表达。正如第 2 章和第 4 章所述,姜黄素具有很强的抗氧化和抗炎特性。在过去的 20 年中,超过 700 篇文章讨论了姜黄素的抗氧化、抗炎、抗凋亡、抗癌、抗菌及相关作用的分子机制。超过 100 项临床试验研究姜黄素在糖尿病、癌症、自身免疫性疾病、心血管疾病、神经系统疾病以及精神疾病等慢性疾病中的治疗效果。更广泛的研究关注在氧化应激与慢性炎症上，两者可能诱发各种慢性疾病，包括心血管疾病、神经系统疾病、糖尿病和癌症。研究发现姜黄素可促进减肥并减少患肥胖相关疾病的风险。例如，用姜黄素和磷脂酰胆碱的混合物治疗至少 4 周（每天 100mg 姜黄素）的患者，糖尿病微血管病变和视网膜病有改善。此外，姜黄素通过降低胰岛素抵抗、甘油三酯、尿酸、内脏脂肪和全身脂肪来降低患者患动脉粥样硬化的风险。姜黄素还可以改善 2 型糖尿病患者的相关代谢状况[65-68]。

正如在第 2~4 章中讨论的那样，橄榄叶已广泛作为传统药用，在人类饮食中以提取物、花草茶、粉末的形式，在地中海地区以及许多欧洲国家中使用。目前，各种橄榄叶提取物作为天然产品销售，具有广泛的药理作用，包括预防高血压、动脉粥样硬化、癌症、糖尿病和心血管疾病。橄榄叶包含多种不同的活性成分，称为橄榄生物酚，有调理身体的益处。最丰富的生物酚是橄榄苦苷，其次是毛蕊花苷、木樨草素、芦丁、儿茶素和羟基酪醇。据报道，在高脂饮食中添加橄榄苦苷可减少小鼠体重并改善小鼠血液中的脂质分布。一些报告评估了基于橄榄叶的产品生物学作用。如前所述，多草药混合物 Cholevel、Glucolevel 和 Weighlevel（表 8.2 和表 8.3）以橄榄叶作为主要活性提取物。橄榄叶提取物可显著降低高脂饮食喂养小鼠的体重，降低内脏脂肪层重量和血浆脂质水平。在高脂饮食小鼠中，橄榄叶提取物产生抗肥胖作用部分通过下调与脂肪生成相关的分子表达并上调与燃脂相关的分子表达来介导。这些结果表明，补充橄榄叶提取物可有助于抵抗或预防肥胖。在最近新西兰进行的一项随机、双盲、安慰剂对照、交叉试验中，研究了补充橄榄苦苷和羟基酪醇对胰岛素敏感性以及心血管危险因素的影响。超重的中年男性（n=46）有发展为代谢综合征的风险[BMI（28.0±2.0）kg/m²]。食用橄榄叶提取物 12 周可改善白介素–6、IGFBP–1 和 IGFBP–2 的空腹水平，以及胰岛素敏感性和胰腺 β 细胞反应性[2,10,50,51,63]。

最后，一些报道表明，匙羹藤可以改善糖尿病患者的血糖控制。其以独特的降糖特性而被称为"武靴藤"，同时也是阿育吠陀医学中著名的草药。该植物的活性成分包括三萜皂苷（被称为裸子酸）、裸子皂苷和多肽（武靴藤多肽）。除被用于关节炎、利尿剂、贫血、骨质疏松症、高胆固醇血症、微生物感染、消化不良和抗炎外，该草药还被广泛用于治疗糖尿病。匙羹藤已显示出改善血糖动态平衡的积极作用，可降低身体对糖的需求，促进胰腺的再生。该草药提取物可用于减肥食品，因为其可以减轻体重，降低血胆固醇和甘油三酯的含量，在药理应用方面也具有广阔的前景。根据临床试验报告，在糖尿病患者中，匙羹藤可降低空腹血糖、餐后血糖、糖化血红蛋白和血脂，与口服降糖药有协同作用，可减少降糖药的剂量[48,69,70]。

8.6　食物协同作用：地中海饮食中的预防糖尿病成分

饮食协同作用理论假设指的是各种食物和饮食模式的多种成分共同影响健康和幸福感。越来越多的证据表明，水果、蔬菜、全谷物和其他植物性食品对健康益处归因于整个食品中生物活性化合物与其他营养素的协同作用或相互作用。因此，消费者应从均衡饮食中获取营养、抗氧化剂、生物活性化合物和植物化学物质，应搭配各种水果、蔬菜、全谷物和其他植物性食物,以获得最佳营养、健康和幸福感。经常食用这些食品与慢性病发展的风险呈负相关。《美国人饮食指南》(2010版)鼓励消费者每天食用13种不同种类的水果和蔬菜。不同种类的水果、蔬菜、全谷物和其他植物性食品提供了多种营养物质和不同的生物活性成分,包括植物化学物质、维生素、矿物质和纤维。

考虑到地中海国家(中东地区、欧洲南部、非洲北部)广泛的地理分布以及其民族、文化、经济差异以及传统医疗的差异,定义地中海饮食一词是一个巨大的挑战。尽管如此,地中海饮食有其特点,它由高单不饱和/饱和脂肪比例,由橄榄油、水果、蔬菜、全谷类、豆类/坚果、鱼和适度饮酒的单不饱和脂肪构成。事实证明,这种饮食可以降低糖尿病发病率和死亡率,甚至可以预防心血管疾病、肥胖症、乳腺癌、抑郁症、大肠癌、哮喘、认知能力下降和勃起功能障碍。地中海饮食改善了心血管疾病的指标,例如腰臀比、脂质和炎症标志物,以及观察性和随机对照试验研究中的主要心血管疾病结果(例如死亡和不良事件)。这些增强作用很容易与那些用于治疗心血管疾病的常规药物(例如,阿司匹林、β–受体阻滞剂、血管紧张素转化酶抑制剂)竞争[71-73]。如第4章所述,坚持地中海饮食与降低总体风险以及心血管死亡率显著相关。接下来,我们将重点关注这种饮食对糖尿病及其并发症的协同健康益处。

生活方式的改变和遗传易感性是两个主要因素,可以解释世界范围内观察到的糖尿病急剧增加。因此,如前几章所述,糖尿病可以归类为典型的营养–基因相互作用疾病。运动量减少和高血糖指数食物的摄入量增加是导致与生活方式相关的糖尿病的主要原因。

高血糖指数的碳水化合物(例如,精麦粉、大米、烤土豆)、低GI/GL(血糖指数/血糖负荷)的副产品(例如,全谷类食品)这些食物饮食习惯改变,使得罹患心血管疾病和糖尿病的风险较低。低GI/GL的饮食被认为是地中海地区糖尿病和冠心病发病率较低的原因。天然或加工的膳食营养成分以及非营养成分在GI/GL的相互作用中起主要作用。

血糖指数(GI)是衡量与纯葡萄糖相比食物中碳水化合物含量升高血糖的潜力。相对于纯葡萄糖(GI=100),含糖食品可分为低GI(≤55)、中GI(56~69)或高GI(≥70)。食用高GI食品会导致餐后血糖浓度急剧上升,并迅速下降,而食用低GI食品会导致血糖浓度逐渐下降。血糖负荷(GL)是通过食物(GI)中碳水化合物的质量乘以一份该食物中碳水化合物的量得出的。前瞻性队列研究发现,高GI或高GL饮食与不良健康后果(包括2型糖尿病和心血管疾病)的高风险相关。可以通过增加全谷类、坚果、豆类、水果和非淀粉类蔬菜的食用量,并减少胃中高GI食物(如土豆、大米、白面包和含糖食物)的摄入量来降低饮食中的GL。

据推测,其降低血糖潜力是由于其高黏度延长了小肠中营养物质的消化和吸收。实际上,与富含瓜尔胶或水解瓜尔胶的食物相比,富含天然纤维的食物可使血糖降低40%。富含纤维和瓜尔胶的食物可减缓胃排空(50%),但只有富含天然纤维的食物可有效降低餐后血糖浓度。基于这些数据,胃排空可能不是GI降低的主要原因。低级或未加工食品中的纤维包围碳水化合物颗粒,形成物理屏障,保护碳水化合物不被吸收。因此,未加工的食物或纤维在加工中(例如,高温加热)被破坏,导致糖类在较低的GI下消化和吸收。实际上,在不同物理状态下(例如,全脂、碾碎或捣碎)食用,食物的代谢作用显示出明显不同的血糖反应。迄今为止,高纤维含量的天然饮食有助于降低血糖指数。因此,声称减少碳水化合物摄入量的科学家、媒体和一些卫生组织应区分富含纤维和缺乏纤维的碳水化合物。除了大量摄入碳水化合物(包括精制碳水化合物)外,地中海饮食中还含有大量的单不饱和脂肪酸,由于摄入适量的肉和肉类产品导致单不饱和/饱和脂肪的比例较高[73-76]。

迄今为止的证据表明,采用地中海饮食可有助于预防 2 型糖尿病,还可以改善糖尿病患者的血糖控制和心血管风险。一项最新的系统综述中包括 17 项研究, 评估了截至 2009 年 11 月 30 日发表的有关地中海饮食对 2 型糖尿病影响的研究[71]。该系统综述的主要发现可以概括为:

1.两项大型前瞻性研究表明,对地中海饮食依从性高的健康人或心肌梗死患者中 2 型糖尿病的风险显著降低。

2. 5 个随机对照试验评估了与其他常用饮食相比, 地中海饮食对 2 型糖尿病受试者血糖控制指标的效果。地中海饮食对空腹血糖和 HbA1c 水平的改善更大,空腹血糖为 7mg/dL~40mg/dL,HbA1c 为 0.1%~0.6%。这些试验均未报道地中海饮食使血糖控制恶化。

3.二级预防的两项对照试验表明,地中海饮食对包括糖尿病患者在内的心肌梗死患者具有心血管益处。

在另一项最近发表的随机试验中研究了两种地中海饮食干预与低脂饮食对糖尿病发生率的影响。这项随机试验是在地中海饮食预防研究的一个中心(PREDIMED-Reus,西班牙东北部)招募 418 名 55~80 岁的非糖尿病受试者中进行的,该研究是一项大型营养干预试验,用于高心血管风险人群的一级心血管预防。参加者随机分配低脂饮食(对照组)或两种地中海饮食之一,辅以初榨橄榄油(1L/wk)或坚果(30g/d)。饮食很随意,没有建议进行体育锻炼。这项研究结果表明,平均随访 4 年,地中海饮食(含橄榄油)、地中海饮食(含坚果)和对照组的糖尿病发病率分别为 10.1%,11.0% 和 17.9%。与对照组相比,地中海饮食中补充橄榄油和坚果的糖尿病患者的多变量调整风险比分别为 0.49 和 0.48。合并两个地中海饮食组与对照组相比,糖尿病发病率降低了 52%。在所有研究中,地中海饮食的依从性增加与糖尿病的发病率呈负相关。在体重或体育活动没有明显变化的情况下,降低了糖尿病风险。这项研究得出,无热量限制的地中海饮食似乎可以有效地预防心血管高风险受试者的糖尿病[71-76]。

综上,迄今为止发表的有关地中海饮食对糖尿病和心血管疾病影响的回顾性研究表明,地中海饮食与降低这两种慢性疾病在普通人群和先前患有心肌梗死患者中的风险显著相关。随机对照试验表明,与采用常规饮食的糖尿病患者相比,采用地中海饮食的 2 型糖尿病患者可以更好地控制血糖,且胰岛素抵抗降低。

在调整年龄和能量摄入之后,遵循地中海饮食的糖尿病女性血浆脂联素浓度比低依从性的糖尿病女性高 23%。脂联素是一种脂肪组织分泌的,具有代谢活性的细胞因子,与肥胖症和中枢性肥胖呈负相关,已证明可以改善胰岛素敏感性且具有抗炎特性。在针对不同人群的 13 项前瞻性研究中,较高的脂联素水平与较低风险的 2 型糖尿病始终相关。这与已发表的文献一致,文献表明:多种饮食因素(例如,地中海饮食)可能通过营养-营养协同作用来抑制炎症[75-77]。

8.7 蜂蜜:天然的多草药配方

蜂蜜是最古老的用作内外部制剂的治疗和预防的天然产物。与其他传统医学一样,在希腊阿拉伯和伊斯兰医学中, 蜂蜜被视为健康饮品, 是用于治疗伤口的一种成分或载体。Avicenna(公元 980—1037 年)在他的书中写道:"蜂蜜有益于延长生命,延年益寿。"如果你想保持青春,请服用蜂蜜。如果你的年龄在 45 岁以上,应定期服用蜂蜜,尤其是混合栗子粉。蜂蜜和面粉可以用作伤口敷料。对于肺结核早期的肺部疾病,可将蜂蜜和玫瑰花瓣切碎混合使用。蜂蜜有时也可用于治疗失眠[12,14]。

许多慢性疾病,例如糖尿病、高血压、阿尔茨海默病、动脉粥样硬化和癌症,其特征是氧化应激(氧化剂和抗氧化剂之间的不平衡,有利于氧化剂,可能导致细胞/组织损伤)。慢性病患者的氧化剂含量升高和(或)抗氧化剂含量降低,更容易受到氧化应激和损伤的影响。因此,其需要补充抗氧化剂来延缓、预防和消除与氧化应激相关的并发症。

蜂蜜是一种神奇的天然产物,具有许多健康益处,例如,抗氧化剂、抗菌、保肝、降血糖、生殖和抗高血压。它被认为是以协同方式发挥作用的最佳天然多草药配方。蜜蜂用数不尽的花朵制成了蜂蜜,可以合理地假设蜂蜜中含有许多具有营养和预防/治疗价值的物质。蜂蜜是由碳水化合物、水和少量蛋白质、维生素、矿物质和酚类化合物组成的复杂混合物。碳水化合物是蜂蜜的主要成分,约占蜂蜜干重的 95%。蜂蜜以及蜂王浆和蜂胶中的大多数酚类化合物,特别是类黄酮,均具有多种健康益处。蜂蜜的成分在很大程度上取决于植物的来源。数据表明,蜂蜜与其他抗氧化剂一样,有保护作用。这种保护作用一部分通过减轻胃肠道、肝脏、肾脏、胰腺、眼睛、血浆、红细胞和生殖器官等组织中的氧化应激来介导。实际上,已经发现蜂蜜具有显著的抗氧化活性,包括葡萄糖氧化酶、过氧化氢酶、抗坏血酸、类黄酮、酚酸、类胡萝卜素衍生物、有机酸和氨基酸。蜂蜜中的抗氧化活性、酚含量及其对人血清中体外脂蛋白氧化的抑制作用之间存在显著的相关性[78-83]。

在过去的几十年中,许多科学研究证实蜂蜜具有显著的抗菌作用。在体外试验和少量临床病例研究中显示,它可以清除严重感染的皮肤伤口并刺激/促进组织修复。蜂蜜的物理化学特性(例如,渗透作用和 pH 值)有助于其抗菌作用。据报道,蜂蜜对约 60 种细菌具有抑制作用,包括革兰阳性、革兰阴性需氧菌和厌氧菌。各种研究得出结论,蜂蜜具有抗炎活性并刺激伤口内的免疫反应。在体外和动物试验中阐明了蜂蜜对人的抗炎作用。例如,摄入蜂蜜减轻了肠道疾病和结肠炎大鼠的炎症, 很可能是通过抑制自由基生成和炎性组织释放来实现的。炎症减轻可能是蜂蜜的抗菌作用或抗炎作用。后一种假设在动物研究中得到支持,在没有微生物感染的伤口中观察到了蜂蜜的抗炎作用[78-83]。

如第 1 章所述,糖尿病患者更容易发展为糖尿病肾病和肾衰竭。大量研究评估了抗氧化剂在保护肾脏免受氧化损伤中的潜在作用,发现蜂蜜可以改善肾脏的氧化应激。蜂蜜显著提高糖尿病大鼠的总抗氧化能力、谷胱甘肽 S-转移酶(GST)、谷胱甘肽还原酶、过氧化氢酶和过氧化物酶的活性。其也可恢复超氧化物歧化酶的活性,同时降低脂质过氧化的水平。抗氧化作用伴随着肾脏形态的改善, 在经蜂蜜治疗的糖尿病大鼠中降低了黑色素细胞基质的扩张和肾小球基底膜的增厚。蜂蜜的抗氧化作用似乎取决于其降血糖作用。证明了蜂蜜对患有或未患有糖尿病大鼠肾脏具有抗氧化作用。蜂蜜在健康和糖尿病大鼠的肾脏中均具有抗氧化作用。比较蜂蜜与降糖药物格列本脲、二甲双胍、格列本脲和二甲双胍及其与蜂蜜的组合对糖尿病大鼠肾脏氧化应激的影响,揭示了在用二甲双胍和(或)格列本脲治疗的糖尿病大鼠中过氧化氢酶和谷胱甘肽还原酶(GR)的活性、总抗氧化状态(TAS)与糖尿病对照大鼠相似。相比之下,二甲双胍或格列本脲与蜂蜜联合使用显著改善了糖尿病大鼠肾脏中谷胱甘肽(GSH)过氧化氢酶和谷胱甘肽还原酶的活性,以及总抗氧化状态和谷胱甘肽过氧化物酶。总之,这些结果表明,降糖药格列本脲和(或)二甲双胍与蜂蜜联合使用对糖尿病大鼠的肾氧化应激改善作用优于任何一种单独给药[78-85]。

综上所述,蜂蜜对氧化应激影响的研究还处于早期阶段,抗氧化特性的临床试验是有限的。因此,有必要在临床研究中调查其中一些数据,确认蜂蜜的这种抗氧化作用是否可以用于人类。

结论

以异常的血脂谱为特征的肥胖是许多慢性疾病(如糖尿病和心血管疾病)的主要因素之一。由于传统药物成本低、效果好、副作用少,使用传统药物治疗肥胖症及其相关并发症越来越流行,其在医疗保健中的作用已被大众认可。尽管有轻微的副作用,但大多数单一草药和配方均显示出与常规药物类似的作用机制,改善了肥胖症。与单一化学物质的合成药物不同,许多药用植物通过多种活性成分的协同或累加机制发挥其有益的药理作用,所述多种活性成分作用于与生理/病理过程相关的单个或多个细胞/组织靶点。这些累加或协同药理作用可减少或消除使用合成药物的副作用。

患者和护理人员对草药混合物的兴趣与日俱增,大量文献表明它们比单一植物具有更高的药用效果,但它们在现代医学实践中应用的障碍主要是缺乏科学和临床数据来证明其疗效和安全性。随着越来越多的人倾向于使用多草药配方,需要进行更广泛且设计良好的临床前和临床试验,以评估草药与药物相互作用的潜在协同增效和副作用及其作用机制。值得一提的是,肥胖患者应特别注意草药与药物相互作用的潜在风险,尤其是服用抗凝药物和抗血小板药物的患者。因此,需要针对草药与药物相互作用的潜在协同作用和副作用及其作用机制进行更广泛且设计良好的临床前试验和临床试验。

参考文献

1. Pan SY, Litscher G, Gao SH, Zhou SF, Yu ZL, Chen HC, Zhang SF, Tang MK, Sun JN, Ko KM (2014) Historical perspective of traditional indigenous medical practices: the current renaissance and conservation of herbal resources. Evid Based Complement Alternat Med, Article ID 525340

2. Saad B, Zaid H, Said O (2013) Tradition and perspectives of diabetes treatment in Greco-Arab and Islamic medicine. In: Watson RR, Preedy VR (eds) Bioactive food as dietary interventions for diabetes. Academic Press, San Diego, pp 319–326

3. Zaid H, Saad B (2013) State of the art of diabetes treatment in Greco-Arab and Islamic medicine. In: Watson RR, Preedy VR (eds) Bioactive food as dietary interventions for diabetes. Academic Press, San Diego, pp 327–337

4. Saad B, Azaizeh H, Said O (2005) Tradition and perspectives of Arab herbal medicine: a review. eCAM 2:475–479

5. Pan SY, Zhou SF, Gao SH, Yu Z-L, Zhang SF, Tang MK, Sun JN, Ma DL, Han YF, Fong WF, Ko K-M (2014) New perspectives on how to discover drugs from herbal medicines: CAM's outstanding contribution to modern therapeutics. eCAM 2013, ID 627375

6. Jesse W, Li H, Vederas JC (2009) Drug discovery and natural products: end of an era or an endless frontier? Science 325:161–165

7. Ma XH, Zheng CJ, Han LY, Xie B, Jia J, Cao ZW, Chen YZ (2009) Synergistic therapeutic actions of herbal ingredients and their mechanisms from molecular interaction and network perspectives. Drug Discov Today 14:579–588

8. Spinella M (2002) The importance of pharmacological synergy in psychoactive herbal medicines. Altern Med Rev 7:130–137

9. Wagner H (2011) Synergy research: approaching a new generation of phytopharmaceuticals. Fitoterapia 82:34–37

10. Saad B (2014) Greco-Arab and Islamic herbal medicine, a review. Eur J med plants 4:249–258

11. Pormann PE, Savage-Smith E (2007) Medieval Islamic Medicine. Edinburgh University Press, Edinburgh

12. Saad B, Said O (2011) Greco-Arab and Islamic herbal medicine: traditional system, ethics, safety, efficacy and regulatory issues. Wiley-Blackwell/Wiley, Hoboken

13. Saad B (2015) Integrating traditional Greco-Arab and Islamic herbal medicine in research and clinical practice. In: Ramazan I (ed) Phytotherapies: safety, efficacy, and regulation. Wiley-Blackwell/Wiley, Hoboken

14. Saad B (2015) Greco-Arab and Islamic diet therapy: tradition research and practice. Arab J Med Aromat Plants 1:1–24

15. Azaizeh H, Saad B, Cooper E, Said O (2008) Traditional Arabic and Islamic medicine (TAIM), a re-emerging health aid. eCAM. doi:10.1093/ecam/nen039

16. Dev S (1997) Ethnotherapeutics and modern drug development: the potential of Ayurveda. Curr Sci 73:909–928

17. Mukherjee PK, Wahile A (2006) Integrated approaches towards drug development from Ayurveda and other Indian system of medicines. J Ethnopharmacol 103:25–35

18. Aggarwal BB, Prasad S, Reuter S et al (2011) Identification of novel anti-inflammatory agents from ayurvedic medicine for prevention of chronic diseases: reverse pharmacology and Bedside to bench approach. Curr Drug Targets 12:1595–1165

19. Parasuraman S, Thing GS, Dhanaraj SA (2014) Polyherbal formulation: concept of ayurveda. Pharmacogn Rev 8:73–80

20. Kuang D (2000) Agricultural advance by Yandi Sennongshi and Hunan ancient rice culture. Agric Archeology 1:129–141

21. Lu AP, Jia HW, Xiao C, Lu QP (2004) Theory of traditional Chinese medicine and therapeutic method of diseases. World J Gastroenterol 13:1854–1856

22. Wagner H, Ulrich-Merzenich G (2009) Synergy research: approaching a new generation of phytopharmaceuticals. Phytomedicine 16:97–110

23. Rayalam S, Della-Fera MA, Baile CA (2008) Phytochemicals and regulation of the adipocyte life cycle. J Nutr Biochem 19:717–726

24. Jacobs DR, Gross MD, Tapsell LC (2009) Food synergy: an operational concept for understanding nutrition. Am J Clin Nutr 89:1543S–1548S

25. Lee N, Yuen KY, Kumana CR (2003) Clinical role of b-lactam/b-lactamase inhibitor combinations. Drugs 63:1511–1524

26. Williamson EM (2001) Synergy and other interactions in phytomedicines. Phytomedicine 8:401–409

27. Conte A et al (2003) Synergistic protection of PC12 cells from beta-amyloid toxicity by resveratrol and catechin. Brain Res Bull 62:29–38

28. Morre DJ, Morre DM (2003) Synergistic Capsicum–tea mixtures with anticancer activity. J Pharm Pharmacol 55:987–994

29. Chou TC (2006) Theoretical basis, experimental design, and computerized simulation of synergism and antagonism in drug combination studies. Pharmacol Rev 58:621–681

30. Scholey AB, Kennedy DO (2002) Acute, dose-dependent cognitive effects of Ginkgo biloba, Panax ginseng and their combination in healthy young volunteers: differential interactions

with cognitive demand. Hum Psychopharmacol 17:35–44

31. Saad B, Said O (2011) The current state of knowledge of Arab herbal medicine. In: Greco-Arab and Islamic herbal medicine: traditional system, ethics, safety, efficacy and regulatory issues. Wiley-Blackwell/Wiley, Hoboken

32. Babu PS, Stanely Mainzen Prince P (2004) Antihyperglycaemic and antioxidant effect of hyponidd, an ayurvedic herbomineral formulation in streptozotocin-induced diabetic rats. J Pharm Pharmacol 56:1435–1442

33. Said O, Fulder S, Khalil K, Azaizeh H, Kassis E, Saad B (2008) Maintaining a physiological blood glucose level with "Glucolevel", a combination of four anti-diabetes plants used in traditional Arab herbal medicine. eCAM 5:421–428

34. Pari L, Saravanan G (2002) Antidiabetic effect of Cogent db, a herbal drug in alloxan-induced diabetes mellitus. Comp Biochem Physiol C Toxicol Pharmacol 131:19–25

35. Saravanan R, Pari L (2005) Antihyperlipidemic and antiperoxidative effect of Diasulin, a polyherbal formulation in alloxan induced hyperglycemic rats. BMC Complement Altern Med 5:14–22

36. Chang MS, Oh MS, Kim DR, Jung KJ, Park S, Choi SB, Ko BS, Park SK (2006) Effects of okchun-san, a herbal formulation, on blood glucose levels and body weight in a model of type 2 diabetes. J Ethnopharmacol 103:491–495

37. Mandlik RV, Desai SK, Naik SR, Sharma G, Kohli RK (2008) Antidiabetic activity of a polyherbal formulation (DRF/AY/5001). Indian J Exp Biol 46:599–606

38. Yadav H, Jain S, Prasad GB, Yadav M (2007) Preventive effect of diabegon, a polyherbal preparation, during progression of diabetes induced by high-fructose feeding in rats. J Pharmacol Sci 105:12–21

39. Gauttam VK, Kalia AN (2013) Development of polyherbal antidiabetic formulation encapsulated in the phospholipids vesicle system. J Adv Pharm Technol Res 4:108–117

40. Yadav D, Chaudhary AA, Garg V, Anwar MF, Rahman MM, Jamil SS, Khan HA, Asif M (2013) In vitro toxicity and antidiabetic activity of a newly developed polyherbal formulation (MAC-ST/001) in streptozotocin-induced diabetic Wistar rats. Protoplasma 250:741–749

41. Chan JY, Lam FC, Leung PC, Che CT, Fung KP (2009) Antihyperglycemic and antioxidative effects of an herbal formulation of Radix Astragali, Radix Codonopsis and Cortex Lycii in a mouse model of type 2 diabetes mellitus. Phytother Res 23:658–665

42. Bangar OP, Jarald EE, Asghar S, Ahmad S (2009) Antidiabetic activity of a polyherbal formulation (Karnim Plus). Int J Green Pharm 3:211–214

43. Lanjhiyana S, Garabadu D, Ahirwar D, Rana CA, Ahirwar B, Lanjhiyana SK (2011) Pharmacognostic standardization and hypoglycemic evaluations of novel polyherbal formulations. Pharm Lett 3:319–333

44. Akhtar MS, Zafar M, Irfan HM, Bashir S (2012) Hypoglycemic effect of a compound herbal formulation (Ziabeen) on blood glucose in normal and alloxan-diabetic rabbits. Diabetol Croat 41:87–94

45. Kant S, Sahu M, Sharma S, Kulkarni KS (2002) Effect of Diabecon (D-400), an ayurvedic herbomineral formulation on diabetic retinopathy. Indian J Clin Pract 12:49–56

46. Thakkar NV, Patel JA (2010) Pharmacological evaluation of "Glyoherb": a polyherbal formulation on streptozotocin-induced diabetic rats. Int J Diabetes Dev Ctries 30:1–7

47. Aziz N, Mehmood MH, Mandukhal SR, Bashir S, Raoof S, Gilani AH (2009) Antihypertensive, antioxidant, antidyslipidemic and endothelial modulating activities of a polyherbal formulation (POL-10). Vasc Pharmacol 50:57–64

48. Sham TT, Chan CO, Wang YH, Yang JM, Kam-WahMok D, Chan SW (2014) A review on the traditional Chinese medicinal herbs and formulae with hypolipidemic effect. Biomed Res Int, Article ID 925302, 21 pages

49. Dou XB, Wo XD, Fan CL (2008) Progress of research in treatment of hyperlipidemia by monomer or compound recipe of Chinese herbal medicine. Chin J Integr Med 14:71–75

50. Said O, Saad B, Fulder S, Amin R, Kassis E, Khalil K (2009) Hypolipidemic activity of extracts from Eriobotrya japonica and Olea europaea, traditionally used in the Greco-Arab medicine in maintaining healthy fat levels in the blood. Open Complement Med J 1:84–91

51. Said O, Saad B, Fulder F, Khalil K, Kassis E (2008) Weight loss in animals and humans treated with 'Weighlevel', a combination of four medicinal plants used in traditional Arabic and Islamic medicine. eCAM 2008. doi:10.1093/ecam/nen067

52. Zhong LLD, Tong Y, Tang GWK et al (2013) A randomized, double-blind, controlled trial of a Chinese herbal formula (Er-Xian decoction) for menopausal symptoms in Hong Kong perimenopausal women. Menopause 20:767–776

53. Hong X, Tang H, Wu L, Li A (2006) Protective effects of the Alisma orientalis extract on the

experimental nonalcoholic fatty liver disease. J Pharm Pharmacol 58:1391–1398

54. Imai Y, Matsumura H, Aramaki Y (1970) Hypocholesterolemic effect of alisol A-24-monoacetate and its related compounds in rats. Jpn J Pharmacol 20:222–228

55. Yuen MF, Tam S, Fung J, Wong DKH, Wong BCY, Lai CL (2006) Traditional Chinese medicine causing hepatotoxicity in patients with chronic hepatitis B infection: a 1-year prospective study. Aliment Pharmacol Ther 24:1179–1186

56. Dwivedi C, Daspaul S (2013) Antidiabetic herbal drugs and polyherbal formulation used for diabetes: a review. J Phytopharmacol 2:44–51

57. Panda A, Jena S, Sahu PK, Nayak S, Padhi P (2013) Effect of polyherbal mixtures on the treatment of diabetes. Endocrinology, Article ID 934797

58. Ahmad I, Agil F, Owais M (2006) Modern phytomedicine: turning medicinal plants into mixtures. Wiley, West-Sussex

59. Ghorbani A (2014) Clinical and experimental studies on polyherbal formulations for diabetes: current status and future prospective. J Integr Med 12:336–345

60. Ghorbani A (2013) Best herbs for managing diabetes: a review of clinical studies. Braz J Pharm Sci 49:413–422

61. Ghorbani A, Shafiee-Nick R, Rakhshandeh H, Borji A (2013) Antihyperlipidemic effect of a polyherbal mixture in streptozotocin-induced diabetic rats. J Lipids 2013:675759

62. Modak M, Dixit P, Londhe J, Ghaskadbi S, Devasagayam TP (2007) Indian herbs and herbal drugs used for the treatment of diabetes. J Clin Biochem Nutr 40:163–173

63. Said O, Khalil K, Folder S, Marie Y, Kassis E, Saad B (2009) A double blinded- randomized clinical study with "Weighlevel", a combination of four medicinal plants used in traditional Greco-Arab and Islamic medicine. Open Complement Med J 1:100–115

64. Waheed A, Miana GA, Sharafatullah T, Ahmad SI (2008) Clinical investigation of hypoglycemic effect of unripe fruit of Momordica charantia in type-2 (NIDDM) diabetes mellitus. Pak J Pharmacol 25:7–12

65. He Y, Yue Y, Zheng X, Zhang K, Chen S, Du Z (2015) Curcumin, inflammation, and chronic diseases: how are they linked? Molecules 20:9183–9213

66. Reuter S, Gupta SC, Chaturvedi MM, Aggarwal BB (2010) Oxidative stress, inflammation, and cancer, how are they linked? Free Radic Biol Med 49:1603–1616

67. Durackova Z (2010) Some current insights into oxidative stress. Physiol Res 59:459–469

68. Ishibashi T (2013) Molecular hydrogen, new antioxidant and anti-inflammatory therapy for rheumatoid arthritis and related diseases. Curr Pharm Des 19:6375–6381

69. Baskaran K, Kizar AB, Radha SK, Shanmugasundaram ER (1990) Antidiabetic effect of a leaf extract from Gymnema sylvestre in non-insulin-dependent diabetes mellitus patients. J Ethnopharmacol 30:295–305

70. Joffe DJ, Freed SH (2001) Effect of extended release Gymnema Sylvestre leaf extract alone or in combination with oral hypoglycemic or insulin regimens for type 1 and type 2 diabetes. Diabetes Control Newsl 76:1–4

71. Esposito K, Maiorino MI, Ceriello A, Dario GD (2010) Prevention and control of type 2 diabetes by Mediterranean diet: a systematic review. Diabetes Res Clin Pract 89:97–102

72. Mozaffarian D, Marfisi RM, Levantesi G, Silletta MG, Tavazzi L, Tognoni G et al (2007) Incidence of new-onset diabetes and impaired fasting glucose in patients with recent myocardial infarction and the effect of clinical and lifestyle risk factors. Lancet 370:667–675

73. Esposito K, Maiorino MI, Di Palo C, Giugliano D (2009) Adherence to a Mediterranean diet and glycaemic control in type 2 diabetes mellitus. Diabet Med 26:900–907

74. Toobert DJ, Glasgow RE, Strycker LA, Barrera M Jr, Radcliffe JL, Wander RC et al (2003) Biologic and quality-of-life outcomes from the Mediterranean lifestyle program: a randomized clinical trial. Diabetes Care 26:2288–2293

75. Estruch R, Martinez-Gonzales MA, Corella D, Salas-Salvado´ J, Ruiz-Gutie´ V, Covas MI et al (2006) Effects of a Mediterranean style diet on cardiovascular risk factors: a randomized trial. Ann Intern Med 145:1–11

76. Shai I, Schwarzfuchs D, Henkin Y, Shahar DR, Witkow S, Greenberg I et al (2008) Weight-loss with a low carbohydrate. Mediterranean, or low-fat diet. N Engl J Med 359:229–241

77. Salas-Salvadó J, Bulló M, Babio N, Martínez-González MA, Ibarrola-Jurado N, Basora J, Estruch R, Covas MI, Corella D, Arós F, Ruiz-Gutiérrez V, Ros E (2011) Reduction in the incidence of type 2 diabetes with the Mediterranean diet. Diabetes Care 34:14–19

78. Erejuwa OO, Sulaiman SA, Wahab SA (2012) Honey: a novel antioxidant. Molecules 17:4400–4423

79. Cortés ME, Vigil P, Montenegro G (2011) The medicinal value of honey: a review on its benefits to human health, with a special focus on its effects on glycemic regulation Manuel. Cien

Inv Agr 38:303–317

80. Molan PC (2006) The evidence supporting the use of honey as a wound dressing. Int J Low Extrem Wounds 5:40–54

81. Al-Waili NS (2004) Investigating the antimicrobial activity of natural honey and its effects on the pathogenic bacterial infections of surgical wounds and conjunctiva. J Med Food 7:210–222

82. Al-Waili NS, Boni NS (2003) Natural honey lowers plasma prostaglandin concentrations in normal individuals. J Med Food 6:129–133

83. Bogdanov S, Jurendic T, Sieber R, Peter GP (2008) Honey for nutrition and health: a review. Am J Coll Nutr 27:677–689

84. Huang MQ, Xu W, Wu SS, Lu JJ, Chen XP (2013) A 90-day subchronic oral toxicity study of triterpene-enriched extract from Alismatis Rhizoma in rats. Food Chem Toxicol 58:318–323

85. Kadan S, Saad B, Sasson Y, Zaid H (2013) In vitro evaluations of cytotoxicity of eight anti-diabetic medicinal plants and their effect on GLUT4 Translocation. eCAM. doi:10.1155/2013/549345

索　引

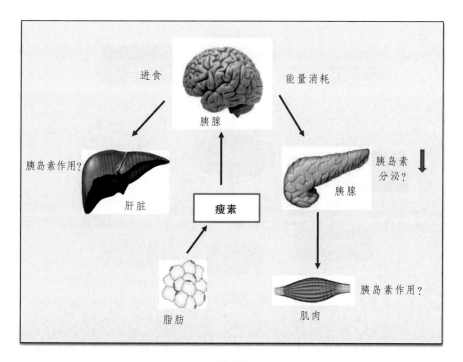

图 1.3

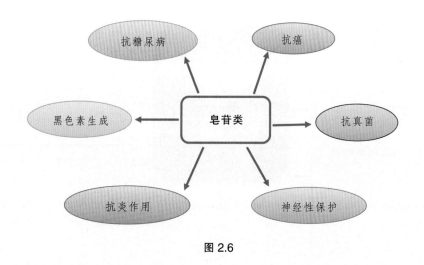

图 2.6

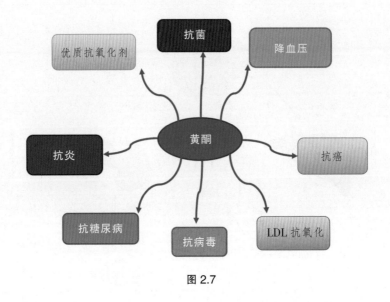

图 2.7

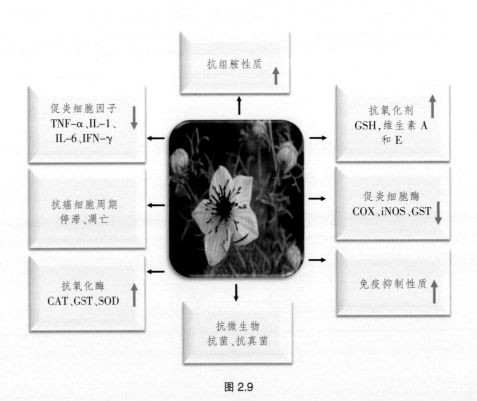

图 2.9

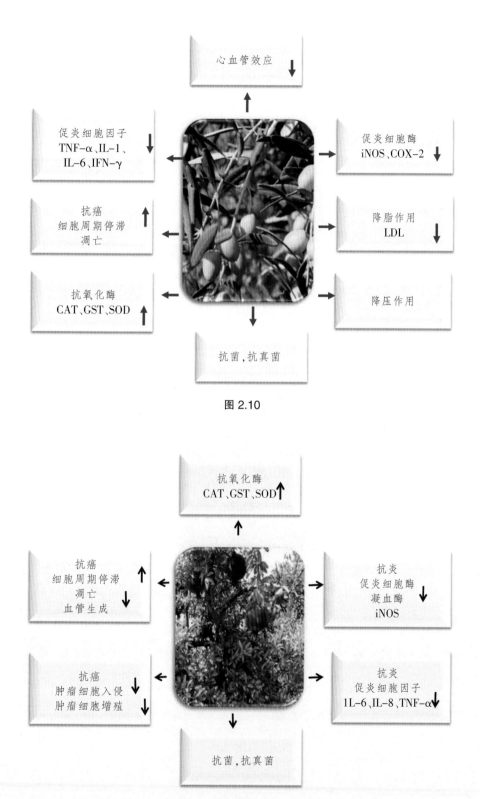

心血管效应 ↓

促炎细胞因子
TNF-α、IL-1、
IL-6、IFN-γ ↓

促炎细胞酶
iNOS、COX-2 ↓

抗癌
细胞周期停滞
凋亡 ↑

降脂作用
LDL ↓

抗氧化酶
CAT、GST、SOD ↑

降压作用

抗菌,抗真菌

图 2.10

抗氧化酶
CAT、GST、SOD ↑

抗癌
细胞周期停滞 ↑
凋亡 ↓
血管生成

抗炎
促炎细胞酶
凝血酶
iNOS ↓

抗癌
肿瘤细胞入侵 ↓
肿瘤细胞增殖 ↓

抗炎
促炎细胞因子
1L-6、IL-8、TNF-α ↓

抗菌,抗真菌

图 2.11

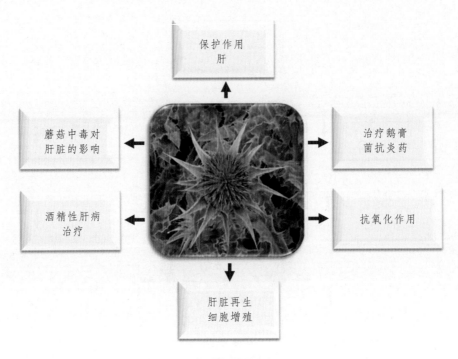

图 2.12

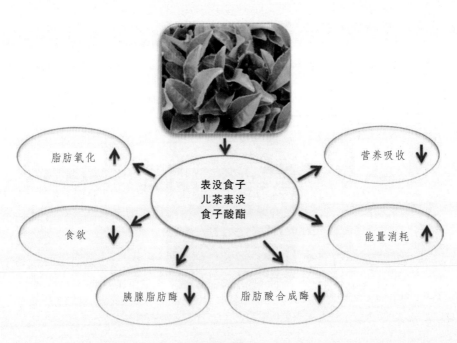

图 3.2

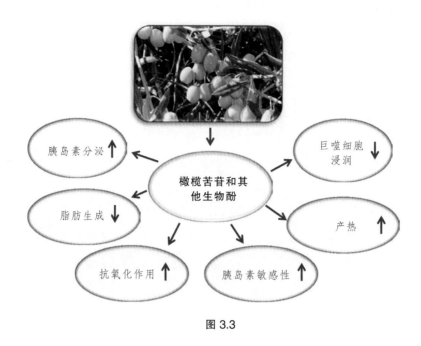

图 3.3

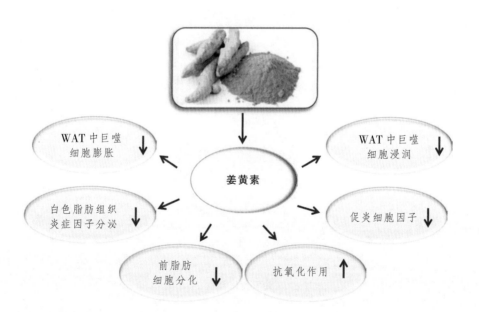

图 3.4

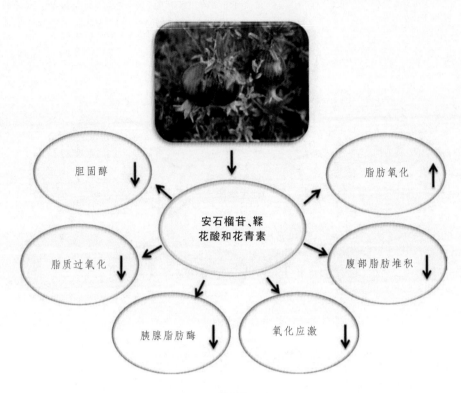

图 3.5

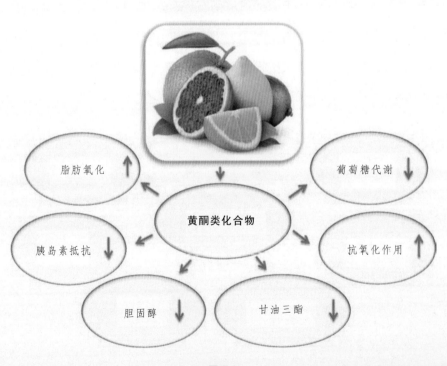

图 3.6

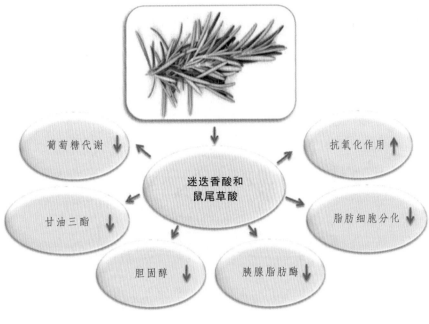

图 3.7

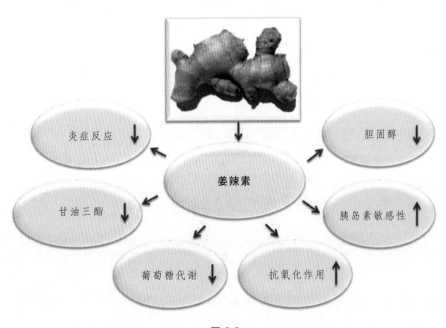

图 3.8

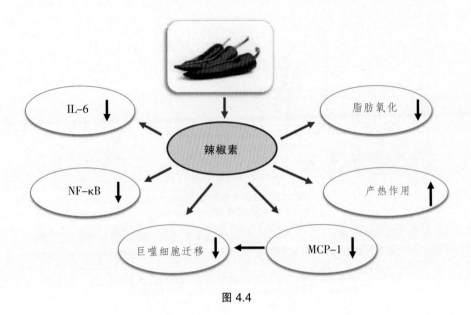

图 4.4

图 4.8

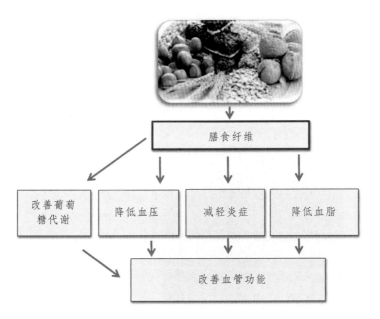

图 4.9

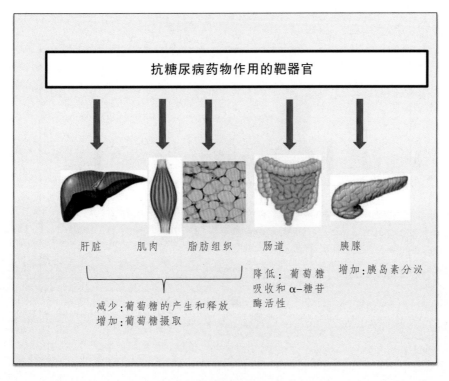

图 6.2

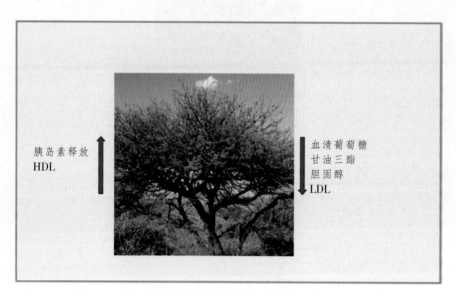

胰岛素释放　　　　　　　　　　　　血清葡萄糖
HDL　　　　　　　　　　　　　　　甘油三酯
　　　　　　　　　　　　　　　　　胆固醇
　　　　　　　　　　　　　　　　　LDL

图 6.3

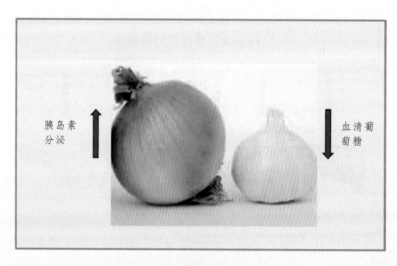

胰岛素　　　　　　　　　　　　　　血清葡
分泌　　　　　　　　　　　　　　　萄糖

图 6.4

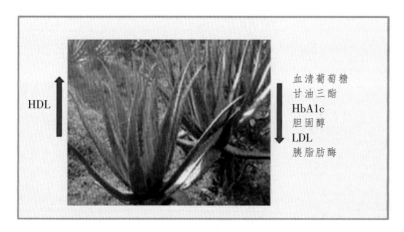

HDL

血清葡萄糖
甘油三酯
HbA1c
胆固醇
LDL
胰脂肪酶

图 6.5

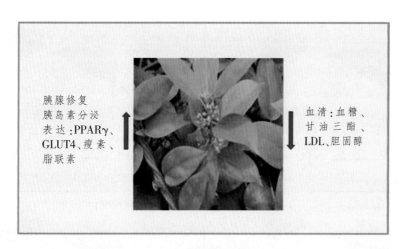

胰腺修复
胰岛素分泌
表达:PPARγ、
GLUT4、瘦素、
脂联素

血清:血糖、
甘油三酯、
LDL、胆固醇

图 6.6

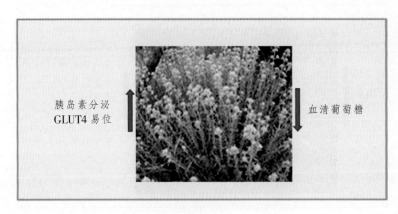

胰岛素分泌
GLUT4 易位

血清葡萄糖

图 6.7

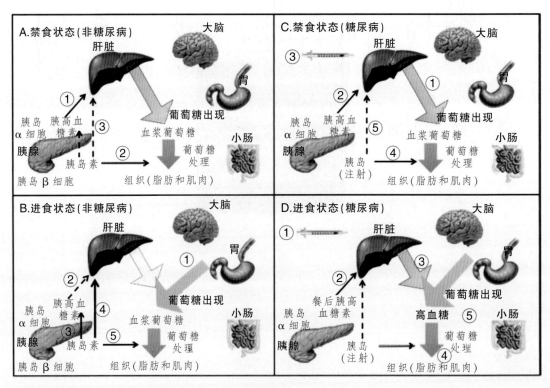

图 7.2

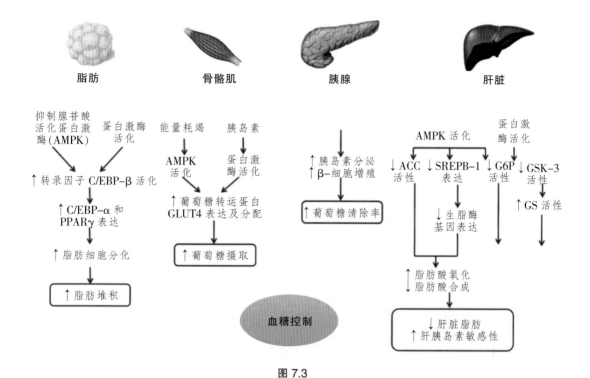

图 7.3